この所見をみたらどう考える？

肝胆膵

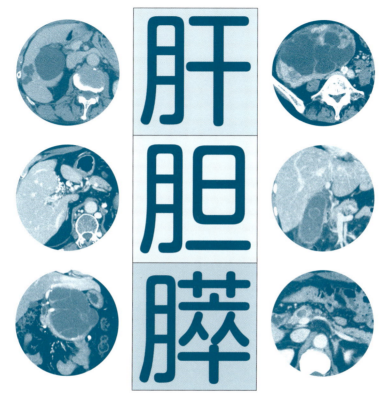

鑑別診断のKey Point

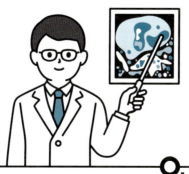

編集
石神 康生
小林 聡

Gakken KEYBOOK Plus

秀潤社

Gakken

著者一覧 ●●●

編集

| 石神 康生 | 九州大学大学院医学研究院臨床放射線科学分野 |
| 小林 聡 | 金沢大学大学院医薬保健学総合研究科放射線科学 |

執筆者

祖父江 慶太郎	神戸大学医学部附属病院放射線診断・IVR科
中村 優子	広島大学大学院医系科学研究科放射線診断学研究室
糸山 昌宏	九州大学大学院医学研究院臨床放射線科学分野
森阪 裕之	山梨大学医学部放射線医学講座
石松 慶祐	九州大学大学院医学研究院臨床放射線科学分野
小坂 一斗	金沢大学大学院医薬保健学総合研究科放射線科学
山田 哲	信州大学医学部医療データサイエンス講座
岡本 大佑	九州大学大学院医学研究院臨床放射線科学分野
米田 憲秀	金沢大学大学院医薬保健学総合研究科放射線科学
松井 修	金沢大学大学院医薬保健学総合研究科放射線科学
市川 新太郎	浜松医科大学放射線診断学講座
五島 聡	浜松医科大学放射線診断学講座
藤田 展宏	九州大学大学院医学研究院臨床放射線科学分野
藤川 あつ子	聖マリアンナ医科大学放射線診断・IVR学講座
宮坂 実木子	国立成育医療研究センター放射線診断科
宮嵜 治	国立成育医療研究センター放射線診断科
井上 大	金沢大学大学院医薬保健学総合研究科放射線科学
小森 隆弘	金沢大学大学院医薬保健学総合研究科放射線科学
高山 幸久	福岡大学医学部放射線医学教室
田畑 公佑	九州大学大学院医学研究院臨床放射線科学分野
成田 晶子	愛知医科大学放射線医学講座
鈴木 耕次郎	愛知医科大学放射線医学講座
高司 亮	大分大学医学部放射線医学講座
浅山 良樹	大分大学医学部放射線医学講座
藤永 康成	信州大学医学部画像医学教室
戸島 史仁	金沢大学大学院医薬保健学総合研究科放射線科学
福倉 良彦	川崎医科大学機能代謝画像診断学
神吉 昭彦	川崎医科大学放射線診断学教室
竹内 省吾	川崎医科大学機能代謝画像診断学
尾崎 公美	浜松医科大学放射線医学教室
野田 佳史	岐阜大学医学部附属病院放射線科
東 麻由美	山口大学大学院医学系研究科放射線医学講座
佐野 勝廣	順天堂大学大学院医学研究科放射線診断学
奥村 健一朗	金沢大学大学院医薬保健学総合研究科放射線科学

（執筆順，敬称略）

序

　肝胆膵の画像診断では，様々な疾患が類似の所見を呈し，鑑別診断に苦慮することがある．画像所見の拾い上げができるようになった若手放射線科医にとって，次に立ちふさがる壁は，「診断のアタリをつける」ことである．異常所見を指摘することができても，鑑別診断が何も浮かばないという困った状況は誰しもが経験すると思う（若手に限らないことかもしれない）．類似画像を検索する絵合わせ的なアプローチが役立つこともあるが，画像所見と診断は必ずしも一対一対応ではない．学会・研究会の症例検討では，「○○を示す疾患」として鑑別診断のリストが挙がり，鑑別に必要な臨床情報，検査データも加味して診断が絞り込まれていく．さらにその中から，診断の決め手となる画像所見が拾い上げられ，最も考えられる疾患が何かが挙げられる．日常診療やカンファレンスでも，「○○を示す代表的な疾患」をいくつか挙げ，それをロジカルに絞り込めるカッコイイ画像診断医を目指したいものである．

　画像診断別冊KEY BOOKシリーズ「肝胆膵の画像診断」では，肝胆膵の各種疾患が網羅的にわかりやすく解説されている．それに加えて，「画像所見からどう鑑別をあげ，診断にたどり着くか？」「どのようなポイントで所見を拾っていくのか？」「画像所見が示す意味・病態」を解説した書籍があれば，肝胆膵の疾患を多角的に理解でき，日常診療にも大いに役立つと思われる．そこで，前述のKEY BOOKと一緒に読むことで別観点から診断の助けになる書籍をコンセプトとして本書が企画された．

　企画にあたり，長年懇意にしていただいている金沢大学の小林 聡教授とのタッグで本書を共同編集できないかお願いしたところ，小林教授から直ぐにご快諾いただくことができた．そして，金沢大学放射線科，九州大学放射線科に加え，臨床・研究の第一線でご活躍されている肝胆膵画像診断のエキスパートの先生方にご執筆をお願いする運びとなった．

　本書では，日常診療でよく遭遇する疾患から稀な疾患まで，豊富な症例画像を用いて画像所見，病態，鑑別診断をわかりやすく解説している．また，各テーマの冒頭に鑑別診断のKey Pointsが箇条書きされ，本文の最後に鑑別診断を表にまとめている．さらに，必要に応じて鑑別診断のフローチャートやMEMOを追加し，知識の整理の助けになるよう構成している．実際の臨床では，本書の構成に落とし込むことが難しいトピックスもあれば，鑑別診断をクリアカットに絞り込むのが難しい内容もあったと思うが，編者らの企画意図に配慮してご執筆いただいた先生方に深謝申し上げたい．本書にて，エキスパートの先生方の鑑別診断の考え方を参考にし，実臨床でのフィードバックを大切にしていけば，"Realistic differential diagnosis" へ近づくことができるのではないだろうか．

　最後に，本書の企画をご提案いただき，根気強く編者にお付き合いいただいた株式会社Gakken メディカル事業部 編集課の皆様にも心より感謝したい．

2025年1月

九州大学大学院医学研究院臨床放射線科学分野 教授

石神 康生

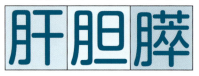

目次 CONTENTS

序 3

1章 肝臓

1）肝形態や解剖学的構造に関する異常所見

- 1-1 肝実質の不均一像
  祖父江 慶太郎 12
- 1-2 門脈域に沿った異常所見
  祖父江 慶太郎 18
- 1-3 肝表の異常（濃染や陥凹）
  中村 優子 24
- 1-4 肝内血管性病変
  MEMO 血行異常に伴う限局性結節性過形成（FNH）
  糸山 昌宏 32

2）造影での異常所見

- 1-5 肝内区域性早期濃染域
  MEMO rim APHE
  森阪 裕之 38

3）限局性異常（肝腫瘤）

- 1-6 脂質を含有する肝腫瘤
  MEMO 肝細胞癌（HCC）の新たな分類
  石松 慶祐 43
- 1-7 石灰化を伴う肝腫瘤
  中村 優子 49

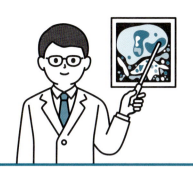

- 1-8 肝囊胞性病変
  小坂 一斗 54

- 1-9 血管の貫通する肝腫瘤
  MEMO ❶血管貫通の解析（血管造影下CT，MRI T2強調像）
  　　　　❷腫瘤内の脈管は既存血管なのか，それとも新生血管なのか？
  小坂 一斗 63

- 1-10 中心瘢痕を有する肝腫瘤
  山田 哲 70

- 1-11 門脈内や肝静脈内に腫瘍栓を来す肝腫瘍
  岡本 大佑 74

- 1-12 washoutを示す多血性肝腫瘤
  MEMO 血管腫のpseudo-washoutに注意
  米田 憲秀，松井 修，小林 聡 78

- 1-13 遅延性濃染を示す肝腫瘤
  MEMO targetoid appearance
  森阪 裕之 87

- 1-14 EOB低信号結節
  市川 新太郎，五島 聡 94

- 1-15 EOB高信号結節
  藤田 展宏 100

- 1-16 結節周囲のEOB取り込み低下
  MEMO ❶ tumor in vein（TIV）／❷ 門脈血栓も拡散強調像で高信号を呈することがある
  市川 新太郎，五島 聡 106

4）小児の肝病変

- 1-17 小児肝腫瘍
  MEMO 小児のAFP値
  藤川 あつ子，宮坂 実木子，宮嵜 治 110

CONTENTS

2章 胆嚢・胆管

1) 胆管病変

- **2-1** 胆管壁肥厚・狭窄（多発狭窄を含む）
  MEMO 生検の限界点
  井上 大 ……………………………………………………………………… 118

- **2-2** 胆管内腫瘍
  MEMO IPNBのtype Iとtype II
  小森 隆弘 …………………………………………………………………… 126

- **2-3** MRCPのピットフォール
  藤田 展宏 …………………………………………………………………… 132

2) 胆嚢病変

- **2-4** 胆嚢壁内の異常所見
  高山 幸久 …………………………………………………………………… 136

- **2-5** 胆嚢壁漿膜下浮腫
  田畑 公佑 …………………………………………………………………… 147

- **2-6** びまん性胆嚢壁肥厚
  成田 晶子，鈴木 耕次郎 …………………………………………………… 150

- **2-7** 胆嚢内隆起病変，限局性胆嚢壁肥厚
  成田 晶子，鈴木 耕次郎 …………………………………………………… 156

3) 胆嚢・胆管共通

- **2-8** 胆嚢・胆管内の高吸収，T1強調像で高信号を示す病変
  MEMO dual energy CT (DECT) での胆石診断
  高司 亮，浅山 良樹 ……………………………………………………… 162

- **2-9** 胆道内ガス
  田畑 公佑 …………………………………………………………………… 167

4) 肝門部（胆嚢・胆管周辺の異常）

- **2-10** 肝門部腫瘤性/腫瘤様病変
  高司 亮，浅山 良樹 ……………………………………………………… 172

3章 膵臓

1) 膵びまん性病変

- 3-1 びまん性膵腫大
  MEMO ❶免疫チェックポイント阻害薬関連膵炎／❷神経内分泌腫瘍の呼称について
  藤永 康成 ·· 180

2) 膵管の異常

- 3-2 主膵管狭窄（単発・多発）
  MEMO 早期膵癌
  戸島 史仁 ·· 186

- 3-3 膵管拡張（限局性・びまん性）
  福倉 良彦, 神吉 昭彦, 竹内 省吾 ·· 196

- 3-4 膵管系と交通のない膵嚢胞
  尾崎 公美 ·· 203

3) 限局性膵病変

- 3-5 乏血性膵腫瘤
  野田 佳史 ·· 212

- 3-6 多発膵腫瘤
  東 麻由美 ·· 219

- 3-7 多血性膵腫瘤
  MEMO オクトレオスキャン®は腎癌の転移でも集積する
  東 麻由美 ·· 225

- 3-8 MRIで非典型信号（T1強調像で高信号やT2強調像で低信号）を呈する膵腫瘤
  MEMO T1強調像で低信号，chemical shift MRIで信号低下する膵腫瘍
  福倉 良彦, 神吉 昭彦, 竹内 省吾 ·· 231

- 3-9 石灰化を伴う膵腫瘤
  尾崎 公美 ·· 239

- 3-10 脾静脈や門脈内あるいは膵管内に進展する膵腫瘍
  佐野 勝廣 ·· 243

- 3-11 膵由来かどうかが問題となる腫瘤性病変
  MEMO beak sign
  佐野 勝廣 ·· 251

4) 膵周辺病変

- 3-12 膵頭十二指腸溝の異常所見
  奥村 健一朗 ·· 260

本書の構成

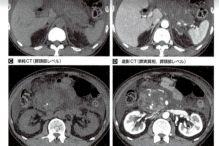

本項の**所見が示す意味**や**鑑別の進め方**を，冒頭に箇条書きで簡潔にまとめています．

本文では，所見に関してより具体的に解説します．その後，同所見を示す疾患をcommonなものから順に挙げて解説します．同所見においてやや稀な鑑別疾患は最後にまとめています．

本項における**用語解説，ピットフォール，知っておきたい豆知識**などを盛り込んでいます．

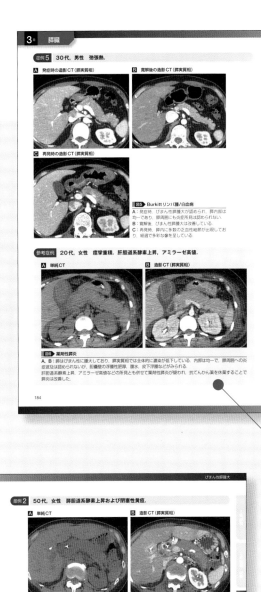
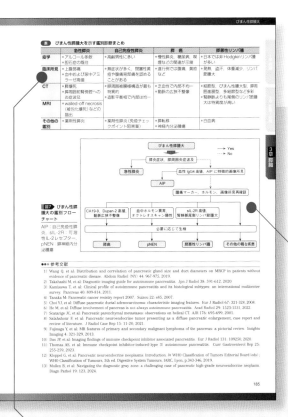

- **鑑別診断表**として，鑑別に有用なポイント・エッセンスをまとめています．

- やや稀な鑑別疾患や，common疾患の非典型例などを **参考症例** として紹介しています．

- 所見からの鑑別診断に役立つ**フローチャート**を入れている項もあります．

- **症例** では，本項の所見を示す典型的症例を中心に，多数の画像を掲載しています．

1章 肝臓

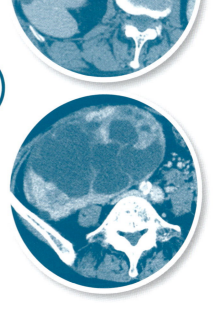

1章 肝臓

1）肝形態や解剖学的構造に関する異常所見

❶ 肝実質の不均一像

祖父江慶太郎

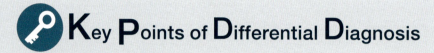

肝実質の不均一像をみたらどう考えるか？
- びまん性肝疾患は肝臓全体に病変が分布するが，画像所見では不均一な異常所見を来すことが多い．
- 肝細胞は肝小葉の位置に応じて異なる代謝能を示すため（liver zonation），疾患病態を理解した上で画像を解釈することが重要である．

■■■ 肝実質の不均一像の解説 ■■■

　肝臓にびまん性に障害を及ぼす疾患として，**栄養分の過剰摂取や代謝異常によって肝臓に脂肪や鉄などの過剰物質の蓄積を来すもの，門脈血流の異常に由来するもの，胆汁うっ滞や感染に由来するもの，中心静脈域のうっ血や閉塞に由来するもの**が考えられる．
　肝細胞は，**肝小葉内での位置に応じて規則的に異なる代謝能を示す（liver zonation）**ことが知られており，門脈周辺域（zone 1），小葉中間帯（zone 2），小葉中心域（zone 3）に分けられる[1]．びまん性肝疾患では，障害の原因によって影響を受ける程度が肝小葉部位に応じて異なるため，画像でも肝実質に不均一ながらも特徴的な分布を示すことが知られている．

■■■ 肝実質の不均一像を示す鑑別疾患 ■■■

❶ 不均一脂肪肝　heterogeneous fatty infiltration of the liver　▌図1▐

　脂肪肝が肝全体に均一に分布することは少なく，領域によってその程度が異なることが多い．地図状の脂肪沈着を示すまだら脂肪肝や，区域性の脂肪沈着／非脂肪沈着が有名である．前者は中性脂肪合成の程度が肝小葉区域によって異なること，**後者は肝外からの静脈還流異常（third inflow）が，要因として挙げられる**[2]．CTではCT値が低下すること，MRIではグラディエントエコー（GRE）法T1強調像opposed phaseでin phaseと比較して低信号を示すことで診断する．

❷ 急性胆管炎　acute cholangitis　▌図2▐

　胆汁内の細菌増殖により急性炎症を来した病態を急性胆管炎と呼ぶ．胆道系の炎症によりGlisson鞘に浮腫を生じることで門脈血流が圧排性に低下し，**肝動脈血流が代償性に増加するため，動脈相において肝実質に区域性〜斑状の不均一造影効果を呈する**．非造影画像では変化に乏しいが，MRIの拡散強調像やT2強調像でGlisson域に沿った高信号域を認めることがある．

❸ うっ血肝　congestive hepatopathy　▌図3▶

　　右心不全では肝静脈圧の上昇に伴い，うっ血性肝障害を生じる．病理組織学的には中心静脈域のうっ血や類洞拡張を認め，慢性期では線維化の進行により肝硬変に至る．画像上は，下大静脈～肝静脈の拡張と肝腫大を認める．また，動脈相～門脈相における不均一な肝実質の造影効果がみられ，**中心静脈域での血流停滞による順行性血流阻害を反映した所見と考えられる**[3]．不均一な造影効果は，肝内の血管系の造影剤濃度が平衡状態に達した時点で消失し，肝実質の濃度は均一化する．

❹ Budd-Chiari症候群　Budd-Chiari syndrome　▌図4▶

　　Budd-Chiari症候群は，肝静脈主幹あるいは肝部下大静脈の閉塞，狭窄により門脈圧亢進症に至る疾患である．静脈閉塞に伴う奇静脈系の拡張や肝静脈間吻合の発達がみられ，静脈圧上昇に伴う肝うっ血により，**中枢域の不均一な斑状造影効果や門脈域の浮腫による低吸収を認めるこ**

症例1　50代，男性　胃癌術後，化学療法にて治療中．

A 単純CT

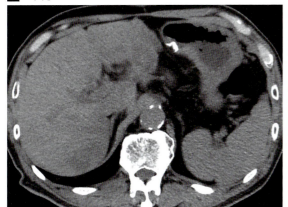

B MRI T1強調像 (in phase)

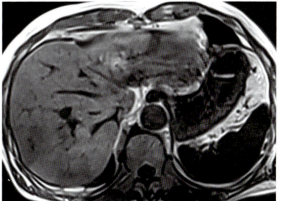

C MRI T1強調像 (opposed phase)

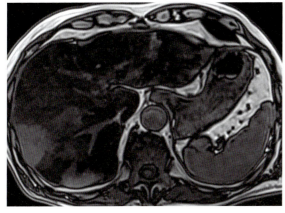

D 化学療法後のMRI T1強調像 (opposed phase)

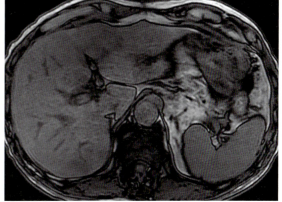

▌図1▶ 不均一脂肪肝

A：肝実質はわずかに不均一低吸収を示しており，脂肪肝を示唆する．
B，C：T1強調像in phase (B) と比較してopposed phase (C) で不均一な低信号を示し，まだら脂肪肝と診断される．
D：化学療法の休薬により肝実質の信号値は上昇しており，脂肪肝の改善と考えられる．

とがある[4]．肝静脈の閉塞は不均一であることが多く，部位により画像所見の程度も異なる．慢性期には多血性の結節がみられることあり，**focal nodular hyperplasia（限局性結節性過形成）like lesion（FNH-like lesion）と呼ばれ**，ガドキセト酸ナトリウム（Gd-EOB-DTPA；EOB）造影MRI肝細胞相で結節状高信号を示す．

❺ 塊状線維化巣　confluent hepatic fibrosis　▍図5

　肝硬変においてみられる局所的な強い線維化巣で，**中肝静脈還流領域である内側区域，前区域の被膜下に高頻度に認められる**．線維隔壁内の炎症細胞浸潤や偽胆管形成により，単純CTで肝の辺縁方向へと広がる楔状あるいは地図状の低吸収を示し，MRIのT1強調像で低信号，T2強調像で高信号を示す．造影後には，線維性組織を特徴とした遷延性造影効果を呈する．

❻ 類洞閉塞症候群　sinusoidal obstruction syndrome　▍図6　▍図7

　小葉中心域（zone 3）の類洞内皮障害による類洞閉塞から中心静脈閉塞を来す病態であり，骨髄移植後や放射線照射後で報告されていた．近年では，悪性腫瘍に対するオキサリプラチン投与後に生じることが知られている．CTでは，地図状もしくは網目状の低吸収域や造影不良域が特徴であるが，EOB造影MRI肝細胞相での網目状低信号域が最も鋭敏であり，CTでの変化に先行する[5]．

症例2　60代，男性　下部胆管癌の術前精査．

A 単純CT

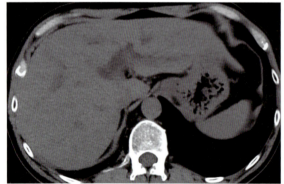

B 造影CT（動脈相）

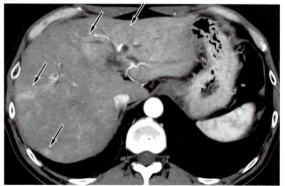

C 造影CT（平衡相）

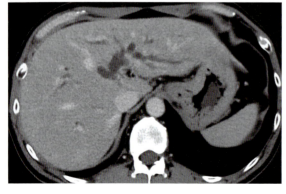

▍図2　急性胆管炎
A：肝両葉の肝内胆管拡張を認めるが，肝実質の吸収値は均一である．
B：肝両葉に斑状の不均一な造影効果を呈しており（→），胆管炎に伴う代償性動脈血流増加を示唆する．
C：肝実質の造影効果は均一になっている．

肝実質の不均一像

症例3 70代，男性 三尖弁閉鎖不全に対して精査．

A 単純CT
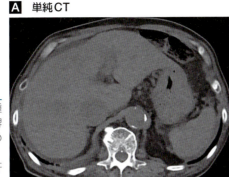

B 造影CT（動脈相）
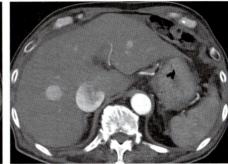

C 造影CT（門脈相）
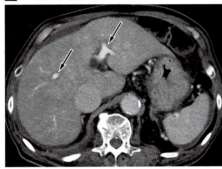

D アシアロシンチグラフィCT融合像
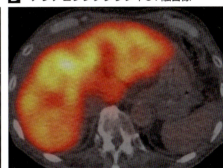

図3 うっ血肝
A：肝はびまん性に腫大しており，軽度の脾腫と腹水貯留を認める．
B：下大静脈および肝静脈の怒張がみられ，造影剤の逆流を認めるとともに，肝実質の造影遅延を呈している．
C：肝実質に不均一な造影効果を認め，門脈周囲の低吸収（peri-portal collar）が認められる（→）．
D：肝実質への集積は不均一で，特に肝右葉への集積が低下している．

症例4 30代，女性 肝機能障害と下腿浮腫を認め精査．

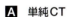

A 単純CT
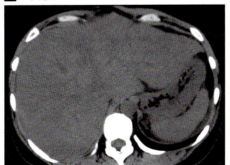

B 造影CT（動脈相）
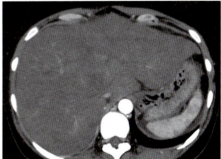

C 造影CT（門脈相）
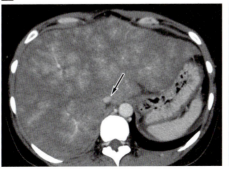

D 造影CT（平衡相）
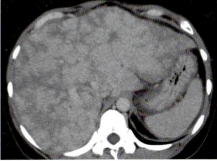

図4 Budd-Chiari症候群
A：肝はびまん性に高度腫大しており，軽度の脾腫を認める．肝実質の吸収値は，軽度低下している．
B：肝実質の造影遅延を認める．
C：肝実質に不均一な斑状の造影効果を認め，肝うっ血に伴う門脈血流障害を示唆する．肝部下大静脈は狭細化し（→），肝静脈の描出はみられない．
D：肝実質の造影効果は不均一で，末梢域優位の網の目状低吸収が認められ，うっ血性肝硬変に伴う線維性変化を反映した所見と考えられる．

1章 肝臓

症例5　60代，男性　アルコール性肝硬変の診断にて経過観察中．

A 単純CT

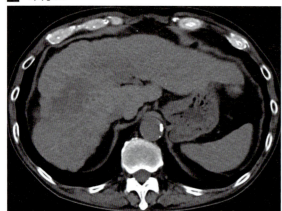

B 造影CT（門脈相）

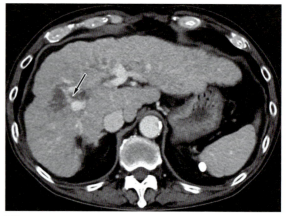

C MRI 脂肪抑制T2強調像

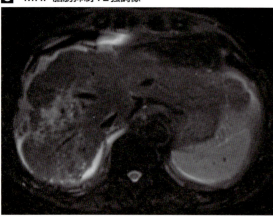

D EOB造影MRI（肝細胞相）

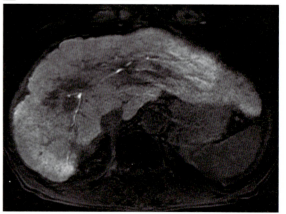

図5　塊状線維化巣

A，B：肝右葉前区域に不整形で境界不明瞭な低吸収域を認める．病変内を門脈枝が走行しており，同部の萎縮と造影不良を示す（B：→）．
C，D：同部はT2強調像（C）で周囲肝実質と比較して高信号を示しており，肝細胞相（D）では地図状の不整形低信号を呈している．病変に増大はなく，特徴的な所見から塊状線維化巣と診断された．

症例6　30代，男性　切除不能膵癌に対して化学療法中．

EOB造影MRI（肝細胞相）

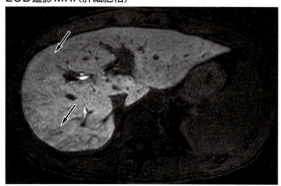

図6　類洞閉塞症候群

肝右葉末梢に網目状の低信号域が認められる（→）．
膵癌に対してFOLFIRINOX療法中であり，オキサリプラチンによる類洞閉塞症候群と診断された．

症例7 50代，男性　胃癌術前化学療法中，肝機能障害を指摘．

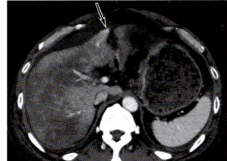

A　造影CT（動脈相）　　　B　造影CT（門脈相）

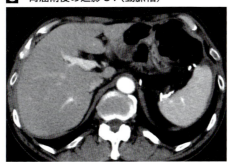

C　胃癌術後の造影CT（動脈相）　　　D　胃癌術後の造影CT（門脈相）

図7　類洞閉塞症候群

A：肝実質の地図状造影不良域を認める．臍静脈に拡張がみられる（→）．

B：門脈相でも動脈相（A）と同様に造影不良域が観察され，門脈や肝静脈の圧排狭小化を認める（▶）．SOX療法中であり，オキサリプラチンによる類洞閉塞症候群と診断された．

C，D：胃癌術後の経過観察CTでは，肝実質の地図状造影不良域は消失している．

表　肝実質の不均一像を示す鑑別診断まとめ

	不均一脂肪肝	急性胆管炎	うっ血肝	Budd-Chiari症候群	塊状線維化	類洞閉塞症候群
疫学・臨床所見，病態	●中性脂肪の合成，脂肪沈着程度の差違を反映	●急性炎症に伴う肝動脈血流の代償性増加を反映	●肝静脈圧上昇に伴う中心静脈域のうっ血や類洞拡張を反映	●静脈閉塞による肝静脈圧上昇に伴う中心静脈域のうっ血を反映	●肝硬変に伴う局所的な強い線維化巣を反映	●類洞内皮障害による中心静脈閉塞を反映
CT	●単純CTで区域性もしくは不均一な地図状低吸収	●動脈相にて肝実質に区域性〜斑状の不均一造影効果	●下大静脈〜肝静脈の拡張と肝腫大 ●動脈相〜門脈相における不均一な肝実質の造影効果	●静脈閉塞に伴う奇静脈系の拡張や肝静脈間吻合の発達 ●中枢域の不均一な斑状造影効果や門脈域の浮腫による低吸収	●単純CTで楔状あるいは地図状の低吸収 ●造影後の遷延性造影効果	●地図状もしくは網目状の低吸収域や造影不良域
MRI	●GRE法T1強調像opposed phaseでin phaseと比較して低信号	●拡散強調像やT2強調像でGlisson域に沿った高信号域	●CTと同様の所見	●多血性かつ肝細胞相で高信号を示すFNH-like lesionを認めることあり	●楔状あるいは地図状のT1強調像での低信号，T2強調像での高信号	●肝細胞相での網目状低信号域がCTでの画像変化に先行

参考文献

1) Manco R, et al: Liver zonation. J Hepatol 74: 466-468, 2021.
2) Yoshimitsu K, et al: Unusual hemodynamics and pseudolesions of the noncirrhotic liver at CT. RadioGraphics 21: S81-S96, 2001.
3) Wells ML, et al: Imaging findings of congestive hepatopathy. RadioGraphics 36: 1024-1037, 2016.
4) Gupta P, et al: Diagnostic accuracy of Doppler ultrasound, CT and MRI in Budd Chiari syndrome: systematic review and meta-analysis. Br J Radiol 93: 20190847, 2020.
5) Han NY, et al: Chemotherapy-induced focal hepatopathy in patients with gastrointestinal malignancy: gadoxetic acid-enhanced and diffusion-weighted MR imaging with clinical-pathologic correlation. Radiology 271: 416-425, 2014.

1章 肝臓

1）肝形態や解剖学的構造に関する異常所見

❷ 門脈域に沿った異常所見

祖父江慶太郎

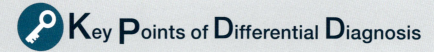

門脈域に沿った異常所見をみたらどう考えるか？
- 肝内門脈域に沿った異常所見は非特異的であり，様々な病態を反映した所見である．
- 肝内門脈域は肝動脈，門脈，胆管が含まれるため，それぞれの異常により所見を来す可能性がある．
- 門脈周囲の浮腫や炎症細胞浸潤を反映したCTでの帯状低吸収域（periportal collar），MRIのT2強調像における高信号域（periportal abnormal intensity；PAI）が特に重要である．

■■■ 門脈域に沿った異常所見の解説 ■■■

　肝内門脈域は，肝動脈，門脈，胆管とリンパ管が結合組織に取り囲まれるように存在している．そのため，肝内門脈域に沿った異常所見としてとらえられる病態には，肝動脈を由来とするもの，胆管を由来とするもの，門脈およびその周囲結合組織を由来とするものに，大きく分けられる．
　特に，門脈周囲の結合組織の浮腫や炎症細胞浸潤を原因とする場合，CTでの帯状低吸収域（periportal collar），MRIのT2強調像における高信号域（periportal abnormal intensity；PAI）として認識される．病理組織学的には，浮腫，炎症細胞浸潤，リンパ管拡張，細胆管増生，線維化を反映しているため，様々な疾患，病態でみられる非特異的な所見である[1]．広義には，悪性リンパ腫の腫瘍浸潤，乳癌や低分化型胃癌のリンパ行性浸潤も，門脈域に沿った異常所見に含まれる．

■■■ 門脈域に沿った異常所見を示す鑑別疾患 ■■■

❶ cavernous transformation　図1

　肝外門脈の閉塞により，閉塞門脈の周辺に生じる求肝性側副血行路の呼称であり，胆管周囲静脈叢の拡張とされる．びまん性肝内門脈血流障害においては，肝門部ではcavernous transformationにより門脈血流が保たれやすいのに対し，肝末梢部では門脈血流の低下により，肝動脈血流の代償性増加が生じて不均一な造影効果を示す[2]．

❷ 胆管周囲嚢胞　peribiliary cyst　図2　図3

　肝門部の胆管周囲付属腺が嚢胞状拡張を来した病態である．遺伝的要因の他に，炎症や循環障害に伴う二次性変化としても出現し，肝硬変や門脈圧亢進症に合併する．肝門部胆管周囲に多発

症例1 70代，女性　膵癌にて化学療法中，肝機能障害を認め精査．

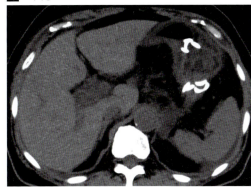
A 単純CT

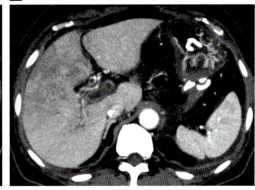
B 造影CT（動脈相）

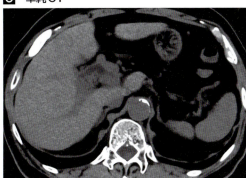
C 単純CT

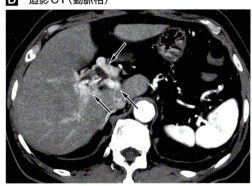
D 造影CT（動脈相）

図1 cavernous transformation

A, B：単純CT（A）での異常所見は明らかではないが，造影CT動脈相（B）で門脈の造影効果が消失しており，門脈血栓を考える．肝実質には不均一な造影効果が認められ，門脈血栓に伴う代償性動脈血流増加を反映した所見である．
C, D：肝門部の門脈域に拡大が認められる．肝門部には肝動脈の他に，肝動脈と比較して，やや造影効果が弱く径の太い拡張した脈管構造がみられる（→）．肝実質の不均一な造影効果はみられない．

症例2 60代，男性　C型慢性肝炎にて経過観察中．

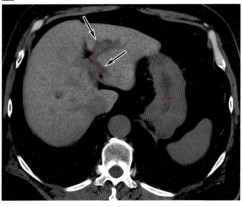
A 単純CT

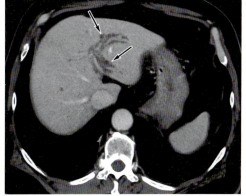
B 造影CT（門脈相）

図2 胆管周囲囊胞

A：門脈左枝周囲に低吸収域が認められる（→）．
B：門脈左枝周囲に囊胞状の造影されない病変を認める（→）．

1章 肝臓

する集簇性嚢胞として認められるが，微小嚢胞の場合にはCTでのperiportal collarやMRI T2強調像でのPAIに類似した所見を示す．

❸ 急性肝炎　acute hepatitis　　図4

肝炎ウイルスや薬剤により，急激な肝細胞壊死を来した病態である．**病理組織学的には，肝小葉内に多発する肝細胞壊死と門脈域の炎症細胞浸潤がみられる**．画像上は，炎症性浮腫を反映した肝腫大やCTでの吸収値低下がみられ，門脈域の炎症を反映して，CTでのperiportal collarやMRI T2強調像でのPAIが認められる[3]．胆嚢は内腔が虚脱し，漿膜下浮腫を呈する．

症例3　60代，男性　検診の超音波検査で胆管拡張が疑われた．

A MRI 脂肪抑制T2強調像　　**B** MRCP

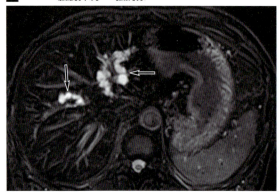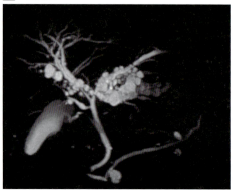

図3　胆管周囲嚢胞
A：左肝管周囲および右前区域門脈周囲に，高信号を示す嚢胞状構造の集簇を認める（→）．
B：胆管周囲に連続する数珠状の小嚢胞構造が無数に認められる．

症例4　10代後半，男性　全身倦怠感で受診し，採血で肝酵素の上昇を認めた．

A 単純CT　　**B** MRI 脂肪抑制T2強調像

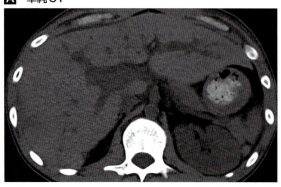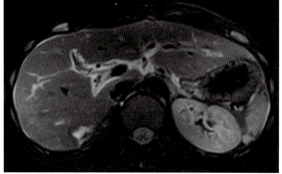

図4　急性肝炎
A：肝門部門脈周囲の低吸収域が拡大（periportal collar）してみえる．
B：門脈周囲に高信号域（PAI）を認める．
臨床的に，A型急性肝炎と診断され，保存的加療にて軽快した．

❹ 原発性胆汁性胆管炎　primary biliary cholangitis　　図5

　　肝内の小型胆管が自己免疫機序により選択的に障害を受け，胆管上皮細胞の変性・壊死によって小葉間胆管が破壊されることで，胆汁うっ滞から肝硬変へと進展する疾患である．末梢性胆汁うっ滞と門脈血行障害により，被膜下肝萎縮と中心性肥大が特徴であるが，門脈域の活動性炎症を反映して，CTでのperiportal collarやMRI T2強調像でのPAIが認められる[4]．

❺ リンパ行性転移・びまん性類洞内転移　lymphatic / intrasinusoidal metastasis　　図6　図7

　　悪性腫瘍のリンパ行性転移やびまん性類洞内転移は稀であるが，肝のリンパ管や類洞の分布に従って，Glisson域内に沿って帯状もしくは樹枝状に連続するように進展することがある．悪性リンパ腫の浸潤が有名であるが，胃の低分化腺癌，乳癌，肺癌でもみられ，胆管癌や膵癌では肝十二指腸間膜に沿った進展を示すことが知られている．

❻ EOB造影MRI肝細胞相での門脈域に沿った高信号域
periportal high intensity on hepatobiliary phase images　　参考症例　図8

　　ガドキセト酸ナトリウム（Gd-EOB-DTPA；EOB）造影MRIの肝細胞相で門脈域周囲の高信号帯を示すことが報告されている．特発性門脈圧亢進症（33％）や原発性硬化性胆管炎（12.5％）に高頻度でみられ，正常肝の症例では認められない[5]．門脈周囲の肝細胞が過形成変化を示し，相対的に高信号を示すと推察される．MRI T2強調像でのPAIとのオーバーラップを認め，活動性との関連が示唆されている．

症例5　50代，女性　原発性胆汁性胆管炎の診断にて経過観察中．

A 単純CT

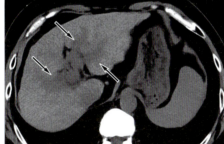

B 造影CT（門脈相）

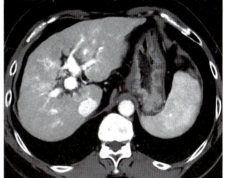

C MRI 脂肪抑制T2強調像

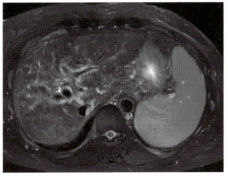

D MRI 拡散強調像（b＝1000s/mm^2）

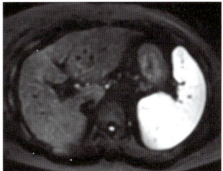

図5　原発性胆汁性胆管炎

A, B：単純CTで門脈域に境界不明瞭な低吸収域が認められ（A；→），造影CT門脈相（B）で不均一な造影効果を示し，門脈域に沿った血流保持，増加を示唆する．

C, D：脂肪抑制T2強調像（C）で門脈周囲に高信号（PAI）が認められ，拡散強調像（D）で淡い高信号を示している．門脈域の活動性炎症を反映した所見と考えられる．

1章　肝臓

症例6　80代，女性　悪性リンパ腫にて治療中，肝機能低下を認めた．

A　単純CT

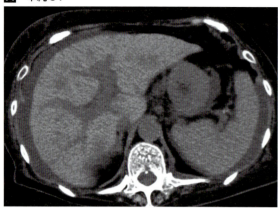

B　単純CT（Aより頭側のスライス）

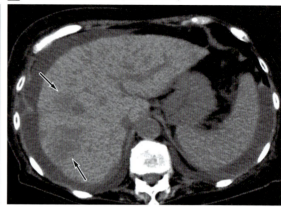

図6　リンパ行性転移
A，B：肝脾腫が認められ，門脈周囲には低吸収域が認められる．肝右葉門脈域に沿って境界不明瞭な低吸収域が連続しており（B；→），悪性リンパ腫のリンパ行性浸潤と診断された．

症例7　40代，女性　乳癌再発にて化学療法中．

A　単純CT

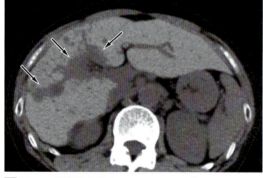

B　MRI　脂肪抑制T2強調像

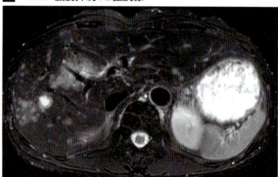

C　MRI　拡散強調像（b＝1000s/mm²）

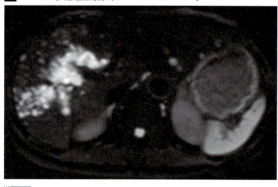

D　EOB造影MRI（肝細胞相）

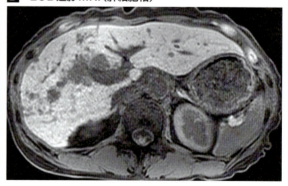

図7　びまん性類洞内転移
A：肝右葉のGlisson域が拡大し，低吸収域が広がる（→）．
B〜D：脂肪抑制T2強調像（B）で淡い高信号，拡散強調像（C）で高信号，肝細胞相（D）で低信号を示す結節構造が，Glisson域に沿って進展しており，びまん性類洞内転移と診断された．

参考症例 60代，男性　特発性門脈圧亢進症に対して経過観察中．

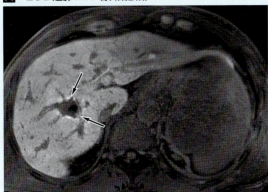
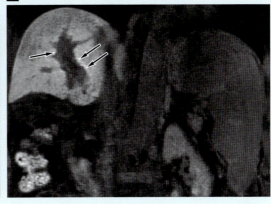

A EOB造影MRI（肝細胞相）　　**B** EOB造影MRI冠状断像（肝細胞相）

図8　肝細胞相での門脈域に沿った高信号域

A，B：肝右葉の肝内門脈の拡張と門脈域に沿った高信号を認める（→）．門脈血流障害とそれに伴う肝細胞の過形成変化を疑う．

表　門脈域に沿った異常所見を示す鑑別診断まとめ

	cavernous transformation	胆管周囲嚢胞	急性肝炎	原発性胆汁性胆管炎	リンパ行性転移・びまん性類洞内転移	EOB造影MRI肝細胞相での門脈域に沿った高信号域
疫学・臨床所見，病態	●肝外門脈の閉塞による閉塞門脈の周辺に生じる求肝性側副血行路	●肝門部の胆管周囲付属腺が嚢胞状拡張を来した病態	●肝炎ウイルスや薬剤により急激な肝細胞壊死を来した病態	●肝内小型胆管の自己免疫機序による選択的障害	●肝リンパ管や類洞分布に沿った腫瘍進展	●門脈周囲肝細胞の過形成変化を反映していると推察
CT	●門脈本幹の閉塞 ●周囲の蔦状脈管発達 ●肝実質の不均一造影	●門脈周囲に沿った嚢胞状低吸収域 ●造影効果を認めない	●CTでの門脈周囲の帯状低吸収域（periportal collar）	●CTでの門脈周囲の帯状低吸収域（periportal collar） ●慢性変化による硬変肝	●CTでの門脈周囲の帯状低吸収域（periportal collar） ●非対称性の分布	—
MRI	●CTと同様の所見	●嚢胞性病変を反映したT2強調像での著明高信号	●T2強調像における帯状高信号（PAI）	●T2強調像における帯状高信号（PAI）	●門脈域に沿ったT2強調像での高信号，拡散制限	●EOB造影MRI肝細胞相での門脈域周囲の帯状の高信号域

参考文献

1) Matsui O, et al: Intrahepatic periportal abnormal intensity on MR images: an indication of various hepatobiliary diseases. Radiology 171: 335-338, 1989.
2) Wang L, et al: Cavernous transformation of the portal vein: three-dimensional dynamic contrast-enhanced MR angiography. Abdom Imaging 33: 463-468, 2008.
3) Wechsler RJ, et al: The periportal collar: a CT sign of liver transplant rejection. Radiology 165: 57-60, 1987.
4) Idilman IS, et al: Magnetic resonance imaging features in 283 patients with primary biliary cholangitis. Eur Radiol 30: 5139-5148, 2020.
5) Kobayashi S, et al: Intrahepatic periportal high intensity on hepatobiliary phase images of Gd-EOB-DTPA-enhanced MRI: imaging findings and prevalence in various hepatobiliary diseases. Jpn J Radiol 31: 9-15, 2013.

1）肝形態や解剖学的構造に関する異常所見

❸ 肝表の異常（濃染や陥凹）

中村優子

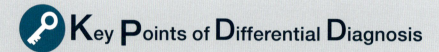

肝表の異常（濃染や陥凹）をみたらどう考えるか？
- 濃染：肝被膜に沿った炎症や線維化，腫瘍の進展を疑う．
- 陥凹：病変および周囲肝の線維化や瘢痕化に伴った収縮を考える．

■■■ 肝表の異常（濃染や陥凹）の解説 ■■■

　肝表の濃染：肝被膜に沿った炎症や線維化により，肝表が濃染する．造影CTが施行された場合，動脈相での濃染は炎症による血流の増加を，平衡相での濃染は被膜の線維化を反映していると考えられている[1]．また，**腫瘍進展**によっても肝表が濃染されることがある．肝への脂肪沈着の差異や側副血行路の形成により，肝表の濃染様にみえることもある．

　肝表の陥凹：病変内の**線維化や瘢痕化に伴って収縮**が起こり，肝表が陥凹する[2)3]．よって，線維成分に富む腫瘍（胆管癌や肝類上皮血管内皮腫，転移性肝腫瘍など），重症の肝硬変，治療による瘢痕化などによっても，肝表の陥凹が起こりうる．また，門脈腫瘍栓や血栓，肝内動脈-門脈短絡などによって肝実質の有効血流が長期にわたって低下すると，同部に限局性の肝実質萎縮が起こり，肝表の陥凹を来すことがある．

■■■ 肝表の異常（濃染）を示す鑑別疾患 ■■■

❶ Fitz-Hugh-Curtis症候群　Fitz-Hugh-Curtis syndrome　図1

　Fitz-Hugh-Curtis症候群は骨盤内感染症に付随して起こる肝周囲炎で，主に性器クラミジア感染症が上行性拡大を来すことで生じ，若年女性での発生が多い．典型的な症状は，下腹部痛と発熱，それに続く右上腹部痛であるが，右上腹部痛を主訴に受診することも少なくないため，症状から本疾患を診断することは難しい．肝表の濃染はFitz-Hugh-Curtis症候群でしばしば観察され，特に，動脈相における肝被膜の均一な濃染が典型的な画像所見である[1)4]．若年女性の急性腹症で本疾患が疑われる場合，動脈相を含めた造影CTを撮影することが重要である．

❷ 肝周囲に病変の進展を来しうるその他の疾患　図2

　肝周囲に何らかの炎症（胆嚢炎など），あるいは腫瘍が存在する場合，腹腔内術後などでは，炎症波及や腫瘍進展により肝表の濃染が認められることがあるが[5]，肝内外の詳細な評価や病歴を併せれば，診断は可能である．

③ 早期濃染偽病変　early enhanced pseudolesion　▮図3

　肝内動脈−門脈短絡路や上大静脈閉塞などにより肝被膜下に早期濃染が認められ，肝表の濃染様にみえることがある．肝内動脈−門脈短絡路は楔状の形態を呈することが多く，上大静脈閉塞による肝被膜下濃染は，肝表の強い濃染に連続する側副血行路を同定できれば，診断は可能である．

④ 限局性非脂肪沈着　focal spared area in fatty liver　参考症例　▮図4

　脂肪肝における限局性非脂肪沈着が被膜下に存在した場合，肝表の濃染様にみえることがある．肝臓の血流は肝動脈と門脈の二重支配であるが，門脈本幹以外からの直接肝臓に流入する静脈血が存在することがあり，third inflowと呼ばれる[6]．このthird inflow流入部では，過形成や限局性の脂肪沈着，脂肪肝の限局性非脂肪沈着が生じうる[7]．単純CTの詳細な観察，特徴的な部位（third inflow流入部）を把握することで，異常濃染と間違わないようにすることが肝要である．

症例1　20代，女性　下腹部痛，季肋部痛の主訴があり，精査目的に当院紹介．

A　造影CT（動脈相）　　　　　　　　B　造影CT（平衡相）

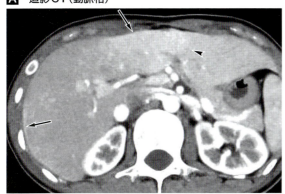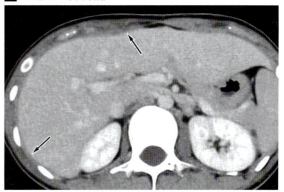

▮図1▶ Fitz-Hugh-Curtis症候群

A，B：造影CT動脈相では被膜（A；→）や肝実質（A；▶）に濃染が目立つが，平衡相では被膜にのみわずかな造影効果があるようにみえる（B；→）．
臨床・画像所見より，Fitz-Hugh-Curtis症候群を疑った．抗菌薬治療を開始し，軽快した．

症例2　70代，男性　主訴なし．原発性肝細胞癌に対し，内側区域切除術後1週間．術後の肝内血流状況および合併症の有無の精査目的に，CT施行．

造影CT（動脈相）

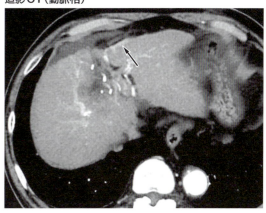

▮図2▶ 術後変化

肝左葉外側区域被膜～被膜下の肝実質に濃染が認められる（→）．術直後であり，腹腔内手術による軽微な炎症を疑った（術後変化）．
経過観察にて，この濃染は消失した．

1章　肝臓

症例3　40代，男性　主訴なし．肺癌加療中．

A　造影CT（門脈相）

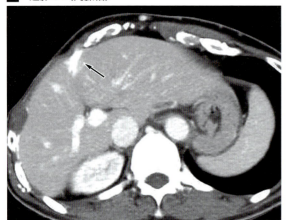

B　造影CT冠状断像（門脈相）

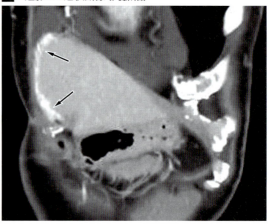

図3　上大静脈閉塞による早期濃染偽病変

A：肝S3/4被膜下に，いびつな形態の強い濃染が認められる（→）．
B：上大静脈周囲の再発病変に対する放射線治療により上大静脈が閉塞（非提示），これに伴い発達した側副血行路がこの濃染に連続している（→）．上大静脈閉塞による早期濃染偽病変と考えられる．

参考症例　50代，男性　主訴なし．悪性リンパ腫治療後の経過観察．

単純CT

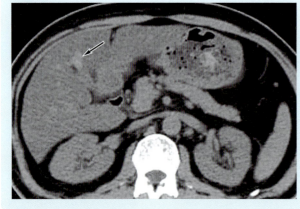

図4　限局性非脂肪沈着

肝実質の吸収値が低下しており，脂肪肝が疑われる．胆嚢床に，背景肝より高吸収を呈するいびつな陰影が認められる（→）．以前の画像（非提示）と比較して変化はない．third inflow流入部であり，限局性非脂肪沈着と考えられる．

表1　肝表の異常（濃染）を示す鑑別診断まとめ

	Fitz-Hugh-Curtis症候群	肝周囲への病変の進展	早期濃染偽病変	限局性非脂肪沈着
鑑別に有用な画像所見	●動脈相における肝被膜の均一な濃染	―	●楔状形態（肝内動脈-門脈短絡の場合）	●単純CT（濃染ではなく，脂肪沈着の程度による差異であることの確認）
肝表濃染以外の特徴的画像所見	●骨盤内炎症を疑わせる所見	●肝周囲の病変の主座となる病変の同定	●上大静脈の閉塞，ならびに肝表の強い濃染に連続する側副血行路（上大静脈閉塞の場合）	●特徴的な部位の把握（third inflow流入部）
鑑別に有用な疫学・臨床所見	●若年女性に多い ●典型的な症状は下腹部痛と発熱，それに続く右上腹部痛	●病変の主座の根拠となる病変（胆嚢炎や腹腔内術後など）	●病歴（上大静脈閉塞の原因となる疾患など）	―

右上ヘッダー（省略）

肝表の異常（陥凹）を示す鑑別疾患

❶ 胆管癌　cholangiocarcinoma　|||図5▶

　　肝内胆管癌は，肝内に発生した胆管上皮に似る，あるいはそれに由来する細胞からなる上皮性悪性腫瘍である．胆管癌は，腫瘍内の豊富な線維化や胆管・門脈浸潤に伴い肝実質が萎縮するため，肝表に近い病変は肝表の陥凹（癌臍）や末梢胆管の拡張が認められる[8]．原発性肝細胞癌では肝表の陥凹は稀であるため，両者の鑑別に有用である[9]．後述のように，単発の転移性肝腫瘍との鑑別は難しいが，MRIの拡散強調像でリング状高信号を示す場合は，胆管癌の可能性が高いとの報告がある[10]．

❷ 類上皮血管内皮腫　epithelioid hemangioendothelioma ; EHE　|||図6▶

　　類上皮血管内皮腫は，成人の四肢をはじめとした身体各所の軟部組織に発症し，上皮様（あるいは樹状）細胞からなる血管腫と血管肉腫の中間の臨床経過をたどる稀な固形腫瘍に対して提唱された，比較的新しい疾患概念である[11]．肝原発の類上皮血管内皮腫は非常に稀であるが，ターゲット状にみえる病変が，被膜下を中心に多発性・融合性に発育することが特徴であり，肝表の陥凹を伴うことが多い．石灰化を伴うこともある．類上皮血管内皮腫の治療は切除が第一選択であり，肝移植が施行されることもある[12)13]．画像上は後述の多発肝転移が最大の鑑別となるが，両者の治療方針は異なるため，肝表の陥凹を来す肝腫瘍では念頭に置くべき疾患であろう．

❸ 転移性肝腫瘍　liver metastases　|||図7▶

　　治療前の肝転移が肝表の陥凹を来す頻度は，胆管癌や類上皮血管内皮腫ほど多くはないが，カルチノイドや大腸癌，膵癌，胆囊癌などの転移性肝腫瘍は，線維化や間質線維化反応（desmoplastic reaction）により肝表の陥凹を来すことがある[9]．同じような腫瘍が多発している場合は，転移性肝腫瘍との診断は容易であるが，単発の場合は胆管癌との鑑別は難しい．原発巣の同定や悪性疾患の既往の確認，腫瘍マーカー値上昇などが，診断の一助となる可能性がある．

❹ 治療後変化　treated lesions　|||図8▶　|||図9▶

　　腫瘍性病変に対し局所治療（例：ラジオ波焼灼術，肝動脈化学塞栓療法や放射線治療など）が行われた場合，腫瘍の壊死や線維化とともに周囲肝実質が萎縮し，肝表が陥凹する．また，転移性肝腫瘍は，化学療法により縮小する過程で肝表の陥凹を来すことがある．多発肝転移の治療後に生じる肝臓の変形はpseudocirrhosisと呼ばれ，乳癌肝転移治療後のおおよそ半数で生じると報告されている[14]．限局性の肝の炎症（肝膿瘍や限局性の胆管炎など）や肝損傷などにおいても，治癒とともに局所の瘢痕化が引き起こされ，肝表が陥凹することがある．これらの病変の診断には，既往をよく確認することが重要である．

❺ その他の鑑別　参考症例　|||図10▶

　　門脈腫瘍栓や血栓，肝内動脈-門脈短絡などによって，肝実質の有効血流が長期にわたって低下すると，同部に限局性の肝実質萎縮が起こり，肝表の陥凹を来すことがある．重症の肝硬変においても，肝表の陥凹が観察される．また，播種や脂肪腫による圧排，横隔膜筋束による圧排が肝表の陥凹様にみえることがあるため，肝外所見も入念に観察することが肝要である．

1章 肝臓

症例4 70代，男性　主訴なし．CTにて偶発的に指摘された肝腫瘤の精査加療目的に，当院紹介．

A 造影CT（動脈相）　　**B** 造影CT（平衡相）

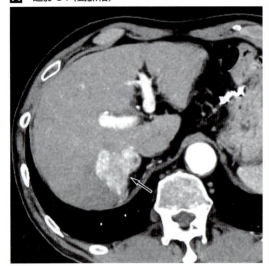 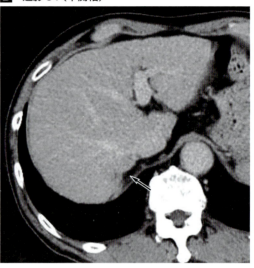

図5　胆管癌

A，B：肝右葉後区域に造影CT動脈相（A）で不均一に濃染され，平衡相（B）でも濃染が持続する腫瘤が認められ，肝表の陥凹を伴っている（→）．胆管癌が疑われる．
拡大後区域切除術が施行され，病理組織学的に胆管癌と診断された．

症例5 20代，男性　体調不良にて近医を受診し，多発肝腫瘤を指摘され，精査加療目的に当院紹介．

A 造影CT（門脈相）　　**B** 造影CT冠状断像（門脈相）

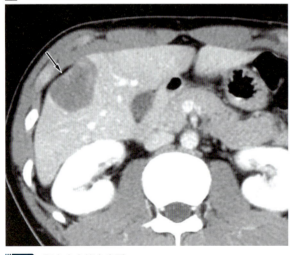 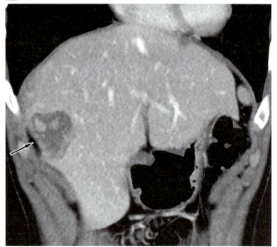

図6　類上皮血管内皮腫

A，B：肝内にターゲット状にみえる病変が被膜下優位に多発しており，肝表の陥凹を伴っているものもあることから（→），類上皮血管内皮腫の可能性が考えられる．
確定診断目的に肝部分切除術が施行され，病理組織学的に類上皮血管内皮腫と診断された．後に生体肝移植術が施行された．

| 症例6 | 70代，男性　食欲不振，腹痛があり，採血結果にて貧血・胆道系酵素の上昇があったため，精査加療目的に当院紹介． |

造影CT（門脈相）

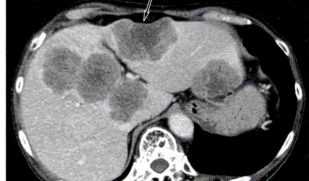

■ 図7 ▶ 転移性肝腫瘍

肝にリング状に濃染される腫瘤が多発しており，一部は肝表の陥凹を伴っている（→）．S状結腸に不整な壁肥厚が認められ（非提示），S状結腸癌の多発肝転移が疑われた．
S状結腸からの生検で病理組織学的に大腸癌（well differentiated tubular adenocarcinoma）と診断され，肝腫瘤は臨床的に転移性肝腫瘍と診断された．その後の治療は他院で施行される予定となり，転院された．

| 症例7 | 70代，男性　肝細胞癌治療後の経過観察． |

A　造影CT（動脈相）　　　　　　　　B　3年前（治療前）の造影CT（動脈相）

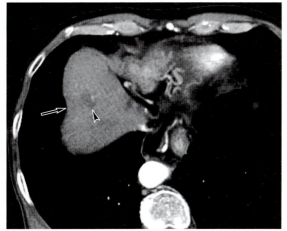
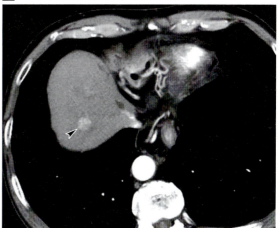

■ 図8 ▶ 肝細胞癌の治療後変化

A：早期濃染に乏しい領域が認められ（▶），近接する肝表は陥凹している（→）．
B：3年前（治療前）には，同部に早期濃染が認められ（▶），多血性肝細胞癌が疑われた．
同病変に対し，肝動脈化学塞栓療法ならびに放射線治療が施行されており，肝表の陥凹は治療後変化であると判断できる．

1章 肝臓

症例8　40代，男性　原発性硬化性胆管炎にて右肝管にステント（▶）留置後．胆管炎を繰り返している．

造影CT（動脈相）

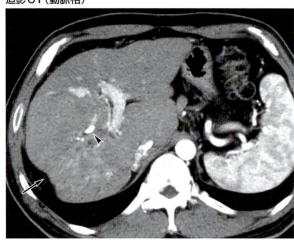

図9　慢性炎症に伴う肝実質の萎縮
肝右葉に不均一な濃染が認められ，肝表は陥凹している（→）．繰り返す胆管炎により肝実質が萎縮し，肝表が陥凹したと考えられる．▶：右肝管に留置されたステント．後に肝不全に陥り，肝移植術が施行された．

参考症例　60代，女性　卵巣癌再発で加療中．

造影CT（門脈相）

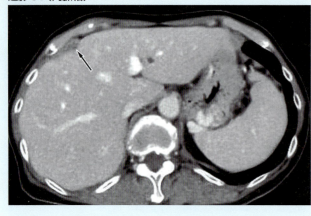

図10　腹膜播種
肝表に軟部影が認められ，肝表が陥凹しているようにもみえる（→）．注意深く観察すれば，肝外の病変が肝実質を圧排していることがわかり，腹膜播種であると判断できる．

表2　肝表の異常（陥凹）を示す鑑別診断まとめ

	胆管癌	類上皮血管内皮腫	転移性肝腫瘍	治療後変化
鑑別に有用な画像所見	・肝表の陥凹を伴うことが多く，本所見は肝細胞癌との鑑別に有用	・病変が被膜下を中心に多発性・融合性に発育	・しばしば同様の腫瘍が肝内に多発	・以前の画像（治療前）との比較
肝表の陥凹以外の特徴的画像所見	・末梢胆管の拡張 ・拡散強調像でのリング状の高信号	・石灰化を伴うことがある	・原発巣の同定 ・石灰化を伴うことがある	・以前の画像（治療前）との比較
鑑別に有用な疫学・臨床所見	―	―	・悪性疾患の既往や臨床所見（腫瘍マーカーなど）の確認	・治療歴の確認

●●● 参考文献

1) Nishie A, et al: Fitz-Hugh-Curtis syndrome. Radiologic manifestation. J Comput Assist Tomogr 27: 786-791, 2003.

2) Blachar A, et al: Hepatic capsular retraction: spectrum of benign and malignant etiologies. Abdom Imaging 27: 690-699, 2002.

3) Yang DM, et al: Pictorial review: various causes of hepatic capsular retraction: CT and MR findings. Br J Radiol 75: 994-1002, 2002.

4) Joo SH, et al: CT diagnosis of Fitz-Hugh and Curtis syndrome: value of the arterial phase scan. Korean J Radiol 8: 40-47, 2007.

5) Kim S, et al: The perihepatic space: comprehensive anatomy and CT features of pathologic conditions. RadioGraphics 27: 129-143, 2007.

6) Yoshimitsu K, et al: Unusual hemodynamics and pseudolesions of the noncirrhotic liver at CT. RadioGraphics 21: S81-S96, 2001.

7) Kobayashi S: Hepatic pseudolesions caused by alterations in intrahepatic hemodynamics. World J Gastroenterol 27: 7894-7908, 2021.

8) Joo I, et al: Imaging diagnosis of intrahepatic and perihilar cholangiocarcinoma: recent advances and challenges. Radiology 288: 7-13, 2018.

9) Da Ines D, et al: Hepatic capsular retraction: spectrum of diagnosis at MRI. Acta Radiol Short Rep 3: 2047981614545667, 2014.

10) Kovač JD, et al: Intrahepatic mass-forming cholangiocarcinoma and solitary hypovascular liver metastases: is the differential diagnosis using diffusion-weighted MRI possible? Acta Radiol 58: 1417-1426, 2017.

11) Weiss SW, et al: Epithelioid hemangioendothelioma: a vascular tumor often mistaken for a carcinoma. Cancer 50: 970-981, 1982.

12) Mehrabi A, et al: Primary malignant hepatic epithelioid hemangioendothelioma: a comprehensive review of the literature with emphasis on the surgical therapy. Cancer 107: 2108-2121, 2006.

13) Makhlouf HR, et al: Epithelioid hemangioendothelioma of the liver: a clinicopathologic study of 137 cases. Cancer 85: 562-582, 1999.

14) Lee SL, et al: Pseudocirrhosis of breast cancer metastases to the liver treated by chemotherapy. Cancer Res Treat 46: 98-103, 2014.

1章 肝臓

1) 肝形態や解剖学的構造に関する異常所見

④ 肝内血管性病変

糸山昌宏

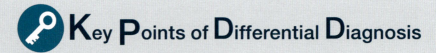

肝内血管性病変をどう考えるか？
- 肝内血管性病変の鑑別では，CT・MRIによる造影検査が重要な役割を果たす．
- 血管との連続性などの形態的評価の他，造影パターンの解析が鑑別の鍵となる．

■ 肝内血管性病変の解説 ■

　肝動脈，門脈，肝静脈の異常な短絡や灌流異常などにより，肝動静脈瘻や門脈-肝静脈瘻が形成される．門脈の形態異常としては，**門脈瘤**が挙げられる．これらは血管の連続性を丁寧に追うことができれば，診断は容易と考えられる．血管性腫瘍としては，血管腫が思い浮かびやすいが，厳密には腫瘍ではなく，血管奇形に分類される．**血管腫**は日常診療でよく遭遇する疾患だが，単純CTや1相の造影では確定診断は困難であり，**特徴的な造影パターンやMRI所見の確認が必要となること**も多い．血管性腫瘍には，悪性度が高いものとして**血管肉腫**，低~中悪性度のものとして**類上皮血管内皮腫**が挙げられるが，内部出血や線維化などにより，血管腫とは異なる造影パターンを呈する．

■ 肝内血管性病変における鑑別疾患 ■

① 肝動静脈瘻　arteriovenous fistula；AVF　▎図1

　肝動脈と肝静脈が毛細血管を介さずに直接連絡し，International Society for the Study of Vascular Anomalies (ISSVA) では高流速の血管奇形に分類される．先天性の多発病変では，遺伝性出血性毛細血管拡張症（hereditary hemorrhagic telangiectasia；HHT, Osler-Weber-Rendu病）を疑う必要がある[1]．後天性では，血管腫や肝細胞癌などの多血性腫瘍に伴うこともある．CTまたはMRIでは，動脈相での肝静脈の早期濃染が特徴的である．ドプラ超音波検査では，高圧の動脈血が静脈系に流入するため，肝静脈や下大静脈の血流速度の上昇が確認できる[2]．

② 門脈-肝静脈瘻　portal vein-hepatic vein shunt；PV shunt　▎図2

　肝内門脈と肝静脈との間を連絡する屈曲・蛇行した拡張血管として認める．通常後天性であり，肝硬変や門脈圧亢進，門脈血栓症，肝生検の既往，外傷に続発するとされるが，これらのリスクがない場合には，先天性と考えられる[2]．静脈管開存症も，先天性の門脈-肝静脈瘻のひとつとして扱われることがある[3]．通常は無症状で偶発所見として認められるが，シャント量が多い場合には，肝性脳症や高拍出性心不全，肝線維化などを引き起こすことがある．症状がある場合は，血管内治療による塞栓術や手術が行われる．

❸ 門脈瘤　portal vein aneurysm　▌図3

　門脈瘤の原因として，先天性の他，重症膵炎や外傷，悪性腫瘍の浸潤などが原因となる．肝内門脈分枝や門脈主幹部，上腸間膜静脈・脾静脈合流部での発生が多く，門脈‐肝静脈瘻と合併する場合もある．一般的には紡錘状であるが，嚢状を呈することもあり，正常肝では15mm以上，肝硬変では19mm以上が目安となる[4]．合併症として，血栓や破裂，隣接構造物への圧排がある．門脈圧が低いため破裂リスクは低いが，門脈圧亢進症があるとリスクが増加する[5]．

❹ 肝血管腫　hemangioma　▌図4　参考症例　▌図5　▌図6

　肝血管腫は，ISSVAでは静脈奇形に分類され，低流速の血管奇形である．中年女性に好発するが，いずれの性別，年齢層にも発生する．古典的には，超音波検査で高エコー，単純CTで肝実質

症例1　60代，男性　脳膿瘍や肺動静脈瘻，繰り返す鼻出血の既往あり．

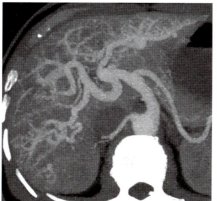

A 造影CT（動脈相），MIP像

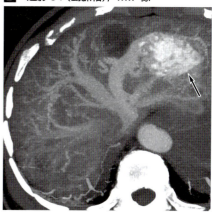

B 造影CT（動脈相），MIP像

▌**図1** 肝動静脈瘻
遺伝性出血性毛細血管拡張症（HHT）患者．
A，B：腹腔動脈や肝動脈の拡張を認め，肝静脈が早期描出されている．多発する肝動静脈瘻が示唆され，左葉外側区域ではnidusを疑う血管塊（B；→）もみられる．
肝機能障害の経時的な増悪あり．

症例2　20代，女性　症状なし．

造影CT（門脈相），3D MIP像

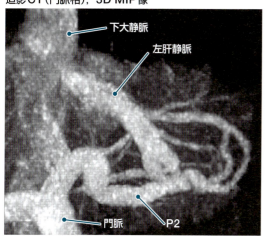

症例3　80代，男性　症状なし．

造影CT冠状断像（門脈相），MIP像

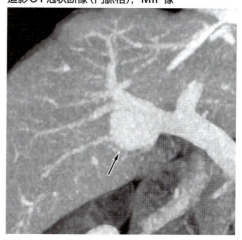

▌**図2** 門脈‐肝静脈瘻
左葉外側区域で門脈（P2主体）の拡張があり，左肝静脈に連続している．
経過観察で著変なし．

▌**図3** 門脈瘤
門脈前区域枝と後区域枝の分岐部に嚢状拡張（径26mm）を認める（→）．
増大傾向は緩徐で，経過観察されている．

に対して等〜低吸収，T2強調像で著明な高信号を示す．典型的な造影増強パターンは，腫瘍辺縁に不連続な結節性の早期濃染を認め，門脈相や平衡相で中心部にかけて濃染される．

一方で，high flow typeまたはflash filling hemangiomaと呼ばれる径1cm未満の小さな血管腫では，造影早期より病変全体が強く濃染される場合もある（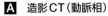図5）．このタイプの血管腫は，病変周囲にAPシャントによる増強域を伴うことがしばしばあり，動脈相での豊富な血流の影響と考えられている[6]．

血管腫が退行性変化を伴う場合には，硬化性血管腫と呼ばれる．高度の線維化や硝子化により，血管腫に特徴的な信号パターンや造影パターンがみられない．線維化の強い部位は，MRIではT2強調像で低信号を呈する（図6）．造影では遷延性濃染を示すが，大部分が乏血性となる場合もある．転移性肝癌や肝内胆管癌などの悪性腫瘍との鑑別が問題となるが，動脈相での周囲肝実質の区域性増強が鑑別の手がかりとなることがある[7]．

症例4　60代，男性　症状なし．

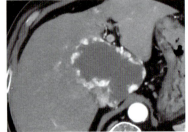
A　造影CT（動脈相）

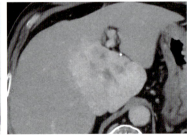
B　造影CT（平衡相）

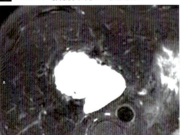
C　MRI 脂肪抑制T2強調像

図4　肝血管腫
A，B：肝S1〜S4を主体に分葉状の腫瘤を認め，動脈相（A）では辺縁に結節状の増強を認め，平衡相（B）では中心部にかけて増強効果が広がっている．
C：腫瘤はT2強調像で著明な高信号を呈している．
緩徐な増大傾向があり，患者の希望により手術され，病理組織学的に肝血管腫であることが証明された．

参考症例　図5：60代，男性　症状なし．　図6：70代，男性　症状なし．

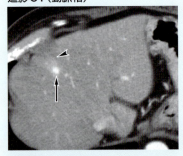
造影CT（動脈相）

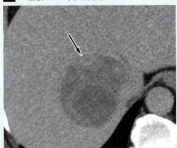
A　造影CT（平衡相）

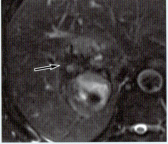
B　MRI 脂肪抑制T2強調像

図5　肝血管腫（high flow type）
1cmほどの早期増強結節を認め（→），周囲にAPシャントと考えられる増強域（▶）を伴う．

図6　硬化性血管腫
A，B：CTにて腫瘤は周囲肝実質より低吸収だが，辺縁や隔壁を主体に増強効果を認める（A；→）．MRIにて腫瘤の一部は低信号を呈している（B；→）．悪性腫瘍を否定できず，手術された．

❺ 肝血管肉腫 angiosarcoma 図7

血管内皮由来の悪性腫瘍であり，最も頻度の多い間葉系肝悪性腫瘍である．原発性肝癌の1～2％を占め，高齢男性に多い．肝血管肉腫は，塩化ビニールモノマーやトロトラスト，ヒ素などの発癌物質との関連が知られているが，これらの危険因子と関連がない場合も多い．予後は非常に不良であり，平均生存期間は6か月～2年ほどである．早期転移も本疾患の特徴であり，診断時には肺や脾臓，骨などの他臓器転移がみられることがしばしばある．臨床症状は通常，腹部膨満や倦怠感など非特異的である．播種性血管内凝固症候群（disseminated intravascular coagulation；DIC）の発症や，腹腔内出血を伴うと致死的となる[8]．

症例5　50代，男性　腹痛．

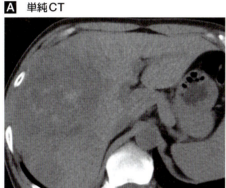
A 単純CT

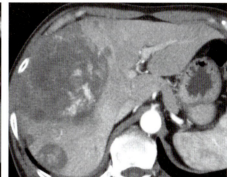
B 造影CT（動脈相）

図7▶肝血管肉腫，肝内転移，多発肺転移

A，B：肝右葉に不均一な低吸収腫瘤・結節を複数認める．単純CT（A）では内部に出血と考えられる高吸収域がみられ，動脈相（B）で内部に不整な増強域を認める．
C：造影CT（B）での増強域に一致するように，FDG集積がみられる．
D：両肺に多発結節を認め，多発肺転移と考えられる．
化学療法を施行されたが，10か月後に永眠された．

C FDG-PET/CT

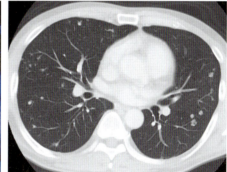
D 胸部CT（肺野条件）

症例6　40代，男性　症状なし．

図8▶肝類上皮血管内皮腫

A，B：肝S5～S6の辺縁に複数の乏血性結節を認め，辺縁にわずかに増強効果がある（→）．被膜と接する部分は，平坦化ないし陥凹がみられる（▶）
肝部分切除術が施行されたが，肝内に再発し，手術を繰り返している．

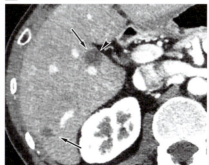
A 造影CT（動脈相）

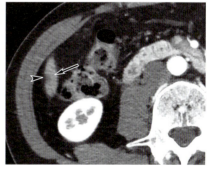
B 造影CT（動脈相）（S6下縁）

画像上，ほとんどが多発結節として認めるが，単発の巨大腫瘤を呈したり，びまん性に浸潤したりする場合もある．内部出血は，単純CTで高吸収，T1強調像やT2強調像で不均一な高信号を示し，液面形成がみられることもある．造影では，腫瘍の辺縁や内部に不整な早期濃染を認めることが多いが，ほとんど造影されない場合もある．FDG-PETでは集積が亢進し，遠隔転移の検出に有用である[9)10)]．

❻ 肝類上皮血管内皮腫　epithelioid hamangioendothelioma；EHE　　▶図8

血管内皮由来の非上皮性腫瘍であり，低～中等度の悪性度を示す．発生率は約100万人に1人であり，成人例に多く，やや女性に多い．転移は27～45%でみられ，肺転移と骨転移の頻度が高い．肝腫大，体重減少や上腹部痛が主な臨床症状であるが，無症状で偶発的に発見されることも多い[11)]．通常，肝辺縁を主体に結節が多発する．腫瘍は緩徐に増大し，癒合して大きな腫瘤を形成する．造影CTでは動脈相で辺縁にわずかに増強効果を認め，遅延性濃染もみられる．MRIのT1強調像で低信号，T2強調像で不均一な高信号を呈するが，中心部を主体に出血・凝固壊死・石灰化による低信号域がみられる．進行する線維化により，被膜の平坦化ないし陥凹がみられる[11)12)]．

❼ 肝紫斑病　peliosis hepatis　　参考症例　▶図9

類洞壁の破綻により血液が肝実質内に流入し，囊状血液貯留腔が多発することで，肝紫斑病は生じる．薬剤（ホルモン剤や免疫抑制薬）や感染症（結核やAIDS）などとの関連が報告されているが，原因が不明なことも多い．ほとんどが無症状だが，血液貯留腔の増大・増加により肝不全や肝破裂に至る例もある．単発例からびまん性例まであり，多彩な画像所見を呈するが，単純CTで低吸収，造影CTで多血性・遷延性濃染（▶図9）を示し，MRIのT1強調像で低信号，T2強調像で不均一な高信号，拡散強調像で軽度の拡散制限を認めた報告が多い[13)]．単発例の場合は画像所見が類似する血管腫の他，肝細胞癌や多血性転移，限局性結節性過形成などの多血性肝腫瘍との鑑別が問題となる．

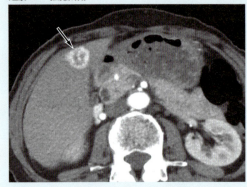

参考症例　60代，女性　腎癌術前精査にて偶発的に指摘．

造影CT（動脈相）

▶図9　肝紫斑病
肝S5に動脈相で不均一な多血性腫瘤を認める（→）．多血性転移を否定できず，肝部分切除が施行された．
（琉球大学放射線科　西江昭弘先生のご厚意による）

> **MEMO　血行異常に伴う限局性結節性過形成（FNH）**
>
> 遺伝性出血性毛細血管拡張症（HHT）では，AVFなどによる肝実質の灌流異常のため，FNHの有病率が2.9%と一般集団の100倍高い（▶図10）[14)]．また，PVシャントにFNHが合併することも報告されている（▶図11）[15)]．肝血管性病変がみられた際には，FNHなどの腫瘍性病変の合併がないか注意が必要である．

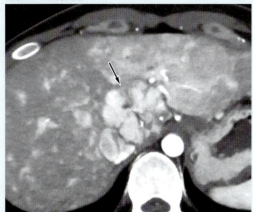

図10 HHT＋FNH

肝実質は多発シャントにより不均一な増強を呈している．肝S1に多血性腫瘤があり，中心瘢痕を疑う増強不良域がみられる（→）．

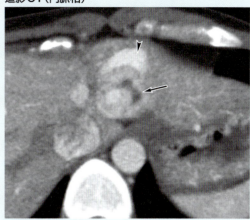

図11 門脈－肝静脈瘻＋FNH

症例2と同一症例．
肝左葉外側区域に多血性腫瘤があり，中心瘢痕を疑う増強不良域もみられる（→）．腫瘤腹側にPVシャントの一部が描出されている（▶）．

表 肝内血管性病変における鑑別診断まとめ

	肝動静脈瘻	門脈－肝静脈瘻	門脈瘤	肝血管腫	肝血管肉腫	肝類上皮血管内皮腫
疫学・臨床所見	・HHTで多発	・通常は無症状 ・肝性脳症，高拍出性心不全など	・破裂は稀	・中年女性	・高齢男性 ・腹腔内出血 ・多発転移	・女性優位 ・肺・骨転移
CT	・動脈相で肝静脈への造影剤の早期流入	・肝内門脈と肝静脈に連なる屈曲・蛇行する拡張血管	・正常肝：15mm以上 ・肝硬変：19mm以上	・辺縁より不連続な結節性早期濃染を認め，中心部へと増強効果が広がる	・出血や変性により様々な増強パターン	・辺縁に早期増強 ・石灰化 ・被膜の平坦化・陥凹
MRI	・flow void	・CTと同様の拡張血管	・門脈と連続する腫瘤構造	・T2強調像で著明な高信号	・内部出血によりT1強調像で高信号，T2強調像で不均一信号，液面形成	・T2強調像で不均一信号だが，中心部は出血・凝固壊死・石灰化により低信号

●●● 参考文献

1) Nozaki T, et al: Syndromes associated with vascular tumors and malformations: a pictorial review. RadioGraphics 33: 175-195, 2013.
2) Virmani V, et al: Non-neoplastic hepatic vascular diseases: spectrum of CT and MRI appearances. Clin Radiol 69: 538-548, 2014.
3) Gallego C, et al: Congenital hepatic shunts. RadioGraphics 24: 755-772, 2004.
4) Laurenzi A, et al: Portal vein aneurysm: What to know. Dig Liver Dis 47: 918-923, 2015.
5) Murty T, et al: Portal Venous Aneurysm. Radiology 307: e221311, 2023.
6) Vilgrain V, et al: Imaging of atypical hemangiomas of the liver with pathologic correlation. RadioGraphics 20: 379-397, 2000.
7) Doyle DJ, et al: Imaging features of sclerosed hemangioma. AJR 189: 67-72, 2007.
8) Liu Z, et al: Comparison of the clinical and MRI features of patients with hepatic hemangioma, epithelioid hemangioendothelioma, or angiosarcoma. BMC Med Imaging 20: 71, 2020.
9) Koyama,T, et al: Primary hepatic angiosarcoma: findings at CT and MR imaging. Radiology 222: 667-673, 2002.
10) Thapar S, et al: Angiosarcoma of the liver: imaging of a rare salient entity. J Radiol Case Rep 8: 24-32, 2014.
11) Lyburn ID, et al: Hepatic epithelioid hemangioendothelioma: sonographic, CT, and MR imaging appearances. AJR 180: 1359-1364, 2003.
12) Da Ines D, et al: Hepatic capsular retraction: spectrum of diagnosis at MRI. Acta Radiol Short Rep 3: 2047981614545667, 2014.
13) 佐東征記・他：肝紫斑病のEOB-MRI所見：2例報告．臨床放射線 69: 123-130, 2024.
14) Garcia-Tsao G: Liver involvement in hereditary hemorrhagic telangiectasia (HHT). J Hepatol 46: 499-507, 2007.
15) Cho Y, et al: Hepatic focal nodular hyperplasia with congenital portosystemic shunt. Pediatr Int 56: e102-e105, 2014.

2) 造影での異常所見

❺ 肝内区域性早期濃染域

1章 肝臓

森阪裕之

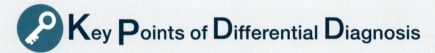

肝内区域性早期濃染域をみたらどう考えるか？
- 非腫瘍性と決めつけない．他の時相やモダリティを参考にして，背景に腫瘍が存在しないかを確認する．
- 動脈血流が亢進している理由を推察する．

■■■ 肝内区域性早期濃染域の解説 ■■■

　　肝内区域性早期濃染域は，①多血性腫瘍そのものが浸潤，②門脈血流障害に伴い相対的に動脈血流が亢進，③血流が全体に亢進，④肝外から異所性の血流が入り込む状態がある．①②は肝細胞癌などの多血性腫瘍，門脈浸潤を伴う腫瘍，および血栓，③は肝炎，胆管炎による肝実質の炎症による血流亢進，④は肝外からの異所性静脈還流が鑑別になる．動脈相のみでは腫瘍が不明瞭な場合や，早期濃染域に小さな多血性腫瘍が存在するが腫瘍を認識しにくい場合などがあるため，他の時相や他のモダリティを参考に腫瘍の有無を確認するべきである．門脈本幹の閉塞や肝全体の炎症の場合は，全体が濃染し，一見すると異常所見がわかりにくい場合もあり，注意が必要である．

■■■ 肝内区域性早期濃染域を示す鑑別疾患 ■■■

❶ びまん型肝細胞癌　diffuse hepatocellular carcinoma　図1　参考症例　図2

　　肝細胞癌は肉眼的に**単純結節型，単純結節周囲増殖型，多結節癒合型，浸潤型**に分類され，分化度が低くなるほど結節としての形態から離れる[1]．この他に，Eggelは**びまん型**を分類しており，数mm大の肝細胞癌が肝全体に広がる進展を指す．動脈相では一見するとAPシャント様の早期濃染が多発しており，結節がわかりにくいため，肝細胞相や拡散強調像で腫瘍の存在を確認する．転移性肝腫瘍，特に膵癌の肝転移においても動脈相で区域濃染のみ認められ，結節が不明瞭な場合がある（図2）．

❷ 門脈腫瘍塞栓　portal venous tumor thrombus　図3

　　門脈内に腫瘍塞栓を形成する腫瘍として肝細胞癌が圧倒的に多く，その他に稀であるが，肝転移や進行した肝内胆管癌で門脈腫瘍塞栓を形成することがある．どの腫瘍にしても進行した状態を示し，治療方針にかかわる重要な因子であり，見逃さないように注意したい．LI-RADS®（Liver Imaging Reporting and Data System）では，LR-TIV（tumor in vein）カテゴリーが設定

されており，①脈管内の造影される軟部病変，②閉塞した脈管の壁不整，③拡散強調像で高信号，④主病変から連続の4つがLR-TIVを支持する所見である[2]．

❸ 門脈血栓症　portal vein thrombosis　▌図4

門脈血栓の原因は様々で，**肝硬変**が最も関連の深い因子である．その他には，**骨髄増殖性疾患，血栓形成傾向／栓友病，経口避妊薬内服**などが関連する[3]．急性門脈血栓は，単純CTで高吸収かつ造影されず，血栓辺縁に門脈血流が維持されていることがある．慢性血栓は偏心性で血流が維持される場合もあるが，完全閉塞すると門脈径は細くなり，求肝性・遠肝性の側副血行路の発達がみられる．鑑別としては，腫瘍性塞栓（p.38「❷門脈腫瘍塞栓」参照）の他，消化器の感染症から腸間膜静脈を経由して感染性血栓を形成することがあり（pylephlebitis），臨床所見と併せて鑑別する[4]．

❹ 胆嚢周囲の濃染　hyperemia in liver parenchyma surrounding gall bladder fossa　▌図5

胆嚢炎が起こると炎症により胆嚢壁への血流が増加し，胆嚢床への早期静脈還流により肝S4〜S5の肝床に区域性の早期濃染を認める[5]．

❺ 異所性還流　aberrant venous drainage　▌図6

左右の胃静脈は通常は門脈本幹に合流するが，1〜2%程度の頻度で，肝内門脈枝への合流や，肝実質に入り込むことがある．肝S4背側への還流では，限局性の脂肪沈着，脂肪沈着のspare，過形成がみられ[6]，S2への還流では偽病変や萎縮がみられる[7]．

症例1　60代，男性　アルコール性肝硬変，食道静脈瘤で発症し，肝内に腫瘤を指摘．

A EOB造影MRI（動脈相）　　**B** EOB造影MRI（肝細胞相）

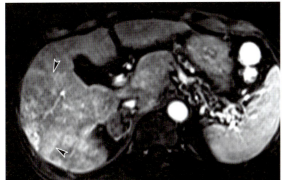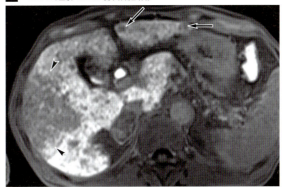

C MRI 拡散強調像（b＝1000s/mm²）

▌図1　肝内転移を伴うびまん型肝細胞癌

A〜C：EOB造影MRI動脈相で肝右葉に区域性の早期濃染を認め（**A**；▻），肝細胞相で区域性に信号低下（**B**；▻），拡散強調像で高信号を認める（**C**；▻）．その他に結節状の早期濃染を示し，肝細胞相で低信号（**B**；→），拡散強調像で高信号（**C**；→）を示す多数の結節を認める．肝内転移を伴うびまん型の肝細胞癌の所見である．動脈相のみでは，腫瘍の存在がわかりにくい．

1章 肝臓

参考症例　50代，男性　膵癌の肝転移検索．

A〜C 膵体部癌術前
A EOB造影MRI（動脈相）　　B EOB造影MRI（肝細胞相）

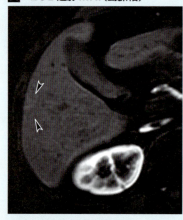
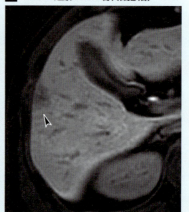

C MRI 拡散強調像（b＝1000s/mm²）　　D 化学療法後の造影CT

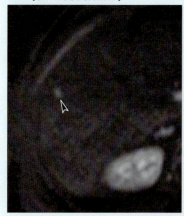
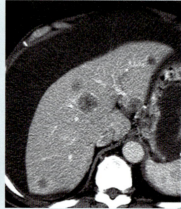

図2　膵癌の微小肝転移

A〜C：EOB造影MRIにて肝S5に区域性の淡い早期濃染を認める（A；▶）．肝細胞相では境界不明瞭な低信号域を認めるが，結節ははっきりしない（B；▶）．拡散強調像では点状の高信号域を認める（C；▶）．
D：切除不能と判断し化学療法を行ったが，肝転移は増悪した．
膵癌の微小な肝転移は結節が不明瞭で，APシャントのような区域性濃染のみが所見のこともあり，注意する必要がある[7]．

症例2　80代，男性　肝細胞癌術後，PIVKA-Ⅱの著明な上昇を認めた．

A 造影MRI（動脈相）　　B 造影MRI（肝細胞相）　　C MRI 拡散強調像（b＝1000s/mm²）

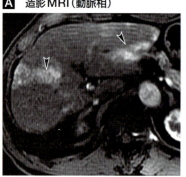
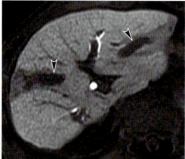
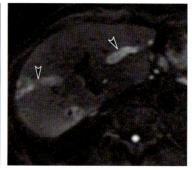

図3　肝細胞癌の門脈腫瘍塞栓

A，B：動脈相で肝両葉に区域性の早期濃染を認める（A；▶）．肝細胞相で門脈域に一致した管状の信号低下を認め，周囲肝実質の取り込み低下を認める（B；▶）．動脈相（A）では管状構造に一致して早期濃染を示すことがわかる．
C：管状の信号上昇を認める（▶）．肝細胞癌の門脈腫瘍塞栓，およびこれによる周囲肝実質の動脈血流亢進をみている．

症例3　80代，男性　肝門部領域胆管癌に対して減黄中．

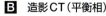
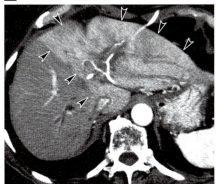
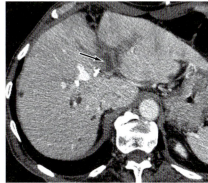

図4▶門脈血栓症

A：肝左葉に一致して実質の早期濃染を認める（▶）．
B：臍部の門脈左枝内に低吸収域を認め，造影効果は乏しい（→）．門脈血栓であり，肝左葉は門脈血流低下，動脈血流亢進による早期濃染を示す．

症例4　70代，男性　膵尾部癌術後，上腹部痛．

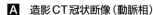
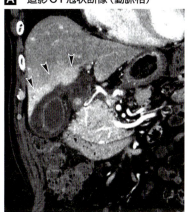
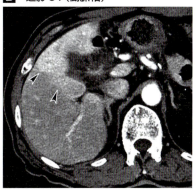

図5▶胆囊炎の波及による血流亢進

A，B：胆嚢の腫大と壁肥厚を認め，胆嚢炎と考えられる．胆嚢周囲の肝実質は，動脈相で領域性に早期濃染を認める（▶）．胆嚢炎の波及による血流亢進，および胆嚢自体の血流亢進から肝床への静脈血流増加により，肝実質の血流が亢進していると考えられる．

症例5　50代，男性　悪性黒色腫の術後，定期経過観察CT．

A～C：造影CT（動脈相），尾側から頭側に向かう連続画像

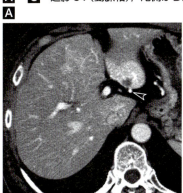
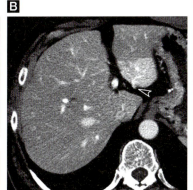
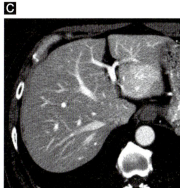

図6▶異所性還流

A～C：肝左葉S2に区域性の早期濃染を認める．本来，門脈本幹に合流する胃静脈が，肝尾側からS2の肝実質に入り込んでいる像が確認できる（▶）．異所性還流により血流が増加し，区域性の早期濃染を呈していると考えられる．

1章 肝臓

MEMO rim APHE

　動脈相での早期濃染（arterial phase hyperenhancement；APHE）は，肝細胞癌でみられる腫瘤全体が濃染を示すnon-rim APHEと，肝内胆管癌や肝転移でみられる辺縁のリング状の早期濃染を示すrim APHEに分けられる．rim APHEは，中心部の細胞成分が少なく線維成分の多い部分（早期濃染が乏しい）と，辺縁の細胞成分の多い分布（早期濃染を示す）により形成され[8]，代表的なものに肝内胆管癌や肝転移が含まれる．しかし，後期動脈相のタイミングがずれると，肝細胞癌でもnon-rim APHEではなくrim APHEを示す場合があり，注意が必要と報告されている[9]．

●●● 参考文献

1) 日本肝癌研究会（編）；臨床・病理 原発性肝癌取扱い規約，第6版補訂版．金原出版，p.17, 2019.
2) Lu X, et al: Dynamic changes of asymmetric cortical veins relate to neurologic prognosis in acute ischemic stroke. Radiology 301: 672-681, 2021.
3) European Association for the Study of the Liver: EASL clinical practice guidelines: vascular diseases of the liver. J Hepatol 64: 179-202, 2016.
4) Layton BM, et al: The portal vein: a comprehensive review. RadioGraphics 43: e230058, 2023.
5) Ito K, et al: Gallbladder disease: appearance of associated transient increased attenuation in the liver at biphasic, contrast-enhanced dynamic CT. Radiology 204: 723-728. 1997.
6) Gabata T, et al: Aberrant gastric venous drainage in a focal spared area of segment IV in fatty liver: demonstration with color Doppler sonography. Radiology 203: 461-463, 1997.
7) Choi TW, et al: Aberrant gastric venous drainage and associated atrophy of hepatic segment II: computed tomography analysis of 2021 patients. Abdom Radiol (NY) 45: 2764-2771, 2020.
8) Ozaki K, et al: Liver metastases: correlation between imaging features and pathomolecular environments. RadioGraphics 42: 1994-2013, 2022.
9) Cunha GM, et al: Multi-arterial phase MRI depicts inconsistent arterial phase hyperenhancement (APHE) subtypes in liver observations of patients at risk for hepatocellular carcinoma. Eur Radiol 31: 7594-7604, 2021.

3）限局性異常（肝腫瘤）

❻ 脂質を含有する肝腫瘤

石松慶祐

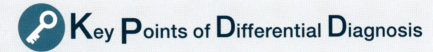

Key Points of Differential Diagnosis

脂質を含有する肝腫瘤をみたらどう考えるか？
- CTで指摘可能な脂肪（macroscopic）：肝細胞癌，肝血管筋脂肪腫，肝偽脂肪腫など．
- MRIのchemical shift imagingで指摘可能な脂肪（microscopic）：肝細胞癌，肝細胞腺腫など．
- 脂肪沈着パターンに他の画像所見や臨床情報を加味し，鑑別を行う．

■ ■ ■ 脂質を含有する肝腫瘤の解説 ■ ■ ■

　肝腫瘤性病変の診断において，脂肪成分の検出は鑑別診断の鍵となることがしばしばある．画像診断での脂肪には，**macroscopic**な脂肪と**microscopic**な脂肪があり，両者を区別した上で診断アプローチがなされる（表）．macroscopicな脂肪は，CTで0HU未満の吸収値を呈する成分や，MRIの脂肪抑制画像で明らかな信号低下を呈する成分として指摘できる．これに対し，microscopicな脂肪はMRIのchemical shift imagingにて，in phaseに比べてopposed phaseで信号低下を認めることにより検出できる．

　病変内に**macroscopic**な脂肪が広範囲にみられる場合には，まずは**肝血管筋脂肪腫**や**肝偽脂肪腫**が考えられる．macroscopicな脂肪が腫瘤のごく一部の場合には，肝細胞癌とも鑑別が難しいことが多く，臨床所見や他の画像所見も併せて評価が必要である．

　microscopicな脂肪のみしかみられない場合には，まずは**肝細胞癌**を疑うが，背景肝の状態や他の画像所見によっては，**肝細胞腺腫**や**肝血管筋脂肪腫**も鑑別に挙がる．近年では，multi-echo chemical-shift-encoded MRI［mDIXON Quant（Philips社），IDEAL IQ（GE社），multi-echo DIXON VIBE（Siemens社）］の普及により，脂肪含有の程度をfat fraction（％）として定量的に評

表　脂質を含有する肝腫瘤の鑑別診断のまとめ

	肝細胞癌	肝細胞腺腫	肝血管筋脂肪腫	肝偽脂肪腫
主な脂肪沈着パターン	・microscopic	・microscopic（H-HCAで広範囲）	・macroscopic, microscopicいずれも	・macroscopic
臨床像	・慢性肝疾患 ・腫瘍マーカー上昇	・若年女性 ・経口避妊薬（H-HCA） ・糖原病Ⅰ型（b-HCA／b-IHCA） ・肥満，アルコール（IHCA）	・結節性硬化症の合併（10％）	―
脂肪沈着以外の画像所見	・多血性・偽被膜（中分化） ・乏血性（高分化）	・腫瘍内出血 ・EOB取り込み（b-HCA） ・atoll sign，背景の脂肪肝（IHCA）	・多血性 ・早期静脈還流	・肝表に存在 ・辺縁の石灰化 ・造影効果なし

価することも可能となっている．ほとんどの場合は，従来のchemical shift imagingで腫瘍内脂肪の検出は可能と考えられるが，脂肪と鉄の両方が沈着した腫瘍では，鉄によるin phaseでの信号低下のため脂肪を検出できない場合があり，定量評価が有用な可能性がある．

■ ■■ 脂質を含有する肝腫瘍の鑑別疾患 ■■■

① 肝細胞癌　hepatocellular carcinoma；HCC　█図1▶

　高～中分化型HCCにおいて，時に脂肪沈着がみられることはよく知られており，多段階発癌の過程における血行動態異常や，脂質代謝関連の遺伝子の過剰発現などが原因と考えられている．背景に慢性肝疾患があり，肝腫瘍内にmicroscopicな脂肪成分がみられた場合には，第一にHCCが疑われる．背景肝が正常など臨床的にHCCらしくない場合には，肝細胞腺腫や肝血管筋脂肪腫などとの鑑別が必要となる．腫瘍内の一部にmacroscopicな脂肪を指摘可能なこともあるが，大部分がmacroscopicな脂肪となることは，肝血管筋脂肪腫と比べ稀である．また，HCCの中でも**steatohepatitic type，clear cell type**といった一部の病理組織学的亜型においては，通常のHCCよりも脂肪含有がみられやすいとの報告がある[1) 2)]▶MEMO．

② 肝細胞腺腫　hepatocellular adenoma；HCA　█図2▶

　HCAは，肝細胞性分化を示す細胞から構成される良性肝腫瘍と定義される．分子遺伝学的に，①HNF-1α(hepatocyte nuclear factor 1α) 不活化型（H-HCA），②炎症性 (inflammatory HCA；IHCA)，③β-catenin活性化型［β-catenin activated HCA (b-HCA)/β-catenin activated IHCA (b-IHCA)］，④分類不能型（unclassified HCA；u-HCA) に分類される[3)]．女性に多く，経口避妊薬（H-HCA），肥満・アルコール・脂肪肝（IHCA），糖原病I型（b-HCA/b-IHCA）などがリスク因子として知られている．臨床的には，**腫瘍出血**と**悪性転化**が問題になることが多く，腫瘍出血は亜分類にかかわらず，径5cm以上でリスクが上昇する．悪性転化はb-HCA/b-IHCAに多い．脂肪を含有する頻度が高いものはH-HCAであり，広範にmicroscopicな脂質の含有がみられることが多い．他の亜分類では，脂肪含有はみられても一部のみの場合が多い．

③ 肝血管筋脂肪腫　hepatic angiomyolipoma　█図3▶

　血管筋脂肪腫（angiomyolipoma；AML）は，血管周囲類上皮細胞（perivascular epithelioid cell；PEC) 由来の腫瘍（PEComa）に属する間葉系腫瘍である．腎臓に生じる頻度が最も高く，肝臓に発生するものは稀である．腎AMLは結節性硬化症関連のものが50％以上であるのに対し，肝AMLでは10％程度で孤発例が多い[4)]．基本的には良性であり，生検などで診断がついた場合には，画像での経過観察が推奨される．

　病理組織学的には，血管，平滑筋，脂肪組織の3成分からなり，この比率によって様々な画像所見を呈する．鑑別に有用な所見として，**早期濃染，脂肪含有，早期静脈還流**の3つが挙げられる．脂肪成分の多寡により，macroscopicな脂肪が広範囲に指摘可能な場合もあれば，microscopicな脂肪しか指摘できない，または脂肪成分そのものが指摘できない場合もある．早期静脈還流は，造影後早期より腫瘍から肝静脈内に造影剤流入を呈する所見で，腫瘍の排血路が肝静脈であることを示す．AMLや肝限局性結節性過形成でみられやすく，門脈が排血路となるHCCやHCAではみられにくい．早期濃染と脂肪含有はHCCやHCAでもありうるため，早期静脈還流はこれらとの画像上の鑑別点となる．

❹ 肝偽脂肪腫　hepatic pseudolipoma　|||図4

　　肝偽脂肪腫は，大腸または大網の腹膜垂が脱落，遊離して肝表に着床したものとされる．一般的に無症状で，治療の必要はなく，画像検査で偶然発見されることが多い．男性に多く，腹部手術歴や肥満と関連があるとされる．典型像では，内部のmacroscopicな脂肪成分や辺縁の石灰化，肝外から肝実質を圧排する特徴的な形態から診断は容易である．ただし，経過とともに石灰化を来しCTで脂肪成分を指摘できなくなる場合もあり，その場合はMRIでmicroscopicな脂肪を確認することが有用な場合もある．大部分が2cm以下だが，提示症例のように3cmを超えることもある．

❺ その他の鑑別

1）転移（淡明細胞型腎細胞癌，脂肪肉腫，他）　参考症例　|||図5　|||図6

　　淡明細胞型腎細胞癌や脂肪肉腫など脂肪を含有することの多い腫瘍の肝転移は，原発巣と同様の性状を呈しやすく，脂肪を含有することがある．脂肪成分の含有が典型的とされていない悪性腫瘍の肝転移においても，化学療法後などの変性に伴い脂肪含有が目立つことがあり，大腸癌の肝転移では，化学療法後に54％の症例で腫瘍内脂肪が出現したとの報告がある[5]．また，インスリノーマの肝転移では，インスリン分泌による脂肪合成促進を反映していると思われる腫瘍周囲の脂肪沈着（peritumoral steatosis）を認めることがある．

2）限局性脂肪肝　参考症例　|||図7

　　限局性の脂肪肝においても，沈着した脂肪が腫瘍様の形態にみえて，腫瘍性病変との鑑別が問題になることがあるが，好発部位（**胆嚢周囲，Sappey静脈還流域，右胃静脈の肝への直接流入部**）やEOB造影MRI肝細胞相での取り込み低下がみられにくい点などから，ほとんどの場合は鑑別可能と考えられる．

3）adrenal rest tumor（副腎遺残腫瘍）

　　肝実質内の異所性副腎組織（adrenal rest）から生じる稀な腫瘍である．病理組織学的には腺腫であることが多く，画像所見は副腎に生じる腺腫と同様に，脂肪を含む多血性腫瘍として描出される．肝右葉内側被膜下の正常副腎付近にみられる点が，診断に有用である．

症例1　80代，女性　慢性C型肝炎のsustained virological response（SVR）後．

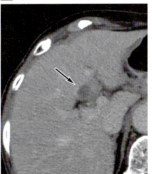
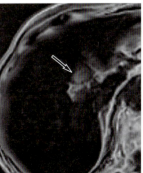

A 造影CT（動脈相）　**B** 造影CT（平衡相）　**C** MRI T1強調像（chemical shift subtraction）

|||図1
中分化型肝細胞癌（clear cell type）

A，B：肝左葉S4に2cm大の腫瘤を認める（→）．腫瘤右半に脂肪成分を示唆する低吸収がみられ，腫瘤左半主体に早期濃染およびwash-outを呈する．
C：腫瘤右半に脂肪成分の含有を認める（→）．
肝部分切除術が施行され，中分化型肝細胞癌（clear cell type）と診断された．

1章 肝臓

症例2 10代後半，男性　腹痛．

A 単純CT

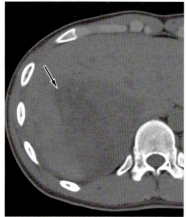

B 造影CT（動脈相）

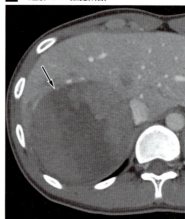

C MRI　T1強調像
（chemical shift subtraction）

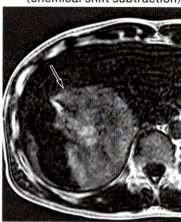

図2 ▶ 肝細胞腺腫（HNF-1α不活化型）

A，B：肝右葉に10cm超の境界明瞭な腫瘤を認める（→）．腫瘤内左側は動脈相（B）でよく造影されるが，右側は造影効果に乏しく変性・壊死が示唆され，特に，右縁の部分では単純CT（A）でも吸収値が高く腫瘍内出血成分と考えられる．
C：CTでは脂肪成分の指摘は難しいが，MRIではchemical shift imagingのsubtraction像にて，腫瘤には出血成分がみられた部分を除いて，びまん性にmicroscopicな脂肪成分の含有がみられる（→）．
肝右葉切除術が施行され，肝細胞腺腫（HNF-1α不活化型）と診断された．

症例3 50代，女性　健診で肝腫瘤を指摘．

A 単純CT

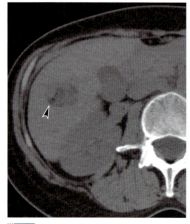

B MRI　T1強調像
（chemical shift subtraction）

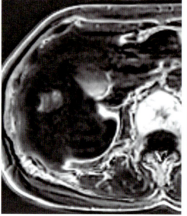

C EOB造影MRI（動脈相）

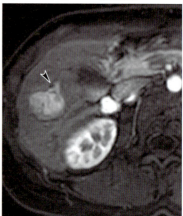

図3 ▶ 肝血管筋脂肪腫

A：肝S5に約3cm大の比較的境界明瞭な腫瘤を認める．一部にCT値が0未満の成分がみられ（▶），macroscopicな脂肪成分が疑われる．
B：全体に脂肪含有がみられ，より広範囲にmicroscopicな脂肪成分も存在していることがわかる．
C：腫瘤はよく造影され，腹側に中肝静脈分枝の早期描出（▶）がみられる．
肝部分切除術が施行され，肝血管筋脂肪腫と診断された．

症例4　30代，女性　交通事故時のCTで偶発的に肝辺縁に腫瘤を指摘．

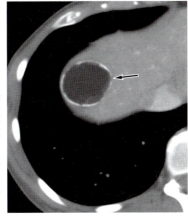
A　造影CT

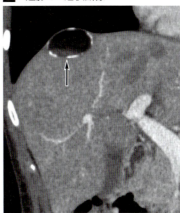
B　造影CT冠状断像

図4　肝偽脂肪腫
A：肝S8横隔膜下に長径3.7cm大の類円形の境界明瞭，辺縁平滑な腫瘤を認める（→）．辺縁に石灰化を認め，内部のCT値は皮下の脂肪組織と同程度で，塊状のmacroscopicな脂肪の所見である．
B：腫瘤は肝表に存在することが明らかであり（→），肝偽脂肪腫と診断された．

参考症例　60代，男性　健診で腎腫瘤を指摘．

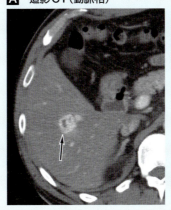
A　造影CT（動脈相）

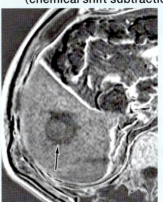
B　10か月後のMRI T1強調像（chemical shift subtraction）

図5　淡明細胞型腎細胞癌の肝転移
A：肝右葉に多血性腫瘤を認める（→）．
B：10か月後には腫瘤は増大し，内部にmicroscopicな脂肪含有を認める（→）（背景肝も脂肪肝である）．
肝部分切除が施行され，淡明細胞型腎細胞癌の転移と診断された．

参考症例　70代，男性　S状結腸癌の転移精査．

A　化学療法前の造影CT（門脈相）

B　化学療法後のMRI T1強調像（chemical shift subtraction）

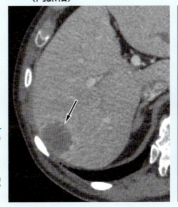
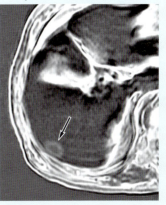

図6　S状結腸癌の肝転移
A：肝右葉後区域に乏血性腫瘤を認め（→），肝転移と診断された．
B：化学療法後に病変の縮小が得られ，内部にはmicroscopicな脂肪含有を認めた（→）．

> **参考症例** 50代，男性　膀胱癌術後に肝結節を指摘．

A 単純CT

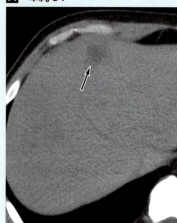

B MRI T1強調像（chemical shift subtraction）

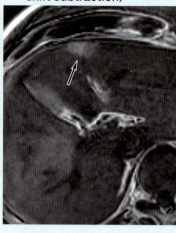

図7　限局性脂肪肝
A，B：肝左葉S4鎌状靱帯付着部近傍に低吸収域を認め（A；→），同部にはmicroscopicな脂肪含有を認める（B；→）．Sappey静脈還流部の限局性脂肪沈着と考えられる．

MEMO　肝細胞癌（HCC）の新たな分類

2019年に改訂された『WHO分類 第5版』[3]では，HCCの典型組織像として，第4版に記載されていたtrabecular（索状型），solid（充実型），pseudoglandular（偽腺管型）に加え，新たにmacrotrabecular（巨大索状型：索の厚さが10細胞以上）を追加した4種類が記載されている．おおよそ半数のHCCは典型組織像が混在した像からなるが，一部のHCCでは異なった組織像を示すことがある．これらは病理組織学的亜型として分類されており，『WHO分類 第5版』では，臨床病理的な特徴に第4版以降に発展した分子病理学的情報を加味し，steatohepatitic, clear cell, macrotrabecular massive, scirrhous, chromophobe, fibrolamellar, neutrophil-rich, lymphocyte-richの8種類が記載されている．それぞれの画像所見についてのまとまった報告は少ないが，前述のようにsteatohepatitic HCC（アルコールなどによる脂肪性肝炎を背景に生じる），clear cell HCCは，他の組織像よりも脂肪含有がみられやすいとの報告がある[1,2]．また，macrotrabecular massive HCCは内部の壊死が目立つものが多く[6]，scirrhous HCCは豊富な線維成分を反映した遅延性・遷延性の造影効果を呈するため，肝内胆管癌との鑑別が難しい[7]とされる．

●●● 参考文献

1) Inui S, et al: Steatohepatitic hepatocellular carcinoma: imaging findings with clinicopathological correlation. Clin Radiol 76: 160.e15-160.e25, 2021.
2) Song M, et al: Clear cell hepatocellular carcinoma: Gd-EOB-DTPA-enhanced MR imaging features and prognosis. Abdom Radiol（NY）49: 2606-2621, 2024.
3) Hepatocellular carcinoma. In WHO Classification of Tumors Editorial Board（eds）; WHO Classification of Tumours, 5th ed. Digestive System Tumours. IARC, Lyon, p.229-239, 2019.
4) Klompenhouwer AJ, et al: Hepatic angiomyolipoma: an international multicenter analysis on diagnosis, management and outcome. HPB（Oxford）22: 622-629, 2020.
5) Nakai Y, et al: MRI Detection of Intratumoral Fat in Colorectal Liver Metastases After Preoperative Chemotherapy. AJR 210: W196-W204, 2018.
6) Mulé S, et al: Multiphase Liver MRI for Identifying the Macrotrabecular-Massive Subtype of Hepatocellular Carcinoma. Radiology 295: 562-571, 2020.
7) Choi SY, et al: Added value of ancillary imaging features for differentiating scirrhous hepatocellular carcinoma from intrahepatic cholangiocarcinoma on gadoxetic acid-enhanced MR imaging. Eur Radiol 28: 2549-2560, 2018.

1章 肝臓

3）限局性異常（肝腫瘤）

❼ 石灰化を伴う肝腫瘤

中村優子

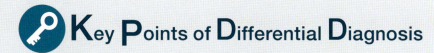

石灰化を伴う肝腫瘤をみたらどう考えるか？
- 日常診療で病的意義のあるものとして，大腸癌などの粘液性腫瘍に伴う石灰化が挙げられる．
- 様々な病態で観察されることから，基本的に非特異的変化である．

■ 石灰化を伴う肝腫瘤の解説 ■

　生体における石灰化は，細胞内石灰化，異栄養性石灰化，転移性石灰化に分けることができる．肝病変にみられる石灰化は，ほとんどが異栄養性石灰化である．石灰化は，血流あるいは細胞外液由来のカルシウムが障害組織に貯まることで発生すると考えられており，様々な障害組織，変性組織などに生じる．肝腫瘤内の石灰化は比較的稀ではあるが，日常診療で病的意義のある代表的な病態として，**大腸癌などの粘液性腫瘍からの転移性肝腫瘍の石灰化**が挙げられる．しかしながら，石灰化はfibrolamellar carcinoma，肝芽腫，肝内胆管癌，類上皮血管内皮腫などの原発性悪性肝腫瘍，また，陳旧性肉芽腫や結核・エキノコックス症・日本住血吸虫症といった感染症，炎症性変化，変性した血管腫や肝細胞腺腫，肝囊胞でも認められることがあり，悪性肝腫瘍の治療後でも観察される[1)2)]．よって，**石灰化は様々な病態で観察されうることから，基本的に非特異的変化**であり，病歴なども十分に加味しながら，その意義を判断する必要がある．

■ 石灰化を伴う肝腫瘤の鑑別疾患 ■

❶ 転移性肝腫瘍　liver metastases　図1

　転移性肝腫瘍は悪性肝腫瘍の中で最も多く，発生頻度は原発性悪性肝腫瘍の18～40倍と報告されている．転移性肝腫瘍の画像所見は原発巣によって異なるが，多くは軟部濃度を呈し，粘液性腫瘍（特に大腸，卵巣）からの転移性肝腫瘍では石灰化を伴い，特に，大腸癌からの転移性肝腫瘍の約11%に石灰化が認められるとの報告もある[3)]．

❷ 感染症　infectious disease　図2　図3

　結核，エキノコックス症，日本住血吸虫症といった感染症によっても，肝に石灰化が生じる．肝結核は結核菌の血行性散布で発生し，一般的に粟粒結核の形態をとるため，肺野など他臓器病変や臨床情報と併せて評価する必要がある．石灰化は治癒過程で生じるため，慢性期や治癒した状況で認められる．また，エキノコックス症は小囊胞と造影されない壊死部分からなる肝腫瘤と

1章 肝臓

して描出され，石灰化を高頻度に伴うと報告されている[4) 5)]．近年では，稀な病態ではあるものの日本住血吸虫症では網目状石灰化が特徴的な画像所見であり，時にS状結腸や直腸粘膜下にも石灰化を生じる[6)]．感染性病変は，腫瘍性病変と治療方針が全く異なるため，臨床所見も加味しながら診断することが重要である．

③ 治療後変化　treated lesions　図4

石灰化は，放射線治療や化学療法などの治療後変化としても生じうる[2)]．病歴や以前の画像所見なども鑑みながら診断することが重要である．

④ 肝偽脂肪腫　hepatic pseudolipoma　図5

肝偽脂肪腫は腹膜垂が脱落，遊離して肝表面に着床したもので，肝と横隔膜の間に挟まれて着床することが多いため，肝ドーム下に認められることが多い[7)]．病理組織学的には線維性被膜に覆われた脂肪成分で，内部の壊死，硝子化，石灰化などの変性は経過とともに強くなる[8)]．発生部位や内部の脂肪成分が検出できれば，単純CTで十分診断可能であり，脂肪成分が微量の場合はMRIが有用となる．播種が鑑別に挙がるが，臨床所見や肝外の所見も加味すれば診断は難しくない．

⑤ その他の肝腫瘍　other hepatic tumors

fibrolamellar carcinoma，肝芽腫，肝内胆管癌，類上皮血管内皮腫などの原発性悪性肝腫瘍，また，変性した血管腫や肝細胞腺腫，肝嚢胞などの良性疾患にも石灰化が生じうる．石灰化は非特異的所見であるため，石灰化以外の所見に着目しながら鑑別を進める必要がある．

⑥ リピオドール集積　accumulation of lipiodol after transarterial chemoembolization　参考症例　図6

原発性肝細胞癌の肝動脈化学塞栓療法後のリピオドール集積は，あたかも石灰化のようにみえる．石灰化と誤認しないためには，病歴をよく確認することが重要である．

症例1　70代，男性　直腸癌の精査（病期診断）目的にCTを施行．

A　単純CT

B　造影CT（門脈相）

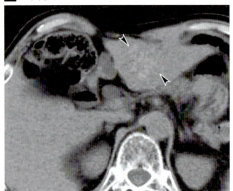 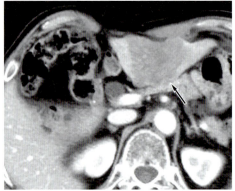

図1　転移性肝腫瘍

A，B：造影CT門脈相では，肝左葉外側区域に背景肝と比し，やや低吸収となる内部不均一な腫瘤が認められ（B；→），転移性肝腫瘍が疑われる．同腫瘤は，単純CTでは内部に微細な高吸収域が認められ（A；▻），石灰化と考えられる．
原発巣切除後に化学療法が開始された．

症例2　30代，女性　肝腫瘤精査目的に当院に紹介．

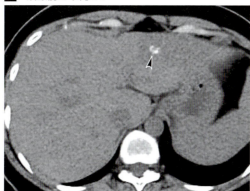

A　治療前の単純CT

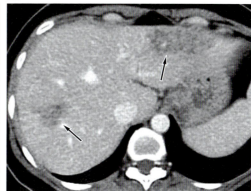

B　治療前の造影CT（門脈相）

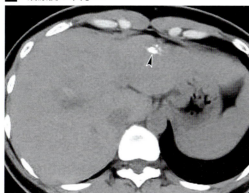

C　治療後の単純CT

図2　結核

A，B：造影CT門脈相では，肝内に境界不明瞭な造影不良域が複数認められ（B；→），一部には石灰化を伴っている（A；▶）．腹膜生検で結核と診断され，治療が開始された．
C：治療後のCTでは，病変は縮小し，石灰化が目立つようになっている（▶）．

症例3　50代，女性　結膜黄疸，皮膚掻痒感．近医にて肝右葉腫瘤と肝内胆管の拡張を指摘され，精査加療目的に当院に紹介．

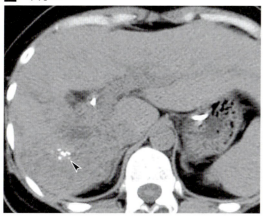

A　単純CT

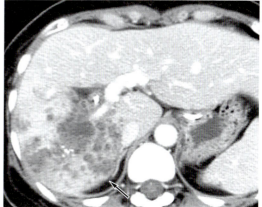

B　造影CT（門脈相）

図3　肝エキノコックス症

A，B：造影CT門脈相では肝右葉に胆管の拡張や囊胞の集簇のようにみえる陰影が認められ（B；→），一部に石灰化を伴っている（A；▶）．総胆管には壁肥厚が認められ（非提示），胆管ステントが留置されている．
胆管癌を疑い，拡大右葉・胆管切除が施行されたが，病理組織学的に肝エキノコックス症と診断された．

1章 肝臓

症例 4 30代，女性　卵巣癌の播種に対し化学療法中．治療効果判定目的にCTを施行．

A 単純CT

B 前回の造影CT（門脈相）

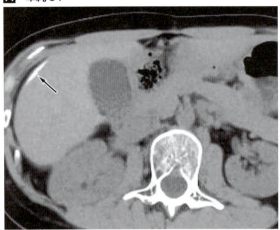
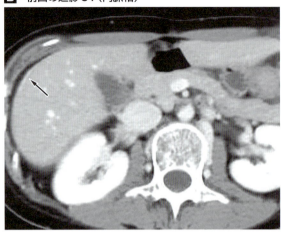

図4 治療による播種の石灰化
A：肝表に石灰化が認められる（→）．
B：前回の造影CTでは，同部に播種と考えられる濃染が認められている（→）．Bの病変は治療に伴い播種に石灰化を生じたものと考えられる．

症例 5 70代，男性　主訴なし．慢性膵炎にて胆管・膵管ステント留置後の経過観察．

単純CT

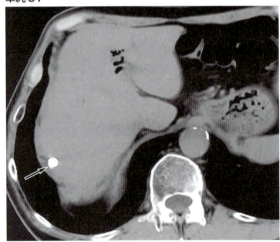

図5 肝偽脂肪腫
肝右葉被膜下に粗大な石灰化が認められる（→）．石灰化周囲に軟部影などは認められない．内部に脂肪をはっきりとは同定できないが，部位から肝偽脂肪腫と考えられる．経過観察で変化は認めない．

石灰化を伴う肝腫瘍

参考症例 90代，女性　原発性肝細胞癌に対し肝動脈化学塞栓療法後．

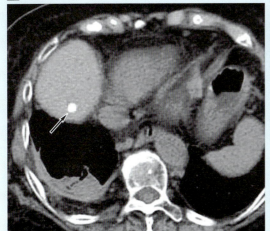
A 単純CT

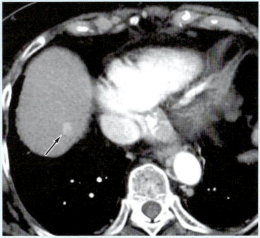
B 治療前の造影CT（動脈相）

図6 ▶ リピオドール集積

A：肝右葉に粗大な高吸収域が認められ，石灰化のようにみえる（→）．
B：治療前の造影CT動脈相では，同部に濃染が認められており（→），原発性肝細胞癌が疑われる．
Bの病変に対し肝動脈化学塞栓療法が行われていることから，Aの石灰化様陰影はリピオドール集積であることがわかる．

表　石灰化を伴う肝腫瘍の鑑別診断まとめ

	転移性肝腫瘍	感染症	治療後変化	肝偽脂肪腫
鑑別に有用な画像所見	・軟部影内に石灰化が認められる ・しばしば同様の腫瘤が肝内に多発	・結核：石灰化は治癒過程で認められる ・日本住血吸虫症：網目状石灰化が特徴的	・以前の画像（治療前）との比較	・肝ドーム下に認められることが多く，時間経過とともに石灰化などの変性が強くなる
石灰化以外の特徴的画像所見	・原発巣の同定（特に大腸や卵巣）	・結核：肺など他臓器所見の確認 ・エキノコックス症：小囊胞と造影されない壊死部分からなる肝腫瘤 ・日本住血吸虫症：S状結腸や直腸粘膜下にも石灰化を生じることがある	・以前の画像（治療前）との比較	・内部に脂肪成分が認められる
鑑別に有用な疫学・臨床所見	・悪性疾患の既往や臨床所見（腫瘍マーカーなど）の確認	・感染を疑わせる臨床所見	・治療歴の確認	―

●●● 参考文献

1) Stoupis C, et al: The Rocky liver: radiologic-pathologic correlation of calcified hepatic masses. RadioGraphics 18: 675-685; quiz 726, 1998.
2) Mamone G, et al: Imaging of calcified hepatic lesions: spectrum of diseases. Abdom Radiol (NY) 46: 2540-2555, 2021.
3) Hale HL, et al: CT of calcified liver metastases in colorectal carcinoma. Clin Radiol 53: 735-741, 1998.
4) Brunetti E, et al: Expert consensus for the diagnosis and treatment of cystic and alveolar echinococcosis in humans. Acta Trop 114: 1-16, 2010.
5) Bresson-Hadni S, et al: Imaging aspects and non-surgical interventional treatment in human alveolar echinococcosis. Parasitol Int 55: S267-S272, 2006.
6) Monzawa S, et al: *Schistosomiasis japonica* of the liver: contrast-enhanced CT findings in 113 patients. AJR 161: 323-327, 1993.
7) Karhunen PJ: Hepatic pseudolipoma. J Clin Pathol 38: 877-879, 1985.
8) Sasaki M, et al: Pseudolipoma of Glisson's capsule. Report of six cases and review of the literature. J Clin Gastroenterol 19: 75-78, 1994.

1章 肝臓

3) 限局性異常（肝腫瘤）

❽ 肝嚢胞性病変

小坂一斗

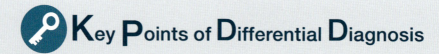

肝嚢胞性病変をみたらどう考えるか？
- 単純性肝嚢胞としてよいか（辺縁平滑，単房性嚢胞で壁が均一で薄い）を考える．
- 単純性肝嚢胞の非典型的画像所見を理解する．
- 腫瘍性嚢胞の特徴を理解する．

■ 肝嚢胞性病変の解説 ■

　最も多い肝嚢胞性病変は肝嚢胞であり，非腫瘍性嚢胞である．**通常は単房性嚢胞だが，しばしば隔壁を有する多房性の形態を示すことがある．嚢胞壁は通常は薄く均一**だが，炎症などの変性が加わると壁の厚さが不均一になったり，形状が変形したりする．また，**嚢胞内容は漿液性であり，脳脊髄液と同等のCT吸収値，MRI信号を示す**が，しばしば血性や蛋白濃度の高い液体のこともあり，CTでは通常より高吸収，MRIではT1強調像で信号が軽～中等度高信号，T2強調像で軽～中等度低信号を示す．通常は無症状だが，巨大嚢胞では臓器を圧排し，腹部違和感を生じたり，二次性のBudd-Chiari症候群を呈することがあり，治療介入が必要となる場合がある．本項では，典型的な肝嚢胞を単純性肝嚢胞と呼ぶ．

■ 単純性肝嚢胞としては非典型的な画像所見とその鑑別 ■

　単純性肝嚢胞としては非典型的な画像所見を **表1** にまとめる．

1) **小型で多発**：ほとんどが多発性肝嚢胞であるが，特に個々の嚢胞が1cm未満で，肝表に多い場合，超音波検査でcomet tail signを示す場合，胆管微小過誤腫症を疑う（**図1**）．胆管微小過誤腫症は胎生期の胆管形成異常症の一種と考えられている．病的意義はない．

2) **嚢胞内容が漿液性ではない**：通常，単純性肝嚢胞はCTでは水と等吸収を示すが，しばしば水より高吸収の嚢胞を認める．複雑嚢胞が圧倒的に多いが，肝粘液性嚢胞性腫瘍（mucinous cystic neoplasm of the liver；MCN-L）も嚢胞内容が高吸収を示すことがある．一方，cystic IPNB（intraductal papillary neoplasm of bile duct）の嚢胞内容は粘液であるが，経験上，高吸収を示すものの頻度は少ない．肝S4腹側にある場合，真性嚢胞のひとつである線毛性前腸性肝嚢胞を疑う（**図2**）．

3) **胆管拡張を伴う**：嚢胞に随伴する胆管拡張のほとんどは嚢胞による胆管の圧排であり，単純性肝嚢胞である（**図3**）．しかしながら，嚢胞性肝腫瘍のひとつであるIPNBは，胆管と交

表1　単純性肝嚢胞としては非典型的な画像所見とその鑑別

非典型画像所見	鑑別疾患
小型で多発	●多発性肝嚢胞　●胆管微小過誤腫症（von Meyenburg complex）
嚢胞の集簇	●多包虫症　●lymphangioma　●multicystic biliary hamartoma （いずれもきわめて稀）
巨大	●なし．ただし有症状例ではインターベンションが必要となる場合がある
嚢胞内容が漿液性ではない	●出血性嚢胞　●感染性嚢胞　●肝S4腹側であれば線毛性前腸性肝嚢胞
嚢胞壁の石灰化	●肝嚢胞（変性を伴うもの），多包虫症，腫瘍性肝嚢胞（MCN-L，cystic IPNB）
胆管拡張を伴う	●cystic IPNB
充実部を伴う	●造影効果がある場合，腫瘍性肝嚢胞（MCN-L，cystic IPNB） ●その他，複雑性嚢胞も血管腫様変性を伴うことがあり鑑別となる
隔壁	●頻度的には単純性肝嚢胞 ●壁肥厚（夏ミカン状）であれば，MCN-Lを考慮
central dot sign	●先天性多発肝内胆管拡張症（Caroli病）

通を有することが特徴であり，しばしば末梢胆管の拡張を伴うため，鑑別が必要である．IPNB（特にcystic type）を疑う場合は乳頭状の壁在結節の有無を確認し，それが血管腫様の造影パターンではない場合，cystic IPNBを疑う．血管腫様パターンを示した場合は，変性を伴う肝嚢胞を疑う（p.63-69「1章-❾血管の貫通する肝腫瘤」参照）．

4）**充実部を伴う**：嚢胞壁に充実部を疑う場合，腫瘍性肝嚢胞を疑うが，実際には変性を伴う肝嚢胞である場合が多い．特に充実部の造影パターンを確認し，それが血管腫と同様に早期に綿花状に濃染し，緩徐に濃染が広がり持続した場合，肝嚢胞の変性（血管腫様変性を伴う肝嚢胞）を疑う（図4）．それ以外のパターンでは，MCN-L，cystic IPNB，あるいは嚢胞腺腫（癌）を疑う．

5）**隔壁**：嚢胞に隔壁を認めた場合，嚢胞内の隔壁なのか，嚢胞が集簇した結果として隔壁様にみえているのか（図5）を鑑別する必要がある．後者の場合は単純性肝嚢胞であることが多いが，隔壁の濃染が強い場合はきわめて稀ではあるが，多房性胆管過誤腫やリンパ管腫などが鑑別に挙がる．嚢胞内の隔壁で女性例である場合は，MCN-Lが鑑別の上位となる．特に，嚢胞内の嚢胞形成（cyst-in-cyst appearance）はMCN-Lの特異度が高い所見である．

症例1　50代，男性　慢性B型肝炎定期検査にてMRI検査を施行．

MRI T2強調像

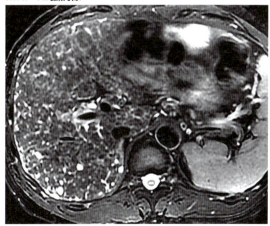

図1　胆管微小過誤腫症
肝内に微小嚢胞が多発している．主に被膜下に多い．

1章 肝臓

症例2 60代，女性　内視鏡検査で胃粘膜下腫瘍が疑われ，腹部CT検査を施行．

A 単純CT

B 造影CT（門脈相）

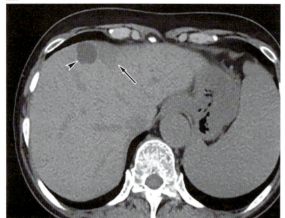
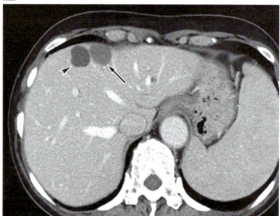

C MRI T2強調像

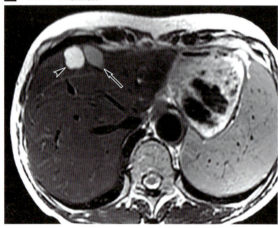

図2 ▶ 線毛性前腸性肝嚢胞

A：肝S4腹側に2つの嚢胞性病変を認める．外側の嚢胞（►）は脳脊髄液と等吸収であり，単純性肝嚢胞の所見であるが，内側の嚢胞（→）はやや高吸収である．
B：造影剤投与後，どちらの腫瘤も造影効果は認められない（►，→）．
C：外側の嚢胞は高信号（►），内側の嚢胞は淡い低信号（→）を示している．これにより，線毛性前腸性肝嚢胞と診断した．

症例3 80代，男性　急性胆嚢炎を契機にMRI検査を施行．

MRI T2強調像

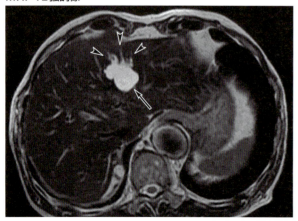

図3 ▶ 単純性肝嚢胞

肝S3/4に嚢胞性病変を認める（→）．末梢胆管の拡張を伴う（►）が，嚢胞との交通は証明されていない．

症例4　60代，男性　壁在結節を有する巨大囊胞性腫瘤．

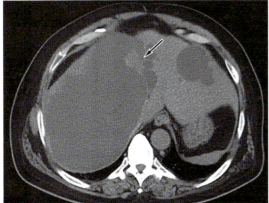

A 単純CT

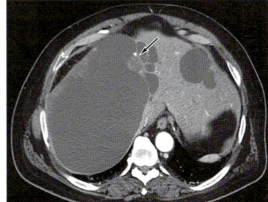

B 造影CT（動脈相）

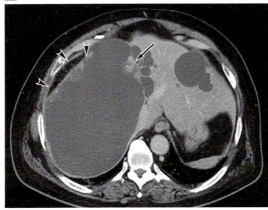

C 造影CT（門脈相）

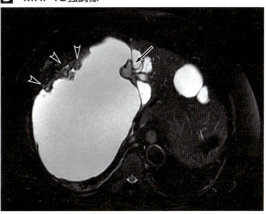

D MRI T2強調像

図4　血管腫様変性を伴う肝囊胞
A～D：壁在結節は血管腫様の漸増性造影効果を認める（→）．T2強調像（D）では同部位は低信号帯を有する高信号を示す．その他の部位にも，同様の所見を呈する壁在結節が散見される（C, D；▻）．

症例5　80代，男性　腹部大動脈瘤精査のため，CT検査を施行．

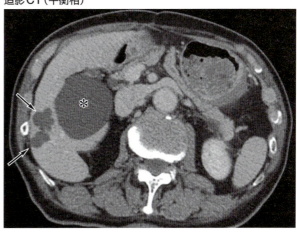

造影CT（平衡相）

図5　囊胞が集簇した単純性肝囊胞
肝S5に単房性囊胞（＊）を認め，肝S5/6には多囊胞性囊胞（→）を認める．いずれも単純性肝囊胞である．

1章 肝臓

■■■ 特異的な状況下で肝嚢胞と鑑別を要する疾患 ■■■

特異的な状況下で肝嚢胞と鑑別を要する疾患を **表2** にまとめる.

1) **発熱や腹痛**：既知の肝嚢胞の周囲が単純CTで不明瞭な低吸収を示し，造影で嚢胞壁の造影効果を認める場合，感染性肝嚢胞を疑う（**図6**）．その他，biloma（感染性肝嚢胞，後述）や肝膿瘍，エキノコックス（わが国では，北海道のキタキツネが主な感染源で旅行歴の情報が重要）なども鑑別である.

2) **肝S4腹側に位置**：肝S4腹側に嚢胞内容が高吸収を示す嚢胞を認めた場合，線毛性前腸性肝嚢胞を疑う（**図2** 参照）．処置は不要である.

3) **免疫不全患者**：免疫不全患者で熱発を示し，肝内に微小嚢胞が多発してみえる場合，微小肝膿瘍（真菌感染・カンジダ）を疑う（**図7**）.

4) **門脈周囲に集簇する微小嚢胞**：胆管付属線の貯留嚢胞（胆管周囲嚢胞，peribiliary cyst）を疑う．特に，アルコール性肝疾患患者の門脈左枝水平部～臍部によくみられる（**図8**）.

5) **外傷後，肝術後，肝動注療法後，TACE後**：胆管損傷による胆汁漏をbilomaと呼ぶ（**図9**）．肝に損傷が及んだり，胆管を栄養する末梢肝動脈への治療によって生じることがある．特に，肝動注療法による胆管壊死が生じた場合，bilomaがびまん性となり，難治性になることがある.

6) **乏血性腫瘍が嚢胞様にみえる**：肉腫様肝癌や低分化肝癌（肝細胞癌・肝内胆管癌）では造影CTでほとんど造影されずに一見膿瘍にみえることがある．急に出現した病変である場合には，超音波や腹部MRI検査にて，充実性腫瘍でないことを慎重に確認する必要がある（**図10**）.

7) **充実性腫瘍内の嚢胞**：嚢胞変性を来しやすい転移性肝癌を熟知しておく必要がある．消化管間質腫瘍（gastrointestinal stromal tumor；GIST）やメラノーマ，扁平上皮癌や乳癌の転移が嚢胞変性しやすい．膵管内乳頭粘液性腫瘍（intraductal papillary mucinous neoplasm；IPMN）や卵巣癌の肝転移は嚢胞性の転移を示すことがある．また，肝海綿状血管腫内にはcleftと呼ばれる硝子変性，嚢胞変性を認めることがある.

■■■ 稀な肝嚢胞性腫瘍 ■■■

稀な肝嚢胞性腫瘍を **表3** にまとめる.

1) **間葉性過誤腫**：大部分は3歳未満にみられ，小児の原発性肝腫瘍の約7％を占める．良性腫瘍と考えられているが，未分化胎児性肉腫の発生母地となる可能性が示唆されている．大小の嚢

表2 特異的な状況下で肝嚢胞との鑑別を要する疾患

特異的な状況	鑑別診断
発熱や腹痛	●感染性肝嚢胞　●肝膿瘍　●biloma　●エキノコックス
肝S4腹側に位置	●線毛性前腸性肝嚢胞
免疫不全患者	●微小肝膿瘍（真菌感染・カンジダ）
門脈周囲に集簇する微小嚢胞	●胆管周囲嚢胞（特にアルコール多飲者）
外傷後，肝術後，肝動注療法後，TACE後	●biloma
併存する悪性疾患	●転移性肝癌：cystic metastasis（IPMN，卵巣癌）　●嚢胞変性（NET，GIST）
乏血性腫瘍が嚢胞様にみえる	●肉腫様肝癌
充実性腫瘍内の嚢胞	●肝海綿状血管腫内の嚢胞変性　●転移性肝癌の嚢胞変性
急性膵炎あるいはその既往	●膵仮性嚢胞

58

胞を有する線維性腫瘍であり，それらの割合によって画像所見は多彩である．

2) **未分化胎児性肉腫**：間葉系由来の高悪性度腫瘍で，稀な腫瘍であるが，小児肝原発悪性腫瘍の中では3番目に多い．好発年齢は6〜10歳で性差はないが，成人発症の報告も少なくない．充実性腫瘍であるが，成長が早く，内部に豊富な粘液間質や出血壊死による囊胞変性を伴う．

3) **肝リンパ管腫**：リンパ管の囊状拡張をしたもので，多房性囊胞を示すことが多い．出血を伴うこともある．

4) **囊胞腺癌**：現在は囊胞壁に卵巣様間質を認めることが多く，膵病変のカウンターパートとしてMCN of the liverと呼ばれるようになった．しかし，症例報告によってはしばしば囊胞腺癌の呼称が混ざっており，混乱を生じている．病理組織学的に卵巣様間質がはっきりしない場合に，囊胞腺癌という呼称を用いることがある．

5) **biliary adenofibroma**：腺組織と線維組織の両方からなる良性の腫瘍で，悪性転化することが知られている．画像上は，充実成分を伴う多房性囊胞性腫瘍あるいは蜂巣状囊胞性腫瘍の形態を取ることが多い．

6) **solitary necrotic tumor**：完全壊死組織がコラーゲンや弾性線維を含み炎症細胞浸を伴う厚い硝子化した被膜に取り囲まれたもので，外傷，血管腫の変性，寄生虫などの陳旧性炎症，肝硬変における再生結節壊死（偽小葉壊死）などの結果と考えられているが，原因不明の良性の病態である．

症例6 50代，男性　高血圧，脂質異常症にて他院通院中．発熱を契機に肝腫瘤を指摘．

A 単純CT

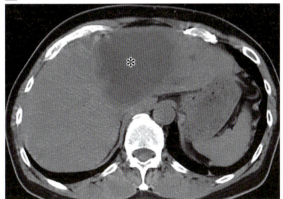

B 造影CT（動脈相）

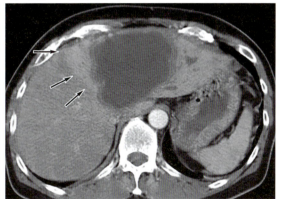

C 造影CT（平衡相）

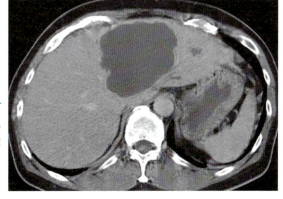

図6　感染性肝囊胞

A〜C：肝外側区に境界不明瞭な囊胞性腫瘤を認める（A；＊）．造影早期では腫瘤周囲にくさび状の早期濃染を認め（B；→），腫瘤辺縁は帯状の造影効果を呈し，中心部には造影効果不良域を認める．
既存する囊胞があったことから，感染性肝囊胞と診断した．肝膿瘍ドレナージおよび抗菌薬にて治療された．

1章 肝臓

症例7 40代，男性　急性骨髄性白血病にて免疫不全状態の患者．熱発を主訴にCT検査を施行．

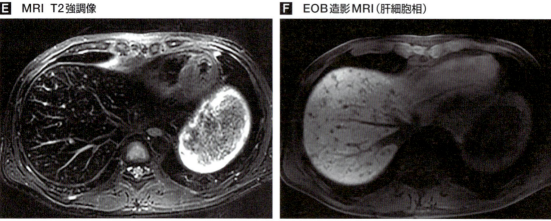

図7 微小肝膿瘍

A〜C：多発低吸収結節を認める（→）．造影で一部はリング状造影効果を認めるが，不明瞭である．
D〜F：多発結節は拡散強調像（D）で高信号，肝細胞相（F）で低信号を示し，明瞭に描出されている．
微小肝膿瘍を疑い抗菌薬にて加療後，病変の消失を確認した．
単純CTで肝実質が軽度高吸収，T2強調像で肝実質が低信号を示しており，ヘモジデローシスの所見である．

症例8　70代，女性　アルコール性肝硬変．

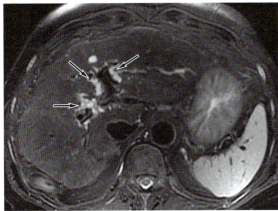

A　MRI T2強調像

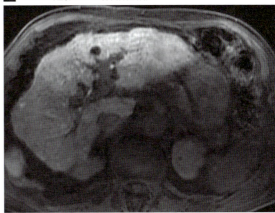

B　EOB造影MRI（肝細胞相）

図8 ▶ peribiliary cyst

A：門脈周囲の多発小囊胞を認める（→）．典型的なperibiliary cystの所見である．
B：肝細胞相で囊胞内にEOBの排泄はみられない．

症例9　70代，男性　アルコール性肝疾患，肝細胞癌術後．

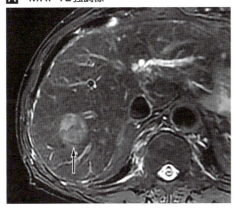

A　MRI T2強調像

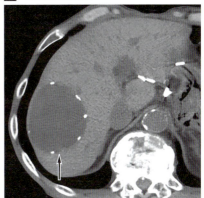

B　術後の単純CT

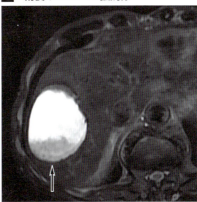

C　術後のMRI T2強調像

図9 ▶ biloma

A：肝S8背側に高信号結節を認める（→）．肝細胞癌にて肝部分切除が施行された．
B：術後CTでは局所に液貯留を認める（→）．
C：囊胞内容は不均一であり，底部には沈積物が疑われる（→）．

1章 肝臓

> **症例10** 60代，女性　発熱，CRP上昇を認め，造影CTを施行．

A 単純CT
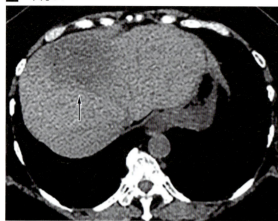

B 造影CT（動脈相）
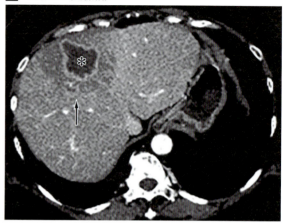

C 造影CT（門脈相）
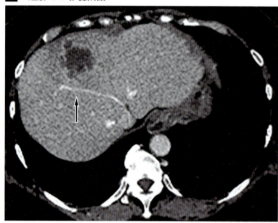

D 腹部超音波検査
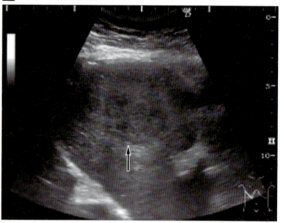

図10 腺扁平上皮癌

A～C：肝S8/4に境界不明瞭な低吸収腫瘤を認め（→），造影では辺縁よりターゲット状の低吸収域～高吸収造影帯～低吸収域（造影効果なし）を示し（**B**；＊），肝膿瘍を疑わす画像所見であった．
D：超音波検査では内部にエコーフリースペースはみられず，生検にて腺扁平上皮癌と診断された．

表3 稀な肝嚢胞性腫瘤を示す疾患とその特徴

間葉性過誤腫	●小児（大部分が3歳未満）
未分化胎児性肉腫	●小児に多い
肝リンパ管腫	●多房性嚢胞
多嚢胞性胆管過誤腫	●蜂巣状
嚢胞腺癌	●卵巣様間質が確認されず，MCN-Lに分類できないもの
biliary adenofibroma	●WHO分類に記載あり（充実成分と嚢胞成分が混在）
solitary necrotic tumor	●臨床的意義に乏しいが，画像上乏血性腫瘍や壊死性腫瘍との鑑別が問題となる
肝子宮内膜症	●生殖年齢期の女性　●多くは肝辺縁に位置

●●● 参考文献

1) 山田　哲・他：肝嚢胞性疾患．肝良性腫瘍および類似病変の病理・画像診断 update．画像診断 35: 158-169, 2015.
2) 伊東克能・他：嚢胞性肝腫瘤の鑑別．山下康行・他（編）；肝胆膵の画像診断 －CT・MRIを中心に－，改訂第2版．学研メディカル秀潤社，p.79-82, 2022.

3) 限局性異常（肝腫瘤）

❾ 血管の貫通する肝腫瘤

小坂一斗

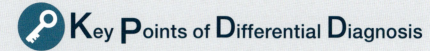

血管の貫通する肝腫瘤をみたらどう考えるか？

- 腫瘍が肝細胞を置換性に増殖するような病態，あるいは類洞に浸潤しながら既存の脈管構造を腫瘍内に取り込むような病態を考える．
- 鑑別として肝原発悪性リンパ腫，胆管細胞癌，細胆管細胞癌が挙がるが，その他にも転移性肝癌（特に類洞浸潤型）が挙がる．
- 肝細胞癌も初期においては類洞を置換するように発育するため，早期肝細胞癌では腫瘍内に既存の脈管が貫通する．

■■■ 肝腫瘤と血管の貫通の解説[1)〜6)] ■■■

　本項における"肝腫瘤性病変内に血管が貫通する"という画像所見は，**既存の脈管構造（門脈や肝静脈）が，腫瘍内を腫瘍による影響を最小限にして，腫瘍内を走行する**ことを指す．すなわち，**肝内に存在する既存脈管構造が，腫瘤性病変によって圧排や破壊されることなく，腫瘍内を横切る/貫通する状態**を指す．通常の肝腫瘤性病変では，肝支持組織（Glisson鞘や肝静脈）を圧排あるいは浸潤しながら増殖することが多い．例えば，肝細胞癌では周囲の脈管構造や肝細胞索，類洞を圧排しながら増殖し，腫瘍と非腫瘍部の境界部には被膜を形成することも多い．

　一方で，腫瘍が周囲肝実質に対して置換性に発育，あるいは浸潤性に発育する場合，腫瘍内に既存脈管構造を取り込むことがある．頻度の最も多い例として，肝細胞癌の前癌〜前浸潤病変である異型結節〜早期肝細胞癌が挙げられ，病理組織学的には一般的に観察される．しかし，このような結節は腫瘍径が小さなものが多く，画像で脈管を取り込む像は明瞭ではないことが多い．肝腫瘤性病変内に血管が貫通する病変として，肝原発悪性リンパ腫が古くから報告されている．また，胆管細胞癌（腫瘤形成性肝内胆管癌），特に細胆管細胞癌も，血管が貫通する場合が多いことが報告されている．分葉状に圧排増殖する肝腫瘍が，門脈を巻き込むように発育する場合もある．血管腫にも脈管貫通を認める場合があるが，稀な所見である．血管の貫通する肝腫瘤（腫瘍性病変）に関して頻度や特徴を 表1 にまとめる．

表1 血管の貫通する肝腫瘤（腫瘍性病変）の頻度や特徴

肝原発悪性リンパ腫	しばしばみられる
胆管細胞癌（腫瘤形成性肝内胆管癌），特に細胆管細胞癌	しばしばみられる
肝細胞癌の初期（異型結節〜早期肝細胞癌）	組織的には一般的だが，画像ではわかりにくい
転移性肝癌	しばしばみられる
肝細胞癌や転移性肝癌	びまん性あるいは浸潤性発育を示す場合

1章 肝臓

■ ■ 血管の貫通する頻度が高い肝腫瘤 ■ ■

❶ 肝原発悪性リンパ腫　primary hepatic malignant lymphoma　||図1▶

　　肝リンパ腫の多くは続発性であり，肝内には比較的小さな結節が多発ないし，びまん性あるいは浸潤性に認められる[2]．肝原発悪性リンパ腫は悪性リンパ腫の1%以下とされ，きわめて稀である．結節型増殖を示すことが多く，比較的大きな腫瘤を呈し，腫瘤内に血管貫通所見を認めることが多い．単純CTで比較的均一な低吸収，造影CT/MRIでは均一な淡い造影効果を示す．MRI拡散強調像では明瞭な高信号，ADC低値を示す．

❷ 胆管細胞癌　cholangiocellular carcinoma（腫瘤形成性肝内胆管癌　||図2▶），特に細胆管細胞癌　cholangiolocellular carcinoma　||図3▶

　　胆管細胞癌は，Glisson鞘内にある胆管上皮から発生し，胆管壁を浸潤・貫通しながら発育する（胆管周囲浸潤型）．さらに進行すると肝細胞に浸潤しながら3次元的に増殖する．それらが癒合することで，巨視的な腫瘤が形成される（腫瘤形成型）[1]．そのため腫瘤の境界は通常，不整形，または分葉状を示す．しばしば胆管内に鋳型状に腫瘍が進展していく増殖パターン（胆管内発育型）もみられるが，ここでは詳述しない．このような癌の進展形式から，胆管細胞癌は腫瘤内に肝内脈管を取り込むことが特徴的である．前述のリンパ腫と異なり，発生母地が胆管であることから，末梢胆管の拡張を伴う頻度が高い．また，細胆管細胞癌は，Glisson鞘における限界板周囲に多くみられる細胆管やHering管を発生母地とする腫瘍であり，近年では小型胆管由来の胆管癌の1亜型と考えられている．この腫瘍は置換性発育を特徴としており，肝内脈管のみならず，肝小葉までもその骨格を残したまま既存肝細胞索を置換するように発育する．通常型の胆管細胞癌とは，肝内脈管の貫通する点では同じであるが，より末梢の細いGlisson鞘あるいは肝静脈が貫通することが多く，また末梢胆管拡張の頻度は少ないことも特徴である．

❸ 肝細胞癌　hepatocellular carcinoma ; HCC　||図4▶

　　肝細胞癌は，特にウイルス性肝炎から発癌するものは，多段階発癌する経路が知られている[5)7]．異型結節（dysplastic nodule）から早期肝細胞癌（early HCC）を介して，古典的肝細胞癌へと進展する．この際に，増殖様式も置換性発育から圧排性発育へと変化し，そして最終的には被膜形成へと進展する．特に，早期肝細胞癌ではGd-EOB-DTPA造影MRI（EOB造影MRI）肝細胞相で周囲肝より低信号となり，診断に有用である．古典的肝細胞癌では腫瘍内の脈管貫通所見は通常みられない．

■ ■ 血管の貫通する肝腫瘤：鑑別すべき非腫瘍性病変 ■ ■

　　肝組織に脂肪や鉄などが異常沈着し，腫瘍に類似する場合がある．そのような病変では病変内に正常の脈管が貫通することが診断の手がかりになることがある．

1）限局性脂肪肝，限局性鉄沈着：しばしばみられる肝腫瘍様病変で，病変内に肝内脈管が貫通するものとして，異所性還流に伴う限局性脂肪肝，限局性非脂肪肝（spared area）が挙げられる（**表2**）．肝における異所性還流とは，肝内に流

表2　血管の貫通する肝腫瘤（鑑別すべき非腫瘍性病変）
• 限局性脂肪肝，限局性鉄沈着
• 限局性非脂肪肝（spared area）
• 過形成性変化，再生結節（肝硬変やNRHに伴うもの）
• 類洞拡張症（SOS）
• 肉芽腫性疾患（サルコイドーシス）

入する肝動脈，門脈以外の血管（third inflowと呼ばれる）で，Sappey's vein，胆囊静脈，pancreatico-pyloro-duodenal vein，aberrant gastric veinなどが挙げられる．このようなthird inflow還流域では，周囲肝とは造影剤の到達速度の差違により，病理組織学的差違が周囲肝とないにもかかわらず，偽病変となることが知られている．また，周囲肝と還流する血液の成分の違い（ホルモンや栄養素）により，限局性脂肪肝（図5），あるいは脂肪肝例では限局性非脂肪肝を呈することも多い．もちろん腫瘍性病変ではないため，正確に診断して不要な検査を避ける必要がある．しばしば限局性鉄沈着を認める場合もある．

2) **過形成性変化，再生結節**：周囲肝と血流状態が限局的に異なる領域では，過形成を生じることがある．過形成病変は，EOB造影MRI肝細胞相で周囲脈管を圧排することで腫瘤状にみえたり，周囲肝より軽度高信号を示す場合があるが，腫瘍性病変と誤認しないよう注意する．病変内部には正常の血管が走行する．

3) **類洞拡張症** sinusoidal obstruction syndrome；SOS：SOSが限局性に生じると，造影CTやMRIで腫瘤状にみえることがある．EOB造影MRI肝細胞相では特徴的な淡い斑状低信号域を呈する．この病変も内部に正常血管が走行する．

4) **肉芽腫性疾患（サルコイドーシス）**：リンパ路に沿って非乾酪性肉芽腫が広がる．腫瘤を呈する例では，腫瘤内に正常血管の走行を認めることがある．

症例1　50代，男性　十二指腸濾胞性リンパ腫にてR-CHOP療法にて寛解中，肝腫瘤を指摘．

A 単純CT

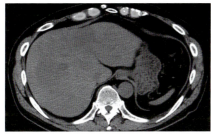

B 造影CT（動脈相）

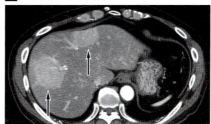

C 造影CT（平衡相）

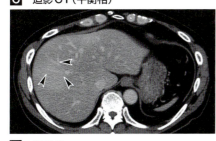

D EOB造影MRI（肝細胞相）

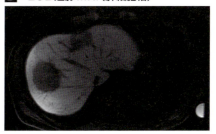

E CTAP

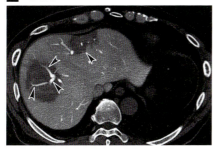

図1　肝原発悪性リンパ腫（T細胞性リンパ腫）

A〜C：肝S8，S3/4にそれぞれ53mm，43mmの淡く均一に濃染される腫瘤を認める（**B**；→）．腫瘤内には門脈，肝静脈の貫通所見を認める（**C**；▶）．
D，E：EOB造影MRI肝細胞相（**D**）では腫瘤内の脈管の同定が容易であるが，CTAPではより明瞭に描出されている（**E**；▶）．
生検にて，T細胞性リンパ腫と診断された．

1章 肝臓

症例2　70代，男性　IMCC（肝内腫瘤形成胆管癌），外科切除例．

A 単純CT　**B** 造影CT（動脈相）　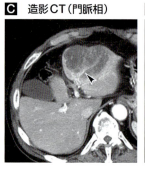　**C** 造影CT（門脈相）　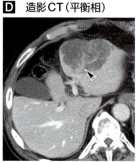　**D** 造影CT（平衡相）

図2　腫瘤形成性肝内胆管癌
A：肝外側区に8cmの境界不明瞭な低吸収腫瘤を認める（→）．
B〜D：腫瘤の造影効果は弱い．腫瘤中心部に走行し，腫瘤内で分岐も明瞭な門脈（P3）を認める（▶）．
外科切除にて，腫瘤形成性肝内胆管癌と診断された．

症例3　70代，男性　C型肝硬変，SVR（sustained virological response）後．

A 単純CT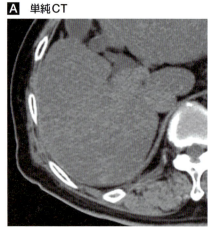

B 造影CT（動脈相）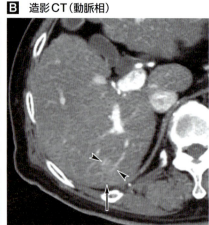

C 造影CT（門脈相）　**D** 造影CT（平衡相）

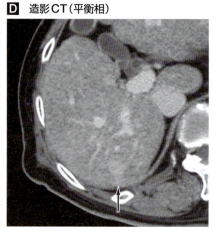

図3　細胆管細胞癌
A〜D：肝S7末梢に13mmの結節を認める．単純CT（A）で結節は，背景肝が脂肪肝を示すため，同定できない．動脈相（B），門脈相（C）で結節は淡く濃染し（→）．内部に貫通するGlisson鞘を確認できる（B；▶）．結節は遅延性濃染を示している（D；→）．
生検にて，小型胆管由来の胆管細胞癌と診断された．

| 症例4 | 70代，女性　C型肝硬変の定期観察にて肝腫瘍を指摘. |

A 単純CT	B〜D 造影CT	E EOB造影MRI（肝細胞相）
	B 動脈相　C 門脈相　D 平衡相	

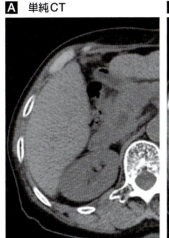 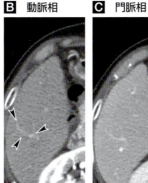 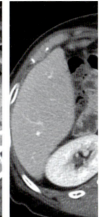 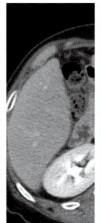 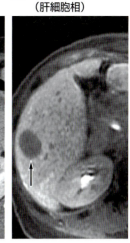

図4 高分化肝細胞癌（HCC）

A〜D：造影CTで肝腫瘍は指摘できない.
E：周囲肝より明瞭な低信号腫瘍を肝S5/6に認めることができる（→）.
外科切除されて高分化肝細胞癌と診断された．後方視的にみると，造影CTでは腫瘍部に一致して正常門脈（B；▶）が貫通していることがわかる．

| 症例5 | 60代，男性　膵頭部癌にて胆管ステント留置状態. |

A 単純CT	B〜D 造影CT
	B 動脈相　C 門脈相

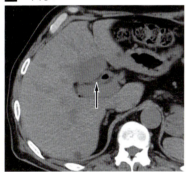 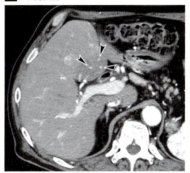 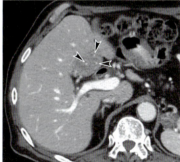

図5 限局性脂肪肝

A：肝S4背側に周囲より相対的低吸収域を認め，腫瘍様である（→）．
B〜D：造影CTでは，一貫して周囲肝より低吸収，内部には既存脈管の走行を認める（▶）．膵頭部癌浸潤により脾静脈，上腸間膜静脈が閉塞したため，発達した胃大網静脈が，本来胃結腸幹を介して門脈に還流するはずなのに，胃結腸幹も浸潤閉塞しているため，発達したpancreatico-pyloro-duodenal vein（PPDV）（third inflowのひとつ）を介して直接肝内門脈に流入していた．異所性還流域の偽腫瘍（限局性脂肪肝）である．
E：PPDVが明瞭である（▶）．

D 平衡相　　　E early iodine（water）MIP像（20mm）

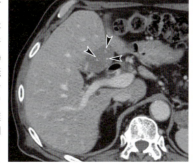 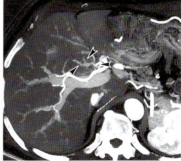

1章 肝臓

> **MEMO ❶血管貫通の解析（血管造影下CT，MRI T2強調像）**
>
> 　血管造影下CTは，造影剤を選択的に投与することで，静注CTやMRIに比べてコントラスト分解能が高く，腫瘍内を貫通する脈管（Glisson鞘や肝静脈などの既存脈管あるいは新生血管）を鮮明に描出できる[7]（図6-A〜C）．
> 　CT during hepatic arteriography（CTHA）では，早期相が動脈の評価に，後期相が静脈の評価に有用である．
> 　CT during arterial portography（CTAP）は門脈や静脈の評価に適している．さらに，空間分解能が高いため，微小脈管構造の同定にも優れている．
> 　MRIのT2強調像では，脈管と肝実質あるいは腫瘍とのコントラストが際立つことがある（図6-D）．流速の速い脈管はflow voidとして黒く描出される．一方，Glisson鞘内には門脈や動脈，胆管，リンパ管，神経，間質などが含まれており，これらが複雑に影響し合うため，信号が多彩である．大型のGlisson鞘では，相対的に太い門脈や動脈がflow voidとして無信号を示し，全体として低信号が主体となる．しかし，区域枝以遠の末梢では，Glisson鞘全体が高信号として描出されることが多い．この現象は，遅い門脈血流速度の影響が大きいと推測されるが，詳細なメカニズムについては十分に研究されていない．
>
> **A** CTAP　　**B** CTHA（早期相）　　**C** CTHA（後期相）
>
>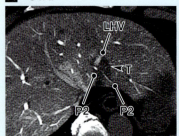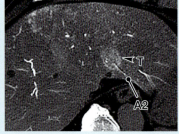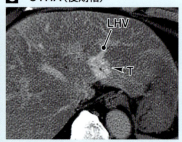
>
> **D** MRI T2強調像（連続断面，頭側→尾側）
>
>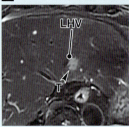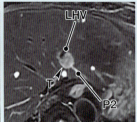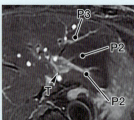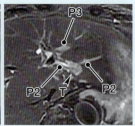
>
> **図6** 細胆管細胞癌
> 70代，男性　C型肝硬変のスクリーニングにて肝腫瘤を指摘．
> LHV：左肝静脈，T：腫瘍（細胆管細胞癌；▶），P2：Couinaud Segment 2を栄養する門脈枝あるいはGlisson鞘，P3：同Couinaud Segment 3を栄養する．

MEMO ❷ 腫瘍内の脈管は既存血管なのか，それとも新生血管なのか？

　腫瘍内に脈管が確認された場合，それが腫瘍によって誘導された新生血管であるのか，既存の血管であるのか，さらに既存の血管が単に腫瘍を貫通しているのか，それとも腫瘍の血流のドレナージ機能を担っているのか（門脈血の流れがない場合）を検討することで，病変の解釈をより深めることができる．新生血管は，腫瘍を取り囲むように不規則に増生する．さらに，腫瘍内の動脈が細かく不規則な枝分かれを示し，伴走する門脈が確認できない場合には，新生血管と考えられる．しかし，小さな腫瘍では，新生血管と既存の血管（Glisson鞘内の脈管や肝静脈）との区別が難しい場合がある．このような場合には，近傍の肝を走行するGlisson鞘内の脈管との比較や連続性を確認することで，さらなる解釈が可能となる．また，CTHA早期相において末梢の脈管が突然太くみえる場合，それは動脈門脈シャントを介して門脈を観察している可能性があり，このような所見が腫瘍内にみられた場合，Glisson鞘が破壊されずに門脈が残存していると解釈できる．

●●● 参考文献

1) Kaneko K, et al: Radiologically identifiable intratumoral portal vein in intrahepatic cholangiomas: a diagnostic pitfall. Abdom Imaging 21: 445-447, 1996.
2) Fukuya T, et al: MRI of primary lymphoma of the liver. J Comput Assist Tomogr 17: 596-598, 1993.
3) Apicella PL, et al: Extension of vessels through hepatic neoplasms: MR and CT findings. Radiology 191: 135, 136, 1994.
4) Lee DK, et al: Neoplasms containing normal hepatic vessels: imaging features. Abdom Imaging 25: 602-606, 2000.
5) 松井 修・他（編）；巨視的病理像と画像．肝の画像診断：画像の成り立ちと病理・病態，第2版．医学書院，p.2-35, 2019.
6) 伊東克能・他：腫瘍内血管貫通の鑑別．山下康行・他（編）；肝胆膵の画像診断 −CT・MRIを中心に−．改訂第2版．学研メディカル秀潤社，p.76-78, 2022.
7) Matsui O, et al: Hepatocelluar nodules in liver cirrhosis: hemodynamic evaluation (angiography-assisted CT) with special reference to multi-step hepatocarcinogenesis. Abdom Imaging 36: 264-272, 2011.

1章 肝臓

3）限局性異常（肝腫瘤）

⑩ 中心瘢痕を有する肝腫瘤

山田 哲

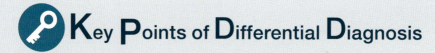

中心瘢痕を有する肝腫瘤をみたらどう考えるか？
- 遅延性濃染の有無を確認し，線維性瘢痕と囊胞変性・壊死との鑑別を行う．
- 中心瘢痕内の脈管構造に着目する．
- 中心瘢痕以外の病変の吸収値／信号強度に着目する．
- 血流動態の変化に着目する．

■■■ 中心瘢痕の解説 ■■■

　肝腫瘤の画像診断において，**中心瘢痕（central scar）という画像所見は，特に限局性結節性過形成（focal nodular hyperplasia；FNH）に関連づけられて使用されることが多い**．FNHの中心瘢痕は豊富な線維性結合組織からなり，星芒状の形態を示すことが特徴的である．画像所見上は細胞外液性造影CT/MRIにて，細胞外液腔の増加を反映した遅延性濃染域として観察され，肝細胞特異性造影剤（ガドキセト酸ナトリウム，Gd-EOB-DTPA），超常磁性酸化鉄（superparamagnetic iron oxide；SPIO）製剤の取り込みは認められない．遅延性濃染の描出は一般的に，造影コントラストに優れる細胞外液性造影MRIの方が，造影CTよりも優れている．**肝細胞性造影効果と細胞外液性造影効果の判別が困難なため，肝細胞特異性造影MRIを用いた遅延性濃染の評価は推奨されない**．FNHは周囲肝実質に近い信号強度を示すため，中心瘢痕はT2強調像で高信号を呈することが多いが，**粘液産生を伴う病変などで病変全体のT2強調像での信号強度が上昇している場合，中心瘢痕部が相対的に低信号域として描出されることがある**．また，厳密には瘢痕とは異なる囊胞変性や壊死なども中心瘢痕様所見を呈することがあり，注意が必要である[1]．

■■■ 中心瘢痕を示す鑑別疾患 ■■■

❶ 限局性結節性過形成　focal nodular hyperplasia；FNH　　図1　図2　参考症例　図3

　FNHは血管形成異常に起因する過形成病変とされており，中心瘢痕を有することが特徴的である．FNHにおける中心瘢痕は星芒状・放射状の形態を示し，線維性結合組織の内部に，多数の異常な筋性血管がみられる．**造影CT/MRIにて動脈性栄養血管が中心瘢痕内を走行し，全体としてspoke-wheel patternと呼ばれる特徴的所見が認められる**．一般に，分葉状の形態を示すことが多く，被膜はなく，静脈性の流出静脈を反映してコロナ濃染は認められない．多血化の所見を除き，造影前後において周囲の肝実質に類似した吸収値／信号強度を呈することが鑑別点となる[2]．

❷ 肝細胞癌　hepatocellular carcinoma；HCC　　図4

HCCのうち，腫瘍細胞索が大量の線維性間質によって取り囲まれた構造をとるものは，硬化型肝細胞癌（scirrhous HCC）と定義されており，HCC全体の約4％を占め，高頻度に中心瘢痕が認められる（約60％）．一方，線維化の少ないHCCにおいても，病変内部の線維性隔壁が中心瘢痕様の所見を呈し，FNHとの鑑別が問題となることがある．**FNHとの鑑別点として，中心瘢痕内のspoke-wheel patternの欠如，被膜およびコロナ濃染の存在などが診断の一助となる**[3)4)]．

❸ 混合型肝癌　combined hepatocellular carcinoma；cHCC　　図5

単一腫瘍内にHCCと肝内胆管癌（intrahepatic cholangiocarcinoma；ICC）へ明瞭に分化した両成分が混ざり合っているものと定義されており，通常のHCCの特徴に加え，ICC成分の腺癌の特徴を反映した線維化・粘液産生が認められ，中心瘢痕を伴うことがある．**FNHおよび通常のHCCとの鑑別点として，ICC成分を反映した乏血性領域，T2強調像での高信号化，中心瘢痕部以外における遅延性濃染の存在などが，診断の一助となる**[5)]．

❹ その他の鑑別

他に中心瘢痕様の画像所見を呈する稀な鑑別疾患として，リンパ濾胞性過形成（reactive lymphoid hyperplasia）[6)]，器質化肝膿瘍（organizing hepatic abscess）[7)]，悪性リンパ腫（malignant lymphoma）[8)]，fibrolamellar hepatocellular carcinoma[9)]などの報告がある．

表　中心瘢痕を示す鑑別診断まとめ

	限局性結節性過形成	肝細胞癌	混合型肝癌
背景肝	●正常肝	●慢性肝炎・肝硬変	●慢性肝炎・肝硬変
T2強調像	●基本的に等信号	●低（高分化型）〜軽度高信号（中・低分化型）	●高信号（ICC成分）
中心瘢痕内の脈管構造	●spoke-wheel pattern	―	―
中心瘢痕外の遅延性濃染	なし	(±)	あり
被膜	なし	あり	(±)
コロナ濃染	なし	あり	(±)
EOB取り込み	あり	(±)	(±)
SPIO取り込み	あり	(±)	(±)

太字は主な鑑別点．

症例1　10代後半，女性　偶発的に肝腫瘤を指摘．

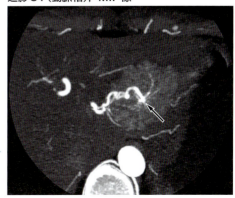

造影CT（動脈相），MIP像

図1　限局性結節性過形成（FNH）
肝左葉外側区に多血性腫瘤がみられ，腫瘤中心部から放射状に走行する栄養血管（spoke-wheel pattern：→）が認められる．

1章 肝臓

> **症例2** 50代，女性　検診にて肝腫瘤を指摘．

A 造影CT（動脈相）
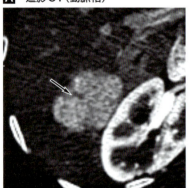

B 造影CT（平衡相）
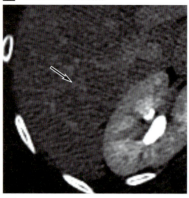

C MRI 脂肪抑制T2強調像
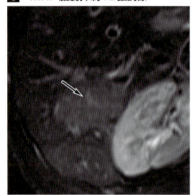

D EOB造影MRI（肝細胞相）
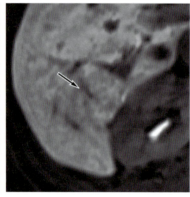

図2 限局性結節性過形成（FNH）

A，B：造影CT動脈相（A）にて，肝S6に境界明瞭な分葉状の多血性結節性病変を認める．平衡相（B）において，病変全体は周囲肝と比較して等吸収化しているが，病変内に動脈相〜平衡相にかけて遅延性濃染を呈する中心瘢痕に相当する構造が認められる（→）．被膜の描出は認められない．
C：中心瘢痕は高信号を呈している（→）．
D：病変に肝細胞特異性造影剤の取り込みがみられるため，中心瘢痕が相対的に低信号域として明瞭化している（→）．

> **参考症例** 30代，女性　検診にて肝腫瘤を指摘．　●common disease非典型例●

A MRI 脂肪抑制T2強調像
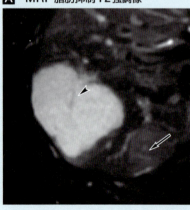

B MRI SPIO造影後脂肪抑制T2強調像
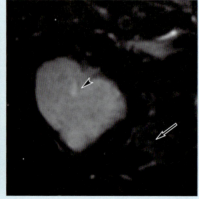

図3 血管腫と限局性結節性過形成（FNH）

A：肝後区域に血管腫に相当する著明な高信号腫瘤（▶）と，FNHに相当する軽度高信号結節（→）を認める．
B：SPIO造影後に，血液プールと細網内皮系細胞への取り込みを反映した信号低下が認められ，FNHの中心瘢痕（→）および血管腫のクレフト（嚢胞変性；▶）が明瞭化している．

●●● 参考文献

1) 小坂一斗・他：中心瘢痕を有する肝腫瘤の鑑別．画像診断 36（増刊号）：s114-s117, 2016.
2) 原留弘樹：画像診断と病理 FNHのCT・MRI画像診断．肝臓クリニカルアップデート 9: 62-74, 2023.
3) 上田和彦・他：特殊な肝細胞癌 硬化型肝癌．消化器画像 5: 475-478, 2003.
4) Yamamoto M, et al: Hepatocellular carcinoma with a central scar and a scalloped tumor margin resembling focal nodular hyperplasia in macroscopic appearance. J Surg Oncol 94: 587-591, 2006.

症例3 80代，男性　C型慢性肝炎にて経過観察中．

A MRI 脂肪抑制T2強調像　　**B** 細胞外液性造影MRI（動脈相）　　**C** 細胞外液性造影MRI（平衡相）

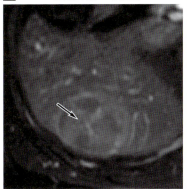
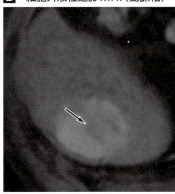
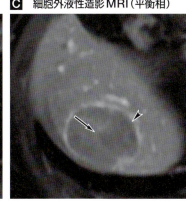

図4　肝細胞癌（HCC）

A：肝S6に境界明瞭な周囲肝と比較して，等〜低信号を呈する多血性結節性病変を認める（→）．
B，C：平衡相（C）において病変全体は周囲肝と比較して低信号化しているが，病変内に動脈相（B）〜平衡相（C）にかけて遅延性濃染を呈する中心瘢痕様の構造が認められる（→）．明瞭な被膜の描出が認められる（C；▶）．
肝部分切除が施行され，病理組織学的に肝細胞癌と診断された．

症例4 30代，男性　B型慢性肝炎にて経過観察中．

A MRI 脂肪抑制T2強調像　　**B** 細胞外液性造影MRI（動脈相）　　**C** 細胞外液性造影MRI（平衡相）

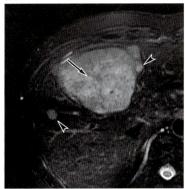
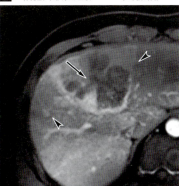
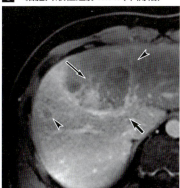

図5　混合型肝癌（cHCC）

A〜C：脂肪抑制T2強調像（A）にて，肝S4に境界明瞭な周囲肝と比較して，高信号を呈する多血性と乏血性領域が混在する結節性病変を認める．平衡相（C）において，病変全体は周囲肝と比較して低信号を呈しているが，乏血性領域に漸増性濃染が認められ，中心瘢痕様の構造を呈している（→）．被膜の描出が認められる（C；▶）．病変周囲に，肝内転移を疑う娘結節が認められる（▶）．
肝移植術が施行され，病理組織学的に混合型肝癌と診断された．

5）山田　哲：混合型肝癌，肝未分化癌，肝神経内分泌腫瘍．画像診断 41: 309-316, 2021.
6）Nagano K, et al: Reactive lymphoid hyperplasia of liver coexisting with chronic thyroiditis: radiographical characteristics of the disorder. J Gastroenterol Hepatol 14: 163-167, 1999.
7）Kim YK, et al: Solid organizing hepatic abscesses mimic hepatic tumor: Multiphasic computed tomography and magnetic resonance imaging findings with histopathologic correlation. J Comput Assist Tomogr 30: 189-196, 2006.
8）Dhamija E, et al: Primary hepatic diffuse large B-cell lymphoma: unusual presentation and imaging features. Curr Probl Diagn Radiol 44: 290-293, 2015.
9）Rudolphi-Solero T, et al: Differential diagnosis of hepatic mass with central scar: focal nodular hyperplasia mimicking fibrolamellar hepatocellular carcinoma. Diagnostics (Basel) 12: 44, 2021.

1章 肝臓

3）限局性異常（肝腫瘤）

⓫ 門脈内や肝静脈内に腫瘍栓を来す肝腫瘍

岡本大佑

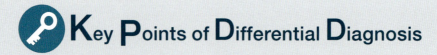

門脈内や肝静脈内に腫瘍栓を来す肝腫瘍をみたらどう考えるか？
- 腫瘍栓はmass effectを有し，造影されることで，血栓と区別できる．
- 門脈および肝静脈腫瘍栓の原因は肝細胞癌が最多で，転移や肝内胆管癌，混合型肝癌でも認められることがある．

■■■ 門脈内や肝静脈内に腫瘍栓を来す肝腫瘍の解説 ■■■

　腫瘍栓とは，腫瘍が脈管内へ伸び出して浸潤している状態のことである．腫瘍栓を来す腫瘍の鑑別は多岐にわたるが，門脈腫瘍栓は肝細胞癌で特に多い．肝細胞癌の主な排血路が門脈であるためと考えられる．腫瘍栓の有無および進展範囲は予後と関連しており，治療法選択の基準となるため，臨床的に重要である．

　腫瘍栓の画像所見は，主腫瘍の画像所見を反映する．腫瘍栓はmass effectを有するため，門脈や肝静脈を拡張させる．また，通常腫瘍栓は造影増強効果を有し，造影されない血栓と区別可能である．門脈相や静脈相で，造影剤の流入した門脈や静脈の中で，腫瘍栓の進展範囲は，造影剤の流入した門脈や静脈内の欠損域として明瞭に描出される．MRIでは，門脈は血流が速くT2強調像で信号欠損を呈するが，腫瘍栓で血流が低下すると中等度～高信号を呈する．拡散強調像では高信号を呈することが多い．一般に，造影MRIでの増強効果は造影CTより明瞭である．門脈腫瘍栓に付随する肝実質の画像所見の変化として，周囲肝実質の早期濃染，門脈相での増強不良，T2強調像での軽度高信号，肝細胞相でのEOBの軽度取り込み低下がみられることが多く，これらの所見を併せて評価することで，腫瘍栓の検出率が高まる[1]．

■■■ 門脈内や肝静脈内に腫瘍栓を来す肝腫瘍の鑑別疾患 ■■■

❶ 肝細胞癌　hepatocellular carcinoma ; HCC　▶図1

　肝細胞癌は，前述のとおり門脈腫瘍栓を伴いやすく，2cm以下の肝細胞癌でも病理組織学的には27％で門脈浸潤を伴う．Vp1（門脈三次分枝まで侵襲），Vp2（門脈二次分枝まで侵襲）では肝切除の適応となる．Vp3（門脈一次分枝まで侵襲）でも肝機能が保たれ，肉眼的に切除可能であれば，肝切除も考慮される．Vp4（門脈本幹まで侵襲）では予後不良で，一般には肝切除の適応とならない．また，画像上明らかな腫瘍栓を伴う肝細胞癌患者への生体肝移植は保険適用となっていない．

肝細胞癌の腫瘍栓は，単純CTで軽度低～軽度高吸収，造影CTの動脈相にて増強されることが多い．MRIのT1強調像で軽度低信号，T2強調像で軽度高信号，拡散強調像で高信号を呈し，ADC値は分化度が高分化から低分化に進むほど低下する．脂肪を含有する場合は肝細胞癌の可能性が高い．血管造影では，動脈相で門脈の走行に一致する腫瘍栓の増強と，周囲に発達する多数の細い栄養動脈が描出され，thread and streaks signとして知られる．FDG-PETでは，高分化型肝細胞癌でglucose transporter 1（GLUT1）の低発現とglucose-6-phosphatase（G6Pase）の高発現のためにFDGの異常集積を呈しにくいが，分化度が低下するに従い，GLUT1の高発現とG6Paseの低発現によりFDGの異常集積を呈する傾向がある[2]．

❷ α-fetoprotein（AFP）産生胃癌の肝転移　▐▐▐図2▶

AFP産生胃癌は発見時に多発肝転移を有することが多く，AFP高値を呈するために肝細胞癌と間違われやすい．胃の局在病変の有無を注意深く読影する必要がある．肝転移の腫瘍栓は多くが乏血性とされる．

❸ 肝内胆管癌　intrahepatic cholangiocarcinoma ; iCCA　▐▐▐図3▶ /
混合型肝癌　combined hepatocellular cholangiocarcinoma ; cHCC-CCA

肝細胞癌と比較して，術前画像診断で肝内胆管癌の門脈浸潤を指摘できる頻度は高くないが，病理組織学的には52％で門脈浸潤を伴うとされ，肝内転移の主要な経路と考えられる．また，混合型肝癌も門脈浸潤を伴いうる．混合型肝癌が門脈腫瘍栓を伴う頻度は，肝内胆管癌と同程度とされる．

❹ その他の鑑別

1）その他の肝転移　参考症例　▐▐▐図4▶

原発巣として大腸癌，膵癌（膵管癌，腺房細胞癌など）（▐▐▐図4▶），腎細胞癌，肺癌，乳癌，甲状腺癌，神経内分泌腫瘍など多数の報告がある．腫瘍栓の画像所見は主腫瘍に類似する．肝転移は一般に糖代謝が亢進しており，FDG-PETでは腫瘍栓も異常集積を呈する．

2）血栓　参考症例　▐▐▐図5▶

増強効果を認めず，造影欠損として描出される（▐▐▐図5▶）．MRIのT2強調像が有用で，急性血栓は高信号を呈し，mass effectのない分岐状形態を示し，拡張した肝内胆管に似る．T1強調像では，急性血栓は高信号を呈し，経時的に信号強度が低下する．原因は肝硬変，凝固能亢進状態（Trousseau症候群），炎症（膵炎，胆管炎など），Budd-Chiari症候群など多岐にわたる[3]．

表　門脈内や肝静脈内に腫瘍栓を来す肝腫瘍の鑑別診断まとめ

鑑別疾患	肝細胞癌	AFP産生胃癌	肝内胆管癌，混合型肝癌，その他の転移	血栓
造影効果	早期濃染，washout	乏血性のことが多い	主腫瘍と同様	なし
mass effect	あり	あり	あり	なし
その他	AFP・PIVKA-Ⅱ高値，脂肪，背景肝疾患	AFP高値，胃癌	原発巣の存在/既往	―

1章 肝臓

症例1 50代，男性　発熱，右季肋部痛．HBsAg（＋），HCV（−），AFP 30.3ng/mL，AFP-L3分画72.1％，PIVKA-Ⅱ 3411mAU/mL．

A 造影CT冠状断像（動脈相）

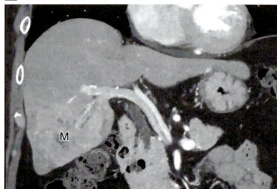

B 造影CT冠状断像（門脈相）

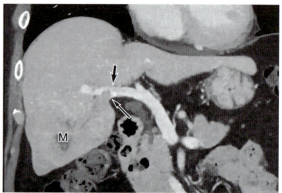

C MRI 脂肪抑制T2強調像

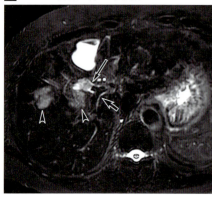

D MRI 拡散強調像（b＝1000s/mm^2）

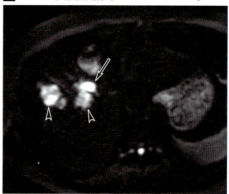

図1 中分化型肝細胞癌（HCC）
A：動脈相で強く造影される腫瘤（M）を認める．門脈も同程度に造影され，腫瘍栓の評価は難しい．
B：門脈相で腫瘍濃染はwashoutされ，強く造影された門脈（➡）の中の造影低下域（→）として明瞭に認識できる．
C：腫瘤（▻）および門脈腫瘍栓（→）は軽度高信号を呈する．対照的に，血流のある門脈（➡）は信号欠損を呈する．
D：腫瘤（▻）および門脈腫瘍栓（→）が高信号を呈する．
術前化学療法後に根治的肝切除術（前区域＋肝S6部分切除）が施行された．

症例2 70代，男性　全身倦怠感．AFP 602.2ng/mL．

A 造影CT（動脈相）

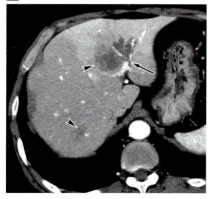

B 造影CT（動脈相）

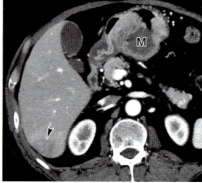

図2 AFP産生胃癌の肝転移

A，B：胃前庭部後壁に潰瘍を伴う壁肥厚を認め，進行胃癌の所見である（B；M）．肝両葉に軽度増強される低吸収腫瘤（▻）を認め，門脈臍部（A；→）に連続しており，門脈腫瘍栓を伴う多発肝転移と考えられる．
化学療法が施行されたがprogressive disease（PD）判定となり，胃腫瘍からの出血のために永眠された．

症例3 50代，男性　主訴なし．アルコール性肝硬変．下咽頭癌治療後の経過観察のCTで肝腫瘤を指摘．

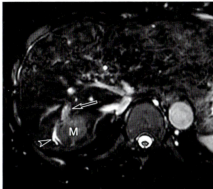

Ａ　MRI 脂肪抑制T2強調像

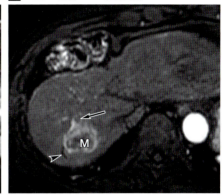

Ｂ　EOB造影MRI（動脈相）

図3 ▶ 高～中分化型肝内胆管癌（iHCC）

A, B：肝S7/8に4cm大の腫瘤（M）を認め，T2強調像（Ａ）で軽度高信号を呈し，造影（Ｂ）にてリング状に増強される．末梢の肝内胆管（▶）が拡張している．腫瘤と連続してP8（門脈右前上区域枝）（Ａ；→）にT2強調像での軽度高信号域を認める．拡散強調像で高信号，脂肪抑制T1強調像で低信号を呈し（非提示），造影にて軽度増強され（Ｂ；→），腫瘍栓と考えられる．化学療法が施行されたがPD判定となり，best supportive care（BSC）となった．

参考症例 60代，男性　体重減少，食欲低下，左背部違和感．エラスターゼ1 741 ng/dL（＜300），DUPAN-2 298U/mL（＜150）．（　）は基準値．

造影CT（早期相）

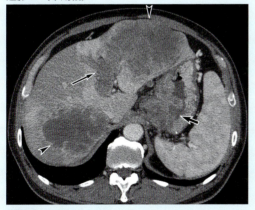

図4 ▶ 膵癌

門脈腫瘍栓（→），多発肝転移（▶），胃浸潤（➡）を認める．胃浸潤からの出血により永眠された．

参考症例 30代，女性　胃GIST（消化管間質腫瘍）術後の経過観察．

造影CT（動脈相）

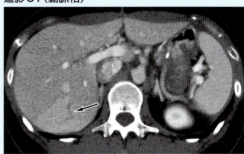

図5 ▶ 門脈血栓

P7（門脈右後上区域枝）に鋳型状の造影不良域を認め，mass effectは認められない（→）．周囲肝実質に軽度の早期濃染を認める．門脈血栓とそれに伴う動脈肝の状態である．経過で消失した．

●●● 参考文献

1) Kim J, et al: Refining MRI-based criteria for portal vein invasion in hepatocellular carcinoma: improving sensitivity beyond portal vein tumor thrombosis. Abdom Radiol（NY）49: 437-446, 2024.
2) Yoneda N, et al: Current status of imaging biomarkers predicting the biological nature of hepatocellular carcinoma. Jpn J Radiol 37: 191-208, 2019.
3) Lee CH: Portal vein thrombosis on unenhanced MRI: a case series. BJR Case Rep 9: 20220059, 2022.

1章 肝臓

3）限局性異常（肝腫瘍）

⑫ washoutを示す多血性肝腫瘍

米田憲秀，松井 修，小林 聡

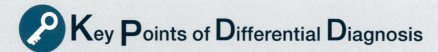

washoutを示す多血性肝腫瘍をみたらどう考えるか？

- nonperipheral washoutは，肝細胞癌の重要な特徴的所見のひとつである．
- nonperipheral washoutは，肝細胞癌に比して頻度は低いが，多血性転移性肝癌，混合型肝癌などの悪性腫瘍，肝細胞腺腫，血管筋脂肪腫などの良性腫瘍でも認められうる．特に，肝細胞癌ハイリスク患者以外で認めた場合には，これら疾患も考慮することが重要である．
- peripheral washoutは肝細胞癌を除外する所見ではないが，肝内胆管癌や転移性肝癌，混合型肝癌などnon-HCC malignancyを支持する所見である．

■ washoutを示す多血性肝腫瘍の解説 ■■■

　washoutは，Liver Imaging Reporting and Data System（LI-RADS®）においては以下のように定義されている．肝組織と比較して低吸収/信号となるような，早期相～平衡相にかけての造影効果の減弱で，CT/MRIでは高吸収/信号部が低吸収/信号に変化，あるいは，等吸収/信号部が低吸収/信号に変化するものである．ここで，Gd-EOB-DTPA造影MRI（EOB造影MRI）でwashoutの評価を行う場合，移行相（細胞外液性造影剤における平衡相に相当する時相）では周囲肝への取り込みの影響があるので，門脈相で評価する必要があり，注意を要する▶MEMO．また，washoutは造影効果がある病変に認められ，病変全体のこともあれば，病変の一部のみにみられることもある．LI-RADSでは，washoutは形態によりnonperipheral washoutとperipheral washoutに分類され，nonperipheral washoutは肝細胞癌のmajor featureのひとつであり，peripheral washoutは肝内胆管癌を代表とするnon-HCC malignancyを支持する所見のひとつである．

　washoutの機序は不明確な部分が多いが，腫瘍内血流の早期の還流，腫瘍の門脈供血の低下，腫瘍の細胞過多による細胞外空間の減少，背景肝の濃染などの複数の要因が寄与すると考えられている．腫瘍からの早いドレナージとしては，周辺微小門脈・類洞還流型（肝細胞癌，多血性転移性肝癌，混合型肝癌，肝細胞腺腫など）と，肝静脈直接還流型（代表的には血管筋脂肪腫，限局性結節性過形成）の2種類が存在する．周辺微小門脈・類洞還流型は還流速度が速く，かつ周辺肝のいわゆるコロナ濃染で周囲コントラストがつくため，washoutが高頻度かつ明瞭にみられると考えられている．コロナ濃染は肝動脈造影下CT（CT during hepatic arteriography；CTHA）では明瞭に描出されるが，造影CT/MRIの後期動脈相～平衡相で淡く描出されることが多く，注意深い読影が必要である．また，肝細胞癌で観察される平衡相の被膜濃染とされるも

のは，偽被膜の遅延性濃染と内部の微小門脈枝・周辺肝のコロナ濃染で合成され，washoutを明瞭化していると考えられる（**図1**）．被膜のない肝細胞癌や多血性転移性肝癌でも，後期相でも被膜様濃染がみられることがある（**図3** 参照）．実際は被膜の濃染ではなく，肝細胞癌におけるコロナ濃染と同様の機序での濃染によるものと考えられる．**肝静脈直接還流型は病理組織学的に周辺肝と類洞や微小門脈を共有せず，周辺微小門脈・類洞還流型よりも還流速度が遅いと考えられており，このためにwashoutの頻度は低くなるが，淡く観察される場合がある．**

nonperipheral washoutは肝細胞癌を示唆するきわめて重要な特徴的所見のひとつであるが，以下に示す疾患でも認められうることを認識しておくことが重要である．

nonperipheral washoutを示す多血性肝腫瘍の鑑別疾患

❶ 肝細胞癌　hepatocellular carcinoma ; HCC　**図1** **図2**

HCCでは，発癌の過程で腫瘍内部や周辺の肝静脈の消失に伴い，排血路が肝静脈から周辺肝類洞・門脈細枝へ変化する．前述のように，周辺肝類洞への早いドレナージとコロナ濃染が，hypervascular HCCのwashoutの基本的なメカニズムと考えられている．すなわち，HCCではnonperipheral washoutとコロナ濃染が認められることが特徴的である．CT/MRI LI-RADSでは，nonperipheral washoutがHCCのmajor featureのひとつであり，重要である．HCCでもwashoutを呈さないものは存在し，高分化型のHCCが，中分化型あるいは低分化型に比してwashoutを示さない率が高く，径20mm未満のものではwashoutを示すものが少ないとされる．ただし，多血性小肝細胞癌のCTHAではwashout・コロナ濃染が明瞭にもかかわらず，造影CT/MRIでは明瞭に描出されないことが少なくない．その他，HCCを支持する所見としては，washoutの他，被膜構造，モザイク構造，nodule in nodule，腫瘍内出血や脂肪含有などが画像診断上，重要となる．FDG-PET/CTでは，高～中分化型HCCまでは，はっきりとしたFDG集積を認めない場合が多いのも特徴的所見のひとつで，鑑別に有用である．

❷ 多血性転移性肝癌　hypervascular liver metastases　**図3**

多血性転移性肝癌でもnonperipheral washout所見は認められる．多血性転移性肝癌は，典型的には多血性の原発巣からの転移でみられる．代表的には，神経内分泌腫瘍，腎細胞癌，甲状腺癌，絨毛癌，褐色細胞腫，悪性黒色腫などが挙げられるが，乳癌，消化管間質腫瘍（gastro-intestinal stromal tumor ; GIST），消化管癌からの転移でも多血性となりうる．実際の臨床では，多血性転移性肝癌は通常正常肝から発生すること，原発巣が臨床上明確なことが多いこと，転移は多発が多いことなどより，転移を疑うことができる場合が多いが，単発の場合などは画像診断に迷うことも多い．一般的に，転移ではFDG-PET集積を認めることが多く，HCCとの鑑別診断の一助になる．また，中心部の壊死が多いことも転移の特徴的所見のひとつで，peripheral washoutも転移で認められる．

❸ 混合型肝癌　combined hepatocellular cholangiocarcinoma ; cHCC-CCA　**図4**

cHCC-CCAは原発性肝癌の1～4.7%と稀な腫瘍である．背景にウイルス性肝炎または肝硬変を有する率は，HCC患者と肝内胆管癌（intrahepatic cholangiocarcinoma ; iCCA）患者でみられる割合のおおよそ中間程度といわれている．画像上は，HCCとiCCAの両者の画像特徴を有しうる．HCC類似の造影パターンとiCCA類似の造影パターンを有しうるが，iCCA

類似のものが多いとされる．また，HCCとiCCA両者の特徴的所見を有するパターンも存在し，その場合は，cHCC-CCAをより疑うことが可能となる．ただし，**HCC類似のものでは早期濃染とnonperipheral washout所見も認められ，画像のみでHCCとの鑑別が難しい場合も多い**．delayed enhancement部分の有無や被膜陥凹所見，腫瘍マーカー（AFP，CA19-9，CEAなど）が，鑑別の一助となりうる．稀な腫瘍であり，FDG-PET/CTによる報告は少ないが，FDGは集積し，予後と関連するとの報告がある．

❹ 肝細胞腺腫　hepatocellular adenoma ; HCA　図5

　HCAでもwashoutは認められる．HCAは亜型分類がなされ細分化されているが，基本の3つの亜型，すなわちhepatocyte nuclear factor 1α-inactivated HCA（H-HCA），炎症性（inflammatory HCA；I-HCA），β-catenin activated HCA（b-HCA）の特徴的所見を押さえることが基本であり，重要である．I-HCAは腫瘍内の類洞の拡張を反映して濃染が持続し，nonperipheral washoutは呈しにくい，**H-HCAではnonperipheral washoutを呈すると報告されている**．他の亜型についてはまとまった報告はないが，nonperipheral washoutを有するものも存在する．HCAは慢性肝疾患で生じるものも存在するが，通常は正常肝発生が多いこと，若年者に多いことなどの臨床情報が，HCCとの鑑別に重要である．また，性別では特に女性に多いが，癌化が多いサブタイプであるb-HCAは男性に生じやすく，注意が必要である．また，H-HCAではFDG-PET/CTでFDGが集積することが報告されており，鑑別の一助となる．

❺ 血管筋脂肪腫　angiomyolipoma ; AML　図6

　間葉系の良性腫瘍であるAMLは，通常正常肝に発生する場合が多いが，正常肝においてもHCCは発生し，HCCとの鑑別が重要となる．AMLは中年女性に発生することが多い．結節性硬化症と関連するものも5％程度にみられる．組織学的には，AMLには成熟した脂肪組織，平滑筋や血管がみられ，腫瘍構成成分の多寡により画像所見は多彩となる．腫瘍内の脂肪の量に関しても多様で，大部分が脂肪で構成される場合もあれば，画像上脂肪が検出できないものも存在する．血行動態の特徴としては，多血性で平衡相まで濃染が持続するものが多いが，**頻度は少ないがnonperipheral washout所見を呈するものも存在する**．AMLはFNHとともに肝静脈直接還流型の代表疾患であり，早期静脈還流所見がHCCとの鑑別に有用で重要な所見のひとつとなる．AMLはHCCに比して拡散強調像で等信号を呈する頻度が高いこと，EOB造影MRIではAMLにおいてHCCに比して門脈相のwashout所見の頻度が低いこと，intra-tumoral vesselsの頻度が高いこと，capsuleの頻度が低いことがいわれている．また，脂肪の少ないAMLでは，HCCよりEOB造影MRI肝細胞相でより均一で低信号となることも特徴的所見のひとつである．FDG-PET/CTではFDG集積は正常肝と同等のことが多いが，集積を認める場合もある．

❻ その他のやや稀な鑑別疾患

1）限局性結節性過形成　focal nodular hyperplasia ; FNH　参考症例　図7

　AMLと同様，肝静脈直接還流型の代表疾患であるFNHでも稀にnonperipheral washoutは認められうるが，頻度は少ない．

2）peripheral washout所見を示す鑑別　参考症例　図8

　LI-RADSではLR-Mの特徴的所見のひとつであり，iCCAや転移性肝癌，cHCC-CCA（図8）などのnon-HCC malignancyを支持する所見であるが，非典型的なHCCでもみられる．

症例1　70代，女性　C型慢性肝炎を背景にした肝腫瘍．

図1 中分化型肝細胞癌（HCC）

A：肝S3に38mm大の低吸収腫瘤を認める（→）．

B〜D：動脈相（B）では腫瘍内部は不均一に濃染する．門脈相（C）〜平衡相（D）にかけて，腫瘍内部は背景肝に比して低吸収であり，nonperipheral washoutの所見を呈する．門脈相で周辺に淡くコロナ濃染を認める．平衡相の被膜様濃染は，線維性被膜の遅延性濃染＋コロナ濃染を併せてみていると考えられる．

E，F：CTHA早期相（E）では造影CT同様，付近一部に濃染し，後期相（F）でwashout＋コロナ濃染が明瞭である．本症例では腫瘍内部にモザイク状構造も確認できる．典型的な肝細胞癌の画像所見と考えられた．
手術が施行され，中分化型肝細胞癌と病理診断された．

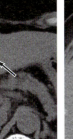
A 単純CT

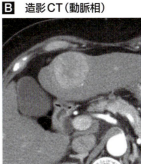
B 造影CT（動脈相）

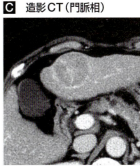
C 造影CT（門脈相）

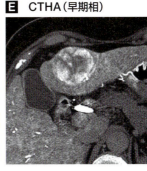
D 造影CT（平衡相）　E CTHA（早期相）

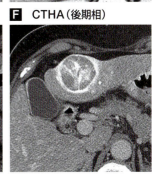
F CTHA（後期相）

症例2　70代，男性　C型慢性肝炎を背景にした肝腫瘍．

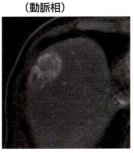
A MRI 脂肪抑制T1強調像　B EOB造影MRI（動脈相）

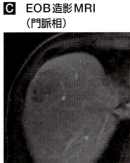
C EOB造影MRI（門脈相）

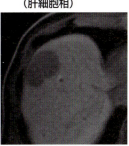
D EOB造影MRI（移行相）　E EOB造影MRI（肝細胞相）

図2　中分化型肝細胞癌（HCC）

A：肝S8ドーム下に42mm大の低信号腫瘤を認める（→）．

B〜E：腫瘍内部は動脈相（B）でやや不均一に濃染し，門脈相（C）では背景肝に比して低信号を呈し，nonperipheral washoutの所見である．動脈相〜移行相（D）で周辺に淡いコロナ濃染を認める．肝細胞相（E）では低信号を呈する．腫瘍内部には造影不染域を伴い，壊死を反映している．内部モザイク構造や移行相における被膜濃染も認め，肝細胞癌を支持する．
手術が施行され，中分化型肝細胞癌と病理診断された．

1章 肝臓

症例3 70代，女性　乳癌術後4年後の経過観察中に肝腫瘍が出現，背景肝は正常．

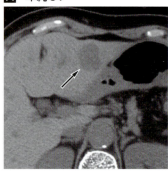
A 単純CT

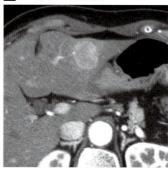
B 造影CT（動脈相）

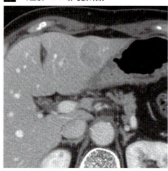
C 造影CT（門脈相）

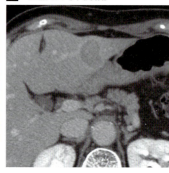
D 造影CT（平衡相）

図3 乳癌からの転移性肝癌

A：外側区域に26mm大の低吸収腫瘤を認める（→）．

B～D：動脈相（**B**）では比較的均一に濃染し，門脈相（**C**）～平衡相（**D**）にかけて，腫瘍内部は背景肝に比して低吸収であり，nonperipheral washoutの所見を呈する．平衡相では被膜様の濃染を認めるが，コロナ濃染と同様の機序による濃染と考えられる．
手術が施行され，乳癌からの転移性肝癌と病理診断された．

症例4 60代，男性　B型肝硬変の経過観察中に肝腫瘍を指摘．

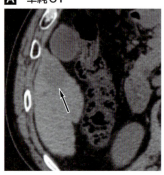
A 単純CT

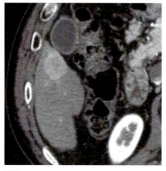
B 造影CT（動脈相）

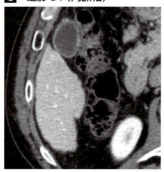
C 造影CT（門脈相）

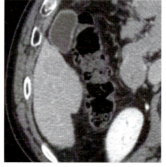
D 造影CT（平衡相）

図4 混合型肝癌（cHCC-CCA）

A：肝S5に22mm大の低吸収腫瘤を認める（→）．
B～D：動脈相（**B**）では腫瘍内部は比較的均一に濃染する．門脈相（**C**）ではやや背景より低吸収で，平衡相（**D**）で腫瘍内部は背景肝に比して低吸収を示し，nonperipheral washoutの所見を呈する．手術が施行され，混合型肝癌と病理診断された．本症例は肝細胞癌類似の所見を呈しており，術前に混合型肝癌を疑うことはできなかった．

症例 5　30代，女性　副腎腫瘍の精査目的の造影MRIで偶然肝腫瘤を指摘，背景肝は正常．

図5 肝細胞腺腫（H-HCA）

A：肝S6に12mm大の低信号腫瘤を認める（→）．

B, C：動脈相（B）では比較的均一に濃染し，門脈相（C）でnonperipheral washoutを呈する．

D, E：T1強調像のopposed phase（D）で結節はびまん性に信号の低下を認め，びまん性の脂肪化が示唆され，H-HCAを支持する所見である．H-HCAの画像特徴のひとつであるFDG集積も認められた（非提示）．

F：肝細胞相では低信号を呈する．

背景肝が正常であること，若年女性に発生していることも加味し，画像上H-HCAが疑われ，生検にてH-HCAと病理診断された．

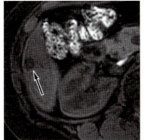
A　MRI 脂肪抑制T1強調像

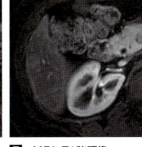
B　EOB造影MRI（動脈相）

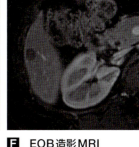
C　EOB造影MRI（門脈相）

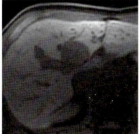
D　MRI T1強調像（opposed phase）

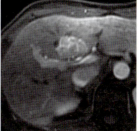
E　MRI T1強調像（in phase）

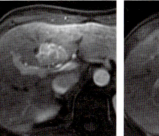
F　EOB造影MRI（肝細胞相）

症例 6　50代，女性　便潜血陽性のスクリーニングにて肝腫瘤を指摘，背景肝は正常．

図6 血管筋脂肪腫（AML）

A：肝S4に32mm大の低信号腫瘤を認める．内部に画像上は，はっきりとした脂肪含有は認めない．

B, C：腫瘤は動脈相で濃染し，内部に拡張した血管構造を認める．また，腫瘤頭側で早期静脈還流所見を認める（C：→）．

D：門脈相では背景肝に比して低信号を呈し，nonperipheral washoutの所見である．

E：拡散強調像で腫瘤は軽度高信号を呈する程度である．

F：肝細胞では均一な強い低信号を呈する．

肝細胞癌との鑑別としては，背景肝が正常であること，早期静脈還流を呈すること，AMLと病理診断された．拡散強調像の信号値が低いことなどより，AMLを第一に疑うことが可能であり，生検にてAMLと病理診断された．

1章 肝臓

参考症例 20代，女性　腹痛にて撮影された造影CTで肝腫瘍を指摘． ●やや稀な疾患例●

A 単純CT
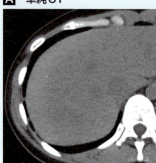

B 造影CT（動脈相）
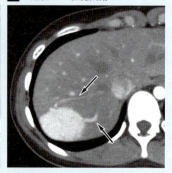

C 造影CT（門脈相）
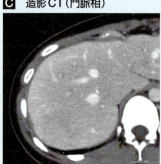

D 造影CT（平衡相）
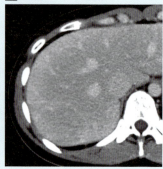

図7　限局性結節性過形成（FNH）

A〜D：肝S8/7に51mm大の腫瘍を認め，単純CT（A）では背景肝よりやや低吸収を示し，動脈相（B）で濃染し，門脈相（C），平衡相（D）でやや背景より低吸収を示し，non-peripheral washoutを示す．動脈相で早期静脈還流所見を2か所に認める（B；→）．FNHと病理診断された．

参考症例 80代，女性　全身性エリテマトーデス（SLE）と診断された際の全身精査にて肝腫瘍を指摘．

A 単純CT
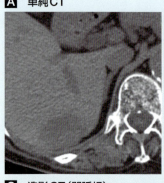

B 造影CT（後期動脈相）
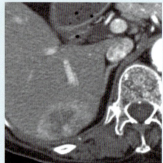

C 造影CT（門脈相）
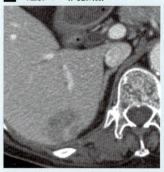

D 造影CT（平衡相）
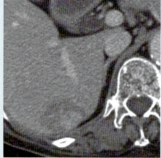

図8　混合型肝癌（cHCC-CCA）

A：肝S7に35mm大の低吸収腫瘍を認める．
B〜D：後期動脈相（B）において腫瘍辺縁優位に造影効果を認め，同部位は平衡相（D）で低吸収化し，peripheral washoutの所見を呈する．その他，腫瘍内部には平衡相で漸増性に濃染される領域を認める．
手術が施行され，混合型肝癌と病理診断された．

表　nonperipheral washout所見を示す多血性肝腫瘤の鑑別診断まとめ

	肝細胞癌	多血性転移性肝癌	混合型肝癌	H-HCA	血管筋脂肪腫
疫学・臨床特徴	●慢性肝疾患 ●男性 ●高齢者	●正常肝，原発巣（＋）	●背景慢性肝疾患はHCCより少ない ●腫瘍マーカー（AFP, CA19-9, CEA）上昇	●正常肝，経口避妊薬，若年女性に多い	●正常肝，中年女性に多い
CT/MRI	●被膜 ●モザイク構造 ●nodule in nodule ●脂肪含有 ●腫瘍内出血	●多発が多い ●中心部壊死が多い	●delayed enhancement部分の有無，被膜陥凹	●全体的な脂肪含有	●早期静脈還流 ●脂肪含有 ●腫瘍内血管
肝細胞相	●低信号 ●時に高信号	●低信号	●低信号	●低信号	●より均一な低信号
FDG-PET/CT	●中分化までは低集積	●集積あり	●集積あり	●集積あり	●低集積，時に集積あり

MEMO　血管腫のpseudo-washoutに注意

　早期相で全体的に濃染するタイプの血管腫では，移行相は相対的に低信号を呈し，あたかもwashoutしているようにみえる（pseudo-washout）．そのため，HCCと間違える可能性があり，注意を要する．そのため，EOB-MRIでwashoutの評価を行う場合は，移行相ではなく門脈相で行う必要がある．

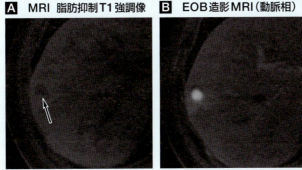
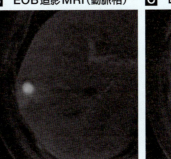
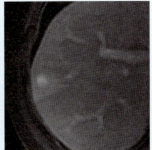
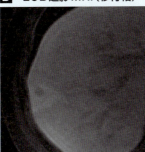
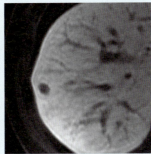
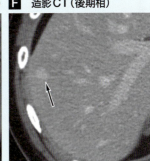

図9　血管腫によるpseudo-washout

30代，男性　脈絡膜悪性黒色腫の肝転移の検索．
A：肝S8に19mm大の低信号腫瘤を認める（→）．
B〜E：腫瘍内部は動脈相（B）で強く濃染し，周囲にAPシャントと考えられる早期濃染域を伴う．門脈相（C）では背景肝に比して高信号を呈すが，移行相（D）では低信号を呈し，あたかもwashout様にみえるが，本症例は造影CT後期相では濃染が持続しており（F；→），血管腫によるpseudo-washout所見である．

1章 肝臓

●●● 参考文献

1）松井 修・他（編）；肝の画像診断 画像の成り立ちと病理・病態，第2版．医学書院，2019．

2）Liver Imaging Reporting & Data System（LI-RADS®）．available at: https://www.acr.org/Clinical-Resources/Reporting-and-Data-Systems/LI-RADS

3）Yoon SH, et al: Multiphasic MDCT enhancement pattern of hepatocellular carcinoma smaller than 3cm in diameter: tumor size and cellular differentiation. AJR 193: W482-W489, 2009.

4）Ozaki K, et al: Liver Metastases: correlation between imaging features and pathomolecular environments. RadioGraphics 42: 1994-2013, 2022.

5）Kim JH, et al: Atypical appearance of hepatocellular carcinoma and its mimickers: how to solve challenging cases using gadoxetic acid-enhanced liver magnetic resonance imaging. Korean J Radiol 20: 1019-1041, 2019.

6）Fowler KJ, et al: Combined hepatocellular and cholangiocarcinoma（biphenotypic）tumors: imaging features and diagnostic accuracy of contrast-enhanced CT and MRI. AJR 201: 332-339, 2013.

7）Lim CH, et al: Prognostic value of ^{18}F-fluorodeoxyglucose positron emission tomography/computed tomography in patients with combined hepatocellular-cholangiocarcinoma. Eur J Nucl Med Mol Imaging 46: 1705-1712, 2019.

8）Ozaki K, et al: FDG-PET/CT imaging findings of hepatic tumors and tumor-like lesions based on molecular background. Jpn J Radiol 38: 697-718, 2020.

9）Tse JR, et al: Hepatocellular adenomas: molecular basis and multimodality imaging update. RadioGraphics 43: e220134, 2023.

10）Tse JR, et al: Hepatocellular adenoma subtypes based on 2017 classification system: exploratory study of gadoxetate disodium-enhanced MRI features with proposal of a diagnostic algorithm. AJR 220: 539-550, 2023.

11）Yoneda N, et al: Benign hepatocellular nodules: hepatobiliary phase of gadoxetic acid-enhanced MR imaging based on molecular background. RadioGraphics 36: 2010-2027, 2016.

12）Lee SJ, et al: Hepatic Angiomyolipoma versus hepatocellular carcinoma in the noncirrhotic liver on gadoxetic acid-enhanced MRI: a diagnostic challenge. AJR 207: 562-570, 2016.

13）Kim R, et al: Differentiation of lipid poor angiomyolipoma from hepatocellular carcinoma on gadoxetic acid-enhanced liver MR imaging. Abdom Imaging 40: 531-541, 2015.

14）Doo KW, et al: "Pseudo washout" sign in high-flow hepatic hemangioma on gadoxetic acid contrast-enhanced MRI mimicking hypervascular tumor. AJR 193: W490-W496, 2009.

3）限局性異常（肝腫瘤）

⓭ 遅延性濃染を示す肝腫瘤

森阪裕之

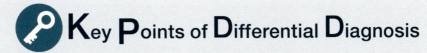

遅延性濃染を示す肝腫瘤をみたらどう考えるか？
- 病理組織学的に，線維組織や拡張した血管腔・血洞を反映している．
- 単発で他に原発病変がなければまずは肝内胆管癌，多発で他臓器に腫瘍があればまずは肝転移を考える．

■■■ 遅延性濃染を示す肝腫瘤の解説 ■■■

遅延性濃染は**病理組織学的に線維組織を反映していることが多く**[1]，代表的な腫瘍として**肝内胆管癌**がある．肝細胞癌の中には，線維組織を有する特殊なタイプがあり（**硬化型肝細胞癌**や**fibrolamellar型肝細胞癌**）（参考症例　図1），これらも遅延性濃染を示す．消化器系の腺癌由来をはじめとする肝転移のうち，腫瘍中心部にdesmoplasticな変化を伴うものは遅延性濃染を示す．単発で他に原発病変がなければ肝内胆管癌を中心に原発性腫瘍を考え，多発で他臓器に腫瘍があるなら，まずは肝転移を考えるのがよい．多発でも他臓器に腫瘍が確認できず，大きな主病変とその他の多発結節の場合は，原発性肝腫瘍の肝内転移を考えた方がよい．その他に，**拡張した血管腔・血洞を反映している場合もあり**，腫瘍性としては類上皮血管内皮腫や血管肉腫（参考症例　図2）などの血管性腫瘍，非腫瘍性では紫斑病が，稀であるが鑑別になりうる．

参考症例　10代後半，男性　右上腹部痛，既往なし．

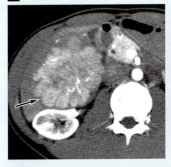
A 造影CT（動脈相）

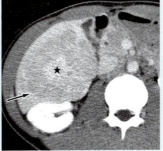
B 造影CT（平衡相）

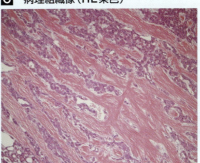
C 病理組織像（HE染色）

図1　fibrolamellar型肝細胞癌
A，B：早期濃染，washoutを示す腫瘤だが（→），中心部に遅延性濃染を認める（B；★）[7]．
C：病理組織像では豊富な膠原線維を認める．

1章 肝臓

参考症例　60代，女性　肝機能異常．

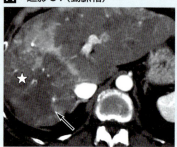
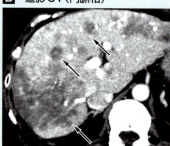
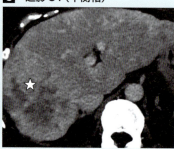

A 造影CT（動脈相）　B 造影CT（門脈相）　C 造影CT（平衡相）

図2　肝血管肉腫（liver angiosarcoma）

A〜C：肝後区域を中心に多巣性の腫瘤を認める（A, B；→）．腫瘤内に既存の血管が走行しており，動脈相（A）〜平衡相（C）にかけて腫瘤内に染み出すような造影効果を認め，遅延性濃染を認める（A, C；☆）．

■■■ 遅延性濃染を示す肝腫瘤の鑑別疾患 ■■■

❶ 肝内胆管癌　intrahepatic cholangiocarcinoma；iCCA　図3　参考症例　図4　図5

　正常肝組織における小葉間胆管に類似した癌腫である．境界不明瞭な腫瘤で，動脈相で全体に乏血性またはリング状の濃染（rim arterial phase hyperenhancement；APHE）を呈し，遅延相で内部が遅延性濃染を示すパターンが典型的な画像所見である[2]．病理学的には，中心部は豊富な線維組織がみられ，辺縁は細胞成分が多い．その他の所見として，既存血管構造が腫瘍内を貫通（図4），腫瘍より末梢の胆管拡張，ターゲット様の拡散強調像での高信号（図5），EOB造影MRI肝細胞相でのターゲット様の信号変化が，肝細胞癌との鑑別に役立つ▶MEMO．肝細胞癌との鑑別は，臨床的にリンパ節郭清の適否の判断に大切である．

❷ 細胆管細胞癌　cholangiolocellular carcinoma　図6

　正常肝組織における細胆管（小葉間胆管と肝細胞索の間を結ぶ胆管）に類似した癌腫である．肝腫瘍のWHO分類では，肝内胆管癌の亜型（small duct type）に分類されている[3]．小さな腫瘤では中心部の線維組織が少なく，動脈相で全体が早期濃染し肝細胞癌に類似するが，典型的なwashoutを示すことは少なく，遅延性濃染または周囲肝実質と同程度になる[2]．サイズが大きくなると中心部の線維組織が多くなり，肝内胆管癌に類似してリング状濃染，中心部の遅延性濃染を示す．部位（細胆管癌は中枢よりも末梢に多い）や背景肝（細胆管癌は肝硬変に発生する頻度が高い）は肝内胆管癌と違いがあるが，細胆管細胞癌と肝内胆管癌は必ずしも明確に分類できるわけではなく，連続性のある病態と考えておくとよい．

❸ 転移性肝腫瘍　liver metastases　図7

　肝転移を来す頻度の高い腫瘍には，大腸癌，肺癌，胃癌，膵癌，乳癌があり，肝転移は原則として原発腫瘍の性質に類似することが多い．原発巣が進行した腫瘍で多発する肝腫瘤をみる場合には診断に悩むことはあまりない．しかし，単発での肝転移や術後数年経ってからの肝転移の場合には原発性肝腫瘍との鑑別，胆管癌や膵癌で閉塞性黄疸／胆管炎がある場合には肝膿瘍との鑑別

症例1　70代，男性　黄疸．

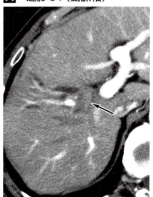
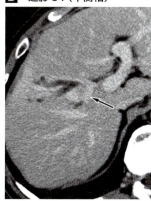
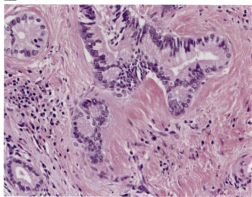

A：造影CT（動脈相）　B：造影CT（平衡相）　C：病理組織像（HE染色）

図3　肝内胆管癌

A：肝右葉の肝門部近傍に，動脈相で低吸収，境界不明瞭な腫瘤を認める（→）．前区域の胆管拡張を認める．
B：平衡相では動脈相（A）に比べて，遅延造影を示す（→）．
C：病理組織像では大型の異型を伴う胆管上皮が増殖しており，間質には豊富な線維化を認める．
中枢側に存在する境界が不明瞭な腫瘤で，末梢の胆管拡張と遅延性濃染を示すことから，肝内胆管癌が最も考えられる所見である．

参考症例　60代，男性　健診異常．

造影CT冠状断像（動脈相）

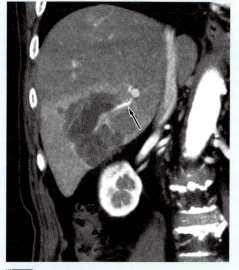

図4　肝内胆管癌
腫瘤内に既存の血管構造が貫通している（→）．

参考症例　40代，女性　健診異常．

MRI 拡散強調像（b＝1000s/mm^2）

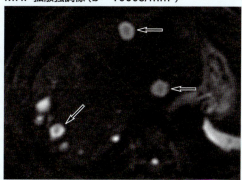

図5　多発肝転移
ドーナツ状の高信号（targetoid restriction）を示す結節を多数認める（→）．

が臨床的に問題となる．特に，頻度の高い大腸癌の単発の肝転移は，画像的・病理組織学的にも肝内胆管癌と区別することは難しいことがあると認識しておく必要がある．

❹ 硬化型肝細胞癌　scirrhous type hepatocellular carcinoma　|||図8▶

肝細胞癌は通常腫瘍内に線維成分を伴うことは少ないが，肝細胞索の間に豊富な線維組織がみられるものを硬化型肝細胞癌と呼ぶ．腫瘍全体が硬化型を呈することは稀で，腫瘍の一部に硬化型がみられることが多い．硬化型の占める割合の基準について明確なラインはないが，50％程度を基準とすることが多い[2]．進行していることが多く，門脈腫瘍栓を伴う頻度が高い．動脈相での早期濃染とwashoutを示す通常の肝細胞癌の部分と，遅延性濃染する硬化型の部分が混在する．

❺ 硬化性血管腫　sclerosed hemangioma　|||図9▶

硬化性血管腫は線維化や硝子変性を伴う血管腫で，硬化しつつあるもの sclerosing hemangioma，線維化がほぼ完成し血管腫成分に乏しいものを sclerosed hemangioma と分けられるが[4]，日本語ではどちらの場合も硬化性血管腫と表記される．血管腫成分がある程度残る sclerosing hemangioma は典型的造影パターンがみられる頻度が高いが（83%）[5]（|||図9▶），線維化の完成した sclerosed hemangioma では典型的造影パターンがみられず辺縁にリング状の濃染を示し肝内胆管癌や肝転移との区別が非常に難しくなる．sclerosed hemangioma は悪性に比べて拡散制限が弱く悪性との鑑別に拡散強調像が有用との報告があり[5,6]，拡散制限が弱い場合には安易に悪性とせず慎重に評価する．

症例2　60代，男性　健診で肝腫瘤を指摘．

| A 造影CT（動脈相） | B 造影CT（平衡相） | C 病理組織像（HE染色） |

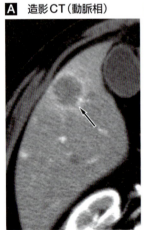
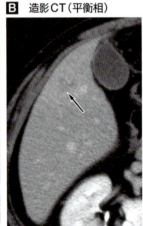
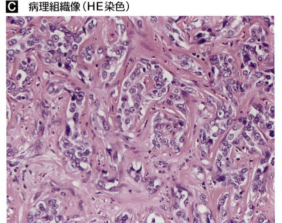

|||図6▶ 細胆管細胞癌

A：肝右葉に，動脈相で辺縁にリング状の濃染を伴う腫瘤を認める（→）．
B：平衡相では内部に漸増性の造影効果を認め，周囲肝実質との境界がわかりにくくなっている（→）．
C：病理組織像では，小型の異型細胞が微細な腺管構造（樹脂状や鹿の角状といわれる）を形成し増殖して，間質には豊富な膠原線維を認める．
肝の末梢側に存在し胆管拡張は伴わない腫瘤で，単発であることから原発性と考えられる．

症例3　70代，女性　乳癌術後の経過観察で肝腫瘤を指摘．

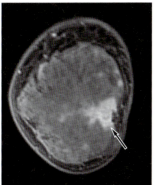
A　乳房造影MRI

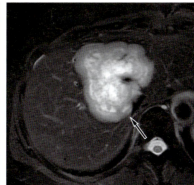
B　MRI　T2強調像

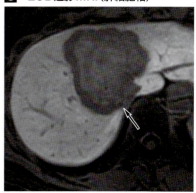
C　EOB造影MRI（肝細胞相）

図7　乳癌術後の転移性肝腫瘍

A：左乳癌に対する乳房切除を施行した（→）．術後経過観察の画像で，単発の肝腫瘤を指摘された．
B：病変は辺縁が中等度信号，中心部は高信号を示す（→）．
C：造影動脈相で辺縁に淡い濃染を認めた（非提示）．肝細胞相では，中心部が高信号，辺縁が低信号で，targetoid appearanceを示す（→）．
単発であり，肝内胆管癌との画像のみでの鑑別は困難であるが，浸潤性乳癌の既往と併せて肝転移を疑う．

症例4　70代，男性　肝腫瘤を指摘．

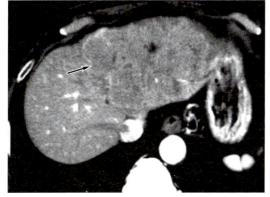
A　造影CT（動脈相）

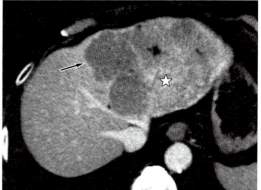
B　造影CT（平衡相）

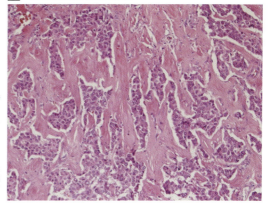
C　病理組織像（HE染色）

図8　硬化型肝細胞癌

A, B：肝左葉を占拠する大きな腫瘤を認め，動脈相（A）で全体に早期濃染を認め，平衡相でwashoutを認める（B；→）．内部に境界不明瞭な遅延性濃染を認める（B；☆）．
C：遅延性濃染部位に一致した部分は，病理組織学的に異型のある肝細胞索の間に豊富な膠原線維を認める．硬化型肝細胞癌の所見である．

1章 肝臓

症例5 60代，女性　健診で肝腫瘍を指摘．

A 造影CT（動脈相）

B 造影CT（平衡相）

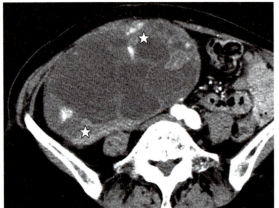
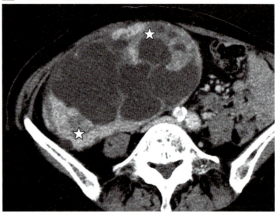

C MRI T2強調像

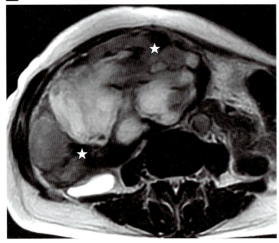

図9 ▶ 硬化性血管腫

肝S4に15cm大の大きな腫瘍を認め，中心は囊胞様で造影効果を認めない．辺縁は充実性で動脈相にて部分的に強い濃染を認め（**A**；☆），平衡相で遷延性濃染を示す（**B**；☆）．T2強調像では中等度信号〜低信号を示す（**C**；☆）．病理組織学的に辺縁は線維性組織，内部は血管様構造で，出血，ヘモジデリン沈着を認め，硬化性血管腫と診断された．

 MEMO targetoid appearance

　LI-RADS® version 2018では，"LR-M"カテゴリーをHCC以外の悪性腫瘍を想定したカテゴリーとして定義しており，肝内胆管癌や転移性腫瘍が含まれる．LR-5カテゴリーからこれら悪性腫瘍を省くことで，LR-5カテゴリーの典型的肝細胞癌に対する診断特異度を高く保つことができる．しかしながら，LR-Mには非典型的な肝細胞癌（硬化型肝細胞癌やCK19陽性肝細胞癌）も含まれてしまうことに注意が必要である．
　LR-Mの特徴的所見として，5つのtargetoid appearanceが記載されている．
　①rim APHE：動脈相での腫瘍辺縁のリング状の早期濃染（　図6　）
　②peripheral washout：門脈相〜平衡相で腫瘍辺縁が中心部分に比べて低吸収/低信号
　③delayed central enhancement：平衡相で腫瘍中心部の染まり（　図1　）
　④targetoid restriction：拡散強調像でドーナツ状の高信号（　図5　）
　⑤targetoid transitional phase or hepatobiliary phase appearance：肝細胞相でターゲット状の所見（　図7　）
肝内胆管癌と転移性肝腫瘍ともにみられる所見であり，両者の鑑別には有用とはいえない．5つの所見のうち，3つまたは4つが存在する時に，肝細胞癌とその他の悪性腫瘍との鑑別の精度が高いと報告されている[8]．

遅延性濃染を示す肝腫瘍

表　遅延性濃染を示す肝腫瘍の鑑別診断まとめ

	肝内胆管癌	細胆管細胞癌	転移性肝腫瘍	硬化型肝細胞癌	硬化性血管腫
臨床的特徴	●慢性肝疾患の関連は低い ●AFP（→） ●CA19-9（↑）	●慢性肝疾患の関連が高い ●AFP（→） ●CA19-9（↑）	●慢性肝疾患の関連は低い	●慢性肝疾患の関連が高い ●AFP（↑） ●CA19-9（→↑）	●慢性肝疾患の関連は確立していない ●腫瘍マーカ上昇なし
CT	●単発，中枢側に分布，末梢胆管拡張（＋） ●動脈相で辺縁のrim状濃染，中心部の遅延性濃染	●単発，末梢に分布，末梢胆管拡張（−） ●動脈相で辺縁のrim状濃染，遅延相で周囲肝実質と等吸収または遅延造影	●多発 ●動脈相で辺縁のrim状濃染，線維化を伴う転移では遅延造影	●単発，門脈浸潤 ●早期濃染/washoutを示す部分に加えて，動脈相で乏血性で遅延性濃染を示す部分が混在	●単発，時に多発 ●部分的に血管腫の造影パターンが残るものから、中心部の造影効果不良で辺縁にリング状濃染を示すものまである
MRI	●拡散強調像でのtargetoid restriction ●肝細胞相でのtargetoid appearance	●拡散強調像でのtargetoid restriction	●拡散強調像でのtargetoid restriction ●肝細胞相でのtargetoid appearance	●肝細胞癌成分と胆管癌成分の多寡で，画像所見は多様になりうる	●拡散制限が弱いことが悪性腫瘍との鑑別

1章 肝臓

2章 胆嚢・胆管

3章 膵臓

●●● 参考文献

1) Yoshikawa J, et al: Delayed enhancement of fibrotic areas in hepatic masses: CT-pathologic correlation. J Comput Assist Tomogr 16: 206-211, 1992.

2) Katabathina VS, et al: Morphomolecular classification update on hepatocellular adenoma, hepatocellular carcinoma, and intrahepatic cholangiocarcinoma. RadioGraphics 42: 1338-1357, 2022.

3) WHO Classification of Tumors Editorial Board (eds); WHO Classification of Tumours, 5th ed. Digestive System Tumours. IARC, Lyon, p.254-259, 2019.

4) Jia C, et al: Hepatic sclerosed hemangioma and sclerosing cavernous hemangioma: a radiological study. Jpn J Radiol 39: 1059-1068, 2021.

5) Lee TH, et al: Gallbladder pseudodiverticulosis mimicking a multiseptate gallbladder with stones. Gut Liver 3: 134-136, 2009.

6) Miyata T, et al: Hepatic sclerosed hemangioma with special attention to diffusion-weighted magnetic resonance imaging. Surg Case Rep 4: 3, 2018.

7) Ganeshan D, et al: Imaging features of fibrolamellar hepatocellular carcinoma. AJR 202: 544-552, 2014.

8) Min JH, et al: LI-RADS version 2018 targetoid appearances on gadoxetic acid-enhanced MRI: interobserver agreement and diagnostic performance for the differentiation of HCC and Non-HCC malignancy. AJR 219: 421-432, 2022.

3）限局性異常（肝腫瘍）

⑭ EOB低信号結節

市川新太郎, 五島 聡

Key Points of Differential Diagnosis

EOB低信号結節をみたらどう考えるか？
- まず，肝細胞相におけるEOB取り込みが十分か否かをチェックする．
- 強い低信号を呈する結節（EOBの取り込みを認めない病変）は，病変内に肝細胞が存在しないものを鑑別に挙げる．
- 肝細胞相でやや信号が高い低信号を呈する結節では，肝細胞性の病変を鑑別に挙げる．

■ EOB低信号結節の解説 ■

　2008年の販売開始以来，ガドキセト酸ナトリウム（Gd-EOB-DTPA，以下EOB）は，わが国において肝造影MRIの大部分に用いられている．EOBは投与量の50％が尿中に排泄され，残り50％が肝細胞に取り込まれる[1]．この性質を利用して，EOB投与後15〜20分で肝細胞相を撮像することができる．肝細胞相では正常肝細胞が存在する部分は高信号，存在しない部分は低信号に描出されるため，大部分の病変は低信号を呈する．したがって，肝細胞相で低信号を呈する結節の鑑別は多岐にわたるが，ひとくちに低信号といっても，EOBの取り込みが全くないものから，軽度の取り込みを認めるものまで様々である．本項では，この信号の違いに注目しつつ，肝細胞相で低信号を呈する結節の鑑別をみていく．なお，大部分の病変は低信号を呈するため，本項では代表的な疾患に絞って提示することとする．

■ 鑑別の前に確認すべき点

　肝細胞相の信号を評価する前に，肝細胞相の画像が評価に値するものか否かを判断する必要がある．特に注意すべきは，肝実質へのEOB取り込みが十分か否かである．肝機能が高度に低下した症例では，肝細胞へのEOB取り込みが低下し，肝実質の信号上昇が不十分となる．このような症例では，肝実質と病変のコントラストが低下するため，肝細胞相における優れた病変検出能というEOBの最大の長所が失われてしまう．言い換えれば，EOBを使用するメリットがなくなるということになる．肝細胞相におけるEOB取り込みが十分か否かは，肝実質と肝内血管および脾臓の信号を比較するとよい．すなわち，肝実質が肝内血管および脾臓に比して明瞭な高信号を呈していれば，適切な肝細胞相と判断できる（図1）．一方，肝実質が肝内血管および脾臓と同等の信号で両者のコントラストが不明瞭な場合は，EOBの取り込みが不良と判断でき（図2）[2]，そのような肝細胞相では病変の検出能が低下することを認識しておく必要がある．

■■■ 強い低信号を呈する病変（EOBの取り込みを認めない病変）■■■

病変内に肝細胞がないものは，肝細胞相で著明な低信号（肝内血管と同程度かそれ以下）を呈する．代表的なものとしては，肝嚢胞，肝血管腫，肝転移，肝血管筋脂肪腫，肝内胆管癌などがある．

❶ 単純性肝嚢胞　simple hepatic cyst　|||図1▷

肝嚢胞は漿液が貯留した嚢状の病変であり，最も頻度が高い肝病変である．一般的に，肝嚢胞とは単純性肝嚢胞を指す．内容は漿液のみであり，肝細胞相で著明な低信号を呈する（|||図1-A▷）．下記の特徴を有する場合は，画像のみで肝嚢胞と診断可能である[3]．
- 薄い平滑な壁を有し，隔壁を認めない．
- いずれのシーケンスにおいても，内容液が水と同等の信号を呈する（|||図1-B▷）．
- いずれの相においても，造影効果を認めない．

❷ 肝血管腫　hepatic hemangioma　|||図3▷

肝血管腫は，肝臓の良性充実性腫瘍の中で最も頻度が高い疾患である．肝血管腫の大部分が海綿状血管腫であり，大小様々な血管腔の増殖によって腫瘤を形成する．肝血管腫の診断には造影CTあるいは造影MRIが有用であり，造影パターンには以下の3種類がある[4]．
- 動脈相で腫瘤辺縁が結節状に濃染し（|||図3-A▷），経時的に内部に造影効果が広がる（典型像）．
- 動脈相で全体が濃染し，造影効果が遷延する．動脈相で周囲にAPシャントを伴うことがある．
- 動脈相や門脈相で造影効果に乏しく，平衡相あるいは移行相で辺縁の一部が造影される．

肝細胞相では病変全体が明瞭な低信号を呈するのが特徴だが，血管腔への造影剤プーリングを反映して，肝細胞相でやや信号が高い部分を有することがある（|||図3-B▷）．

❸ 転移性肝腫瘍　liver metastases　|||図4▷ |||図5▷

転移性肝腫瘍は，肝臓の悪性腫瘍の中で最も頻度が高い疾患である．転移性肝腫瘍は原発巣の画像所見と類似するため，原発巣によって様々な像を呈しうるが，乏血性腫瘍が多い．乏血性転移の典型的なMRI所見は，動脈相でのrim状濃染（|||図4-A▷ |||図5-A▷），拡散制限，平衡相の中

症例1　70代，女性　C型肝炎の定期経過観察．

|||図1▷　肝嚢胞

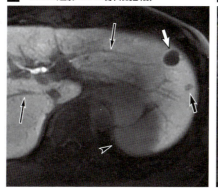
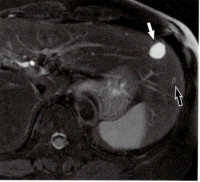

A　EOB造影MRI（肝細胞相）　　**B**　MRI 脂肪抑制T2強調像

A：肝実質が，肝内血管（→）や脾臓（▸）に比して著明な高信号を呈しており，両者とのコントラストが明瞭である．EOBの取り込みは良好と判断できる．肝左葉外側区域に，最大径17mm（⇨）および8mm（➡）の低信号結節を認める．
B：上記結節はいずれも高信号を呈している．腹側の結節（⇨）は水信号を呈しており，嚢胞と診断できる．背側の結節（➡）は水より低い高信号にみえるが，部分容積効果の影響である．

1章 肝臓

症例2 60代，女性　原発性胆汁性肝硬変の経過観察．

EOB造影MRI（肝細胞相）

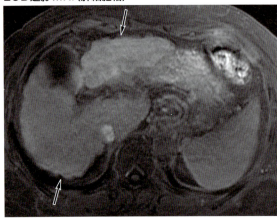

図2　EOB取り込み不良例
肝表面に凹凸を認め，肝硬変による変形を考える（→）．肝内血管が低信号域として描出されておらず，脾臓の信号も肝実質と同等である．EOBの取り込み不良を反映した所見である．

症例3 50代，女性　他疾患評価目的のCTで肝腫瘤を指摘．

Ⓐ EOB造影MRI（動脈相）　　Ⓑ EOB造影MRI（肝細胞相）

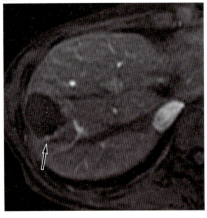
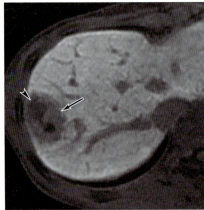

図3　肝血管腫
A：肝S8に最大径35mmの腫瘤を認める．腫瘤辺縁部に結節状の増強効果を認める（→）．増強域が経時的に腫瘤内部に広がるパターンを呈した（非提示）．
B：腫瘤内部に著明な低信号を呈する部分（▶）と，やや信号の高い低信号を呈する部分（→）を認める．→の部分は，血管腔への造影剤プーリングを反映した所見と考える．

症例4 60代，男性　横行結腸癌の術前評価．

Ⓐ EOB造影MRI（動脈相）　　Ⓑ EOB造影MRI（肝細胞相）

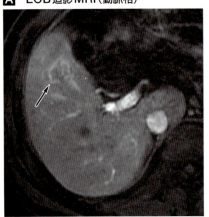
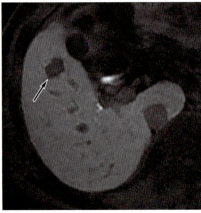

図4　横行結腸癌肝転移
A：肝S4/5に最大径19mmの腫瘤を認める（→）．辺縁主体にrim状に増強されている．
B：腫瘤は，全体に肝内血管と同程度の低信号を呈している（→）．

症例5　60代，男性　直腸癌の術前評価．

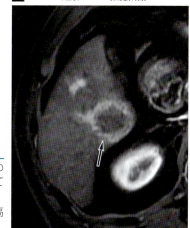
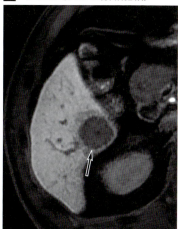

A：EOB造影MRI（動脈相）　　B：EOB造影MRI（肝細胞相）

図5　直腸癌肝転移
A：肝S6に最大径30mmの腫瘍を認める（→）．辺縁主体にrim状に造影されている．
B：腫瘍は，全体に肝内血管よりやや高い低信号を呈している（→）．

心部濃染（中心部が線維化主体の場合），T2強調像での高信号，肝細胞相での低信号が挙げられる．肝細胞相は強い低信号が典型像だが（　図4-B　），やや信号が高い低信号を呈することもある（　図5-B　）．大腸癌の転移でこのような症例が報告されており，豊富な線維性間質へのEOB取り込みが主な原因と考えられるが，EOBを類洞内から肝細胞内に取り込むトランスポーターであるorganic anion transporting polypeptide（OATP）1B3が関与しているとする報告もあり，原因は特定されていない[5]．

■■■ 軽度のEOB取り込みを認める病変 ■■■

肝細胞性の結節はEOBを軽度に取り込んで，前述の「強い低信号を呈する病変」の病変よりも，やや信号が高い低信号を呈することがある．逆にいえば，**肝細胞相でやや信号が高い低信号を呈する結節をみた場合は，肝細胞性の結節を鑑別に挙げることができる．**

1 異型結節　dysplastic nodule；DN　　図6　／早期肝細胞癌　early hepatocellular carcinoma　　図7

肝細胞癌の多くは，肝硬変の再生結節から前癌病変である異型結節（dysplastic nodule；DN）となり，進行肝癌へ移行していく発癌形態をとる（多段階発癌）[6]．病理組織学的にDNは，より正常に近い軽度異型結節（low grade DN）と，より肝細胞癌に近い高度異型結節（high grade DN）に分類される．高度異型結節と早期肝細胞癌の病理組織学的な鑑別点は，結節内に残存する門脈域への腫瘍浸潤（間質浸潤）の有無であり，一部の門脈域に間質浸潤が存在すれば，早期肝細胞癌と診断される[7]．これを画像で正確に診断するのは現段階では不可能であり，高度異型結節と早期肝細胞癌の画像所見はオーバーラップする．OATP1B3の発現が高度異型結節では約30％，早期肝細胞癌では約70％で低下していたと報告されており[8]，いずれも肝細胞相で低信号を呈しうる．動脈相ではいずれも濃染を示さず，乏血性である．高度異型結節（　図6　）よりも早期肝細胞癌（　図7　）の方がサイズが大きい傾向にあるが，信号パターンからの鑑別は困難なことが多い．

❷ 進行肝細胞癌　advanced hepatocellular carcinoma　▌図8▶

　肝細胞癌は，肝原発悪性腫瘍の中で最も頻度が高い疾患である．中分化型および低分化型肝細胞癌を進行肝細胞癌と総称する．中分化型肝細胞癌はいわゆる古典的肝細胞癌であり，下記の日本肝臓学会の診断基準を満たせば，画像のみで診断できる[9]．
- 動脈相で濃染する．
- 門脈相，移行相，肝細胞相で周囲肝実質より低信号を呈する．
- T2強調像および拡散強調像で血管腫を除外できる．

　進行肝細胞癌は肝細胞相で低信号を呈するのが典型像だが，10％程度の症例でEOBを取り込んで，肝細胞相で等～高信号を呈する（詳細はp.100-105「1章-⓯EOB高信号結節」参照）[10]．肝細胞相で低信号を呈する症例でも，前述の「強い低信号を呈する病変」に比してやや信号が高い低信号を呈することがしばしばあり，肝細胞性の結節を疑う契機となりうる（▌図8▶）．
　低分化型肝細胞癌は中分化型動脈相に比して，早期濃染を示す頻度が低い，ADC値が低い，EOBを取り込む頻度が低いと報告されている[11]～[13]．

症例6　70代，男性　C型肝硬変の定期経過観察．

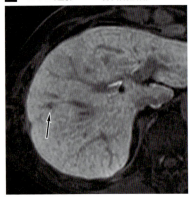

A EOB造影MRI（肝細胞相）

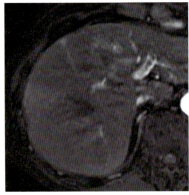

B EOB造影MRI（動脈相）

▌図6▶ 異型結節
A：肝S8に最大径8mmの低信号域を認める（→）．
B：周囲肝実質と同等の信号を呈しており，病変は同定できない．

症例7　60代，男性　B型肝硬変の定期経過観察．

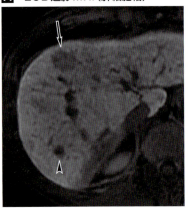

A EOB造影MRI（肝細胞相）

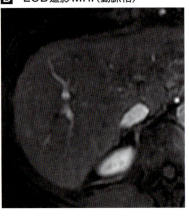

B EOB造影MRI（動脈相）

▌図7▶ 早期肝細胞癌
A：肝S8に最大径20mm（→），S7に最大径11mm（▶）の低信号域を認める．S8の結節はS7の結節に比して信号が高く，軽度のEOB取り込みを考える所見である．
B：いずれの結節も周囲肝実質と同等の信号を呈しており，病変は同定できない．

| 症例8 | 70代，女性　C型肝硬変の定期経過観察． |

A EOB造影MRI（動脈相）　　**B** EOB造影MRI（肝細胞相）

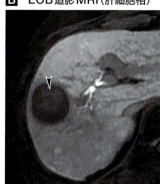

図8 中分化型肝細胞癌

A：肝S8に最大径32mmの腫瘤を認める（→）．内部不均一に濃染しており，辺縁には被膜様の構造も認める．

B：腫瘤は全体に低信号を呈しており，内部にやや信号が高い部分が混在している（▶）．

表 肝細胞相で低信号を呈する結節の鑑別診断まとめ

強い低信号（EOB取り込みなし）→病変内に肝細胞が存在しない			
	肝嚢胞	肝血管腫	肝転移
MRI	・壁が薄く平滑 ・内容液が水と同等の信号 ・造影効果なし	下記3つの造影パターン ・動脈相で腫瘤辺縁が結節状に濃染，経時的に内部に造影効果が広がる ・動脈相で全体が濃染，造影効果が遷延 ・動脈相や門脈相で造影効果に乏しく，平衡相あるいは移行相で辺縁の一部が造影される	乏血性転移の典型像 ・動脈相でのrim状濃染 ・拡散制限 ・平衡相の中心部濃染 ・T2強調像で高信号 ・肝細胞相で低信号 　肝細胞相は強い低信号が典型像だが，やや信号が高い低信号を呈することもある

上記より信号が高い部分を有する低信号（軽度のEOB取り込みあり）→肝細胞性の病変		
	異型結節，早期肝細胞癌	進行肝細胞癌
MRI	・画像での正確な鑑別は困難 ・動脈相で濃染を示さない ・早期肝細胞癌の方がサイズが大きい傾向	中分化型肝細胞癌の典型像 ・動脈相で濃染 ・門脈相，移行相，肝細胞相で周囲肝実質より低信号 ・T2強調像および拡散強調像で血管腫を除外できる

●●● 参考文献

1) Hamm B, et al: Phase I clinical evaluation of Gd-EOB-DTPA as a hepatobiliary MR contrast agent: safety, pharmacokinetics, and MR imaging. Radiology 195: 785-792, 1995.
2) Yang M, et al: Evaluation of liver function using liver parenchyma, spleen and portal vein signal intensities during the hepatobiliary phase in Gd-EOB-D TPA-enhanced MRI. BMC Med Imaging 20: 119, 2020.
3) Rawla P, et al: An updated review of cystic hepatic lesions. Clin Exp Hepatol 5: 22-29, 2019.
4) Caseiro-Alves F, et al: Liver haemangioma: common and uncommon findings and how to improve the differential diagnosis. Eur Radiol 17: 1544-1554, 2007.
5) Park SH, et al: Aberrant expression of OATP1B3 in colorectal cancer liver metastases and its clinical implication on gadoxetic acid-enhanced MRI. Oncotarget 8: 71012-71023, 2017.
6) Sakamoto M, et al: Molecular diagnosis of multistage hepatocarcinogenesis. Jpn J Clin Oncol 40: 891-896, 2010.
7) International Consensus Group for Hepatocellular Neoplasia: Pathologic diagnosis of early hepatocellular carcinoma: a report of the international consensus group for hepatocellular neoplasia. Hepatology 49: 658-664, 2009.
8) Kitao A, et al: The uptake transporter OATP8 expression decreases during multistep hepatocarcinogenesis: correlation with gadoxetic acid enhanced MR imaging. Eur Radiol 21: 2056-2066, 2011.
9) Kudo M, et al: Management of hepatocellular carcinoma in Japan: JSH Consensus Statements and Recommendations 2021 update. Liver Cancer 10: 181-223, 2021.
10) Kitao A, et al: Gadoxetic acid-enhanced MR imaging for hepatocellular carcinoma: molecular and genetic background. Eur Radiol 30: 3438-3447, 2020.
11) Asayama Y, et al: Arterial blood supply of hepatocellular carcinoma and histologic grading: radiologic-pathologic correlation. AJR 190: W28-W34, 2008.
12) Ogihara Y, et al: Prediction of histological grade of hepatocellular carcinoma using quantitative diffusion-weighted MRI: a retrospective multivendor study. Br J Radiol 91: 20170728, 2018.
13) Erra P, et al: Appearance of hepatocellular carcinoma on gadoxetic acid-enhanced hepato-biliary phase MR imaging: a systematic review. Radiol Med 120: 1002-1011, 2015.

1章 肝臓

3）限局性異常（肝腫瘤）

⑮ EOB高信号結節

藤田展宏

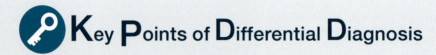

EOB高信号結節をみたらどう考えるか？
- EOBの肝細胞特異性造影剤としての特徴を反映した病変細胞への取り込みの可能性．
- EOBの細胞外液性造影剤としての特徴を反映した平衡相での増強の可能性．

■ EOB高信号結節の解説 ■

　ガドキセト酸ナトリウム（Gd-EOB-DTPA，以下EOB）は，細胞外液性造影剤であるGd-DTPAにEOB基が付加されたものであり，約50％が肝細胞に取り込まれる．このため，従来の細胞外液性造影剤としての特徴を保ちつつ，肝特異性造影剤の性格を有する．すなわち，造影検査では，細胞外液性造影剤のガドリニウム製剤と類似した動態を示し，肝細胞相では正常肝細胞に取り込まれる．また，EOBは約50％が胆汁中に排泄され，肝細胞相では胆管が高信号域として描出される．EOB高信号結節の鑑別には，まずEOBのこのような動態を理解する必要がある．
　EOB造影MRIの肝細胞相で高信号を呈する結節の鑑別診断の際には，以下の可能性を考える[1]．第一に疑うのは，病変自体がEOBを取り込むような病変である．次に，EOBの細胞外液性の造影剤としての特徴を考慮することが重要で，線維性間質が豊富でdelayed enhancementを呈する病変や，血管腔内に造影剤がpoolingする血管腫は，肝細胞相で高信号を呈しうる．

■ EOB高信号結節の鑑別疾患 ■

❶ 限局性結節性過形成　focal nodular hyperplasia；FNH　 図1

　正常肝細胞の過形成からなる過形成性結節であり，肝細胞相で高信号を呈する代表的な疾患である．なお，過形成性結節，FNH-like lesionも同様に肝細胞の過形成からなる病変であり，肝細胞相で高信号を呈する．正常肝に発生した病変はFNH，アルコール性肝硬変に発生した病変は過形成性結節と呼ばれ，B型肝硬変やC型肝硬変に発生する病変はFNH-like lesionと呼ばれることが多いが，これらの診断は病理医によっても異なることがあり，いずれも良性病変であることから，厳密な鑑別が臨床的に問題となることは少ない．
　FNHは，肝に基礎疾患のない比較的若年の患者に発生しうる代表的な多血性腫瘍である．病理組織学的に，肝細胞の過形成部の内部に中心性瘢痕（central scar）が認められる．肝細胞相で高信号を呈するのは肝細胞の過形成部分である．central scar部は正常肝細胞が存在しないため，肝細胞相で低信号を呈する．このため，FNHは肝細胞相で病変の外側が高信号，中心部が

低信号になり，その肝細胞相の所見はring-enhancementやdoughnut-enhancementと呼ばれる．また，T2強調像では過形成部分は等～軽度高信号，central scar部は高信号を呈し，鑑別の一助になる．過形成性結節やFNH-like lesionは，central scarが少ない，もしくは認められない場合があり，この場合は，肝細胞相で均一な高信号結節として描出されうる（図2）.

❷ 肝細胞腺腫　hepatocellular adenoma ; HCA　図3

　　HCAは比較的若年の女性に発生し，糖原病や経口避妊薬・ステロイドの内服がリスクファクターである．WHO分類 第5版 2019では，①HNF-1α (hepatocyte nuclear factor 1α) 不活化型 (H-HCA)，②炎症性HCA (inflammatory HCA ; IHCA)，③β-catenin活性化型 [b-HCA (β-catenin-activated HCA), b-IHCA (β-catenin-activated inflammatory HCA)]，④分類不能型 (unclassified HCA ; u-HCA) に分類された[2]．多くのHCAは肝細胞相で低信号を呈するが，HCAの20～25％を占めるb-HCAは，腫瘍細胞がEOBを取り込むことから，肝細胞相で高信号結節として描出される．また，IHCAやb-IHCAも辺縁優位にEOBの取り込みを認めることがある．

　　特に若年女性の正常肝に多血性腫瘍を認めた場合，FNHとHCAが鑑別疾患として挙げられる．前述のとおり，FNHは肝細胞相で高信号を呈し，HCAの多くは低信号を呈することから，両者の鑑別が可能である．また，IHCAやb-HCA，b-IHCAのようなEOBを取り込むHCAであっても，EOBの取り込みの程度が弱いため，肝細胞相でFNHほど高信号を呈さないことが多く，鑑別点となる[3]．

❸ 肝細胞癌　hepatocellular carcinoma ; HCC　図4

　　HCCは主に慢性肝疾患を背景として生じる悪性腫瘍で，EOB造影MRIを撮像する機会も多い．多くのHCCは多血性で，肝細胞相では低信号を呈する．しかし，約10％のHCCがEOBの取り込みを認め，肝細胞相で高信号を呈することが報告されている[4]．

　　肝細胞相で高信号を呈するHCCには，以下のような特徴がある．前述のとおり，EOBの動態は胆汁に類似することから，green hepatomaと呼ばれる胆汁産生を伴うHCCであることが多い．遺伝学的にはβ-catenin mutationと関連し，EOBを取り込むトランスポーターであるorganic anion transporting polypeptides (OATP) 1B3が高発現している．臨床的には生物学的悪性度が低く，予後が良いことが知られている．

　　肝の多血性腫瘍はHCCの鑑別になりうる．特に，慢性肝障害患者に発生する過形成性結節やFNH-like lesionは，HCCの鑑別疾患となりうる．基本的には，過形成性結節やFNH-like lesionは肝細胞相で高信号を呈し，HCCは低信号を呈することが鑑別点となる．肝細胞相で高信号を呈するHCCを認めた時には，国際的なHCCの診断基準であるLiver Imaging Reporting and Data System (LI-RADS®) を用いるとよい．造影CT/MRIを参照し，多血性腫瘍のうち，被膜を認める病変，washoutを認める病変，増大傾向のある病変はHCCが疑われる．このうち，EOB造影MRIによるwashoutの評価には注意が必要で，門脈相で行う．washoutの判定は，造影CTや細胞外液性造影剤のガドリニウム製剤を使用した造影MRIでは造影剤投与後3～4分後 (平衡相) で行うが，EOB造影MRIの造影剤投与後3～4分後 (移行相) では肝実質のEOBの取り込みが始まっており，肝実質の信号が上昇し，相対的に病変のwashoutを過大評価してしまうためである．

1章 肝臓

❹ 転移性肝腫瘍　liver metastases　　図5

　ここでは転移性肝腫瘍を代表とするが，転移性肝腫瘍に限らず，**線維性間質が豊富で造影CTでdelayed enhancementを呈するような腫瘍は，肝細胞相で高信号に描出されうる**．前述のとおり，EOBは細胞外液性の造影剤としての特徴も有するためである．線維性間質は腫瘍中心部に認められることから，特に中心部がやや高信号になることが多い．このような病変をみた場合には，造影CTや通常のガドリニウム製剤を使用した造影MRIを参照するとよい．このような検査でdelayed enhancementが認められる部位に一致して，肝細胞相で高信号域が認められる場合，delayed enhancementによる高信号と診断できる．

❺ 海綿状血管腫　cavernous hemangioma　　図6

　典型的な肝海綿状血管腫は造影検査で早期に辺縁部が結節状に増強され，徐々に中心部への濃染域の広がりがみられる．平衡相や遅延相では造影剤の貯留により，周囲肝実質と比して等〜高吸収を呈する．肝細胞相は通常，造影剤投与後15〜20分に撮像するため，EOBの細胞外液性造影剤としての特徴を考慮した時，タイミングの遅い遅延相と考えることができる．このため，**一部の海綿状血管腫は肝細胞相で高信号を呈することがある**．海綿状血管腫はT2強調像で強い高信号を呈することが鑑別のポイントである．

症例1　20代，女性　胃部不快感の精査にて肝腫瘤を指摘．

A EOB造影MRI（動脈相）

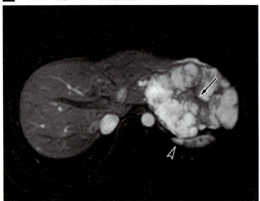

B MRI T2強調像

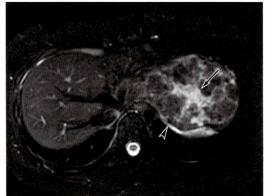

C EOB造影MRI（肝細胞相）

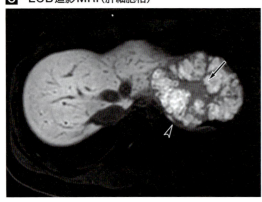

図1 ▶ 限局性結節性過形成（FNH）

A〜C：EOB造影MRI動脈相（A）で多血性腫瘤を認める．過形成性部分は動脈相（A）で増強され，T2強調像（B）で等信号，肝細胞相（C）で高信号を呈している（▶）．central scar部は動脈相で増強されず，T2強調像で高信号，肝細胞相では低信号を呈している（→）．
手術が施行され，FNHと診断された．

症例2　60代，女性　原発性胆汁性肝硬変の精査．

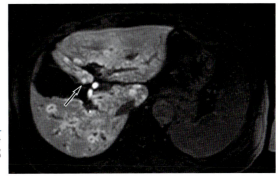

EOB造影MRI（肝細胞相）

図2　FNH-like lesion
肝にリング状のEOBの取り込みを認める結節が多発しており，FNH-like lesionと考えられる．一部の小病変は，病変全体が高信号を呈している（→）．

症例3　10代前半，女性　右股関節痛精査の際に肝腫瘤を指摘．

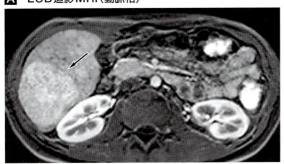
A　EOB造影MRI（動脈相）

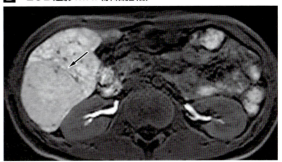
B　EOB造影MRI（肝細胞相）

図3　β-catenin活性化型肝細胞腺腫（b-HCA）
A：多血性腫瘤を認める（→）．
B：病変全体が軽度高信号を呈している（→）．
手術が施行され，b-HCAと診断された．

症例4　90代，女性　C型慢性肝炎の経過観察中，肝腫瘤を指摘．

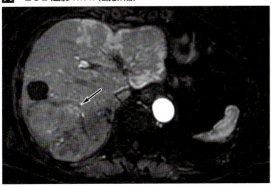
A　EOB造影MRI（動脈相）

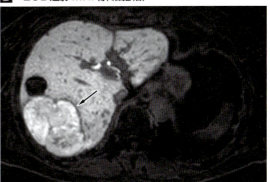
B　EOB造影MRI（肝細胞相）

図4　肝細胞癌（HCC）（green hepatoma）
A：多血性腫瘤を認める（→）．
B：病変は高信号を呈しており，被膜様構造を認める（→）．
手術が施行され，HCC（green hepatoma）と診断された．

1章 肝臓

症例5　50代，男性　S状結腸癌術後．

A EOB造影MRI（動脈相）

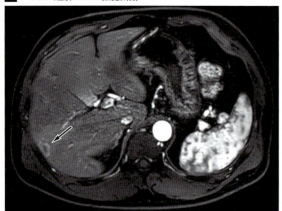

B EOB造影MRI（肝細胞相）

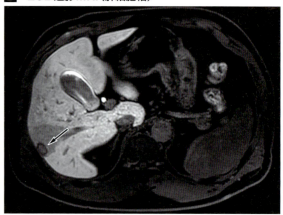

図5 ▶ 転移性肝腫瘍

A：リング状に増強される腫瘤を認める（→）．
B：病変中心部が高信号で，辺縁部が低信号を呈している（→）．

症例6　40代，男性　検診で肝腫瘤を指摘．

A EOB造影MRI（肝細胞相）

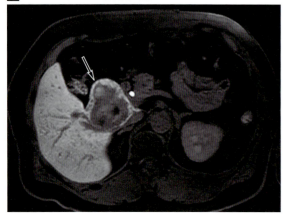

B MRI T2強調像

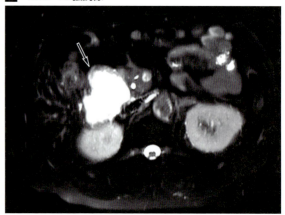

図6 ▶ 海綿状血管腫

A：病変の一部が高信号域を呈する腫瘤を認める（→）．
B：全体に高信号で（→），血管腫と診断可能である．

表 EOB高信号結節の鑑別診断まとめ

疾患	限局性結節性過形成（FNH）	過形成性結節， FNH-like lesion	IHCA，b-HCA，b-IHCA
疫学，臨床所見	●正常肝，若年者	●慢性肝疾患患者	●若年女性
EOB高信号の機序	●過形成性肝細胞の取り込み	●過形成性肝細胞の取り込み	●腫瘍細胞の取り込み
鑑別点	●central scarの同定 　（T2強調像：高信号，肝細胞相： 　低信号）	●central scar（＋/－） ●washoutなし	●FNHよりは弱いEOBの取り込み
疾患	HCC（green hepatoma）	線維性間質の豊富な腫瘍	海綿状血管腫
疫学，臨床所見	●慢性肝疾患患者	―	―
EOB高信号の機序	●癌細胞の取り込み	●delayed enhancement	●造影剤の貯留
鑑別点	●washout，被膜様構造	●造影遅延相での増強部に一致	●T2強調像で強い高信号

●●● 参考文献

1) Fujita N, et al: Hyperintense liver masses at hepatobiliary phase gadoxetic acid-enhanced MRI: imaging appearances and clinical importance. RadioGraphics 40: 72-94, 2020.

2) WHO Classification of Tumors Editorial Board (eds); WHO Classification of Tumours, 5th ed. Digestive System Tumours. IARC, Lyon, 2019.

3) Grieser C, et al: Gadoxetic acid enhanced MRI for differentiation of FNH and HCA: a single centre experience. Eur Radiol 24: 1339-1348, 2014.

4) Kitao A, et al: Hepatocellular carcinoma with β-catenin mutation: imaging and pathologic characteristics. Radiology 275: 708-717, 2015.

1章 肝臓

3）限局性異常（肝腫瘤）

⑯ 結節周囲のEOB取り込み低下

市川新太郎，五島 聡

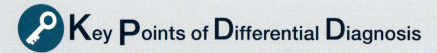

結節周囲のEOB取り込み低下をみたらどう考えるか？

- 肝内門脈の一部が閉塞すると，門脈血流が低下した領域に肝細胞相で低信号域を認めることがある．
- 不整な腫瘍辺縁，腫瘍周囲の動脈相濃染と肝細胞相の低信号域は，microvascular invasion（MVI）の存在を示唆する間接所見である．
- 門脈腫瘍栓でも，末梢側の肝実質に肝細胞相で低信号域を認めることがある．

■■■ 結節周囲のEOB取り込み低下の解説 ■■■

　　肝実質は肝動脈と門脈で栄養されている．肝内門脈の一部が閉塞すると肝実質の血行動態が変化するため，様々な画像所見を呈する．動脈相では，閉塞部より末梢側の肝実質に区域性濃染を認める．これは門脈血流が低下した領域で，微小循環レベルの動脈血が広範に門脈に流入することによる．病理組織学的には壊死を伴わないZahn梗塞が生じるとされる．**Zahn梗塞は，肝内門脈閉塞による類洞の拡張とうっ血，肝細胞索の萎縮を認める**[1]．慢性化に伴って萎縮や線維化を生じる．この領域は類洞の拡張や線維化を反映して，単純CTで低吸収，MRIではT1強調像で低信号，T2強調像および拡散強調像で高信号を呈する．造影検査では動脈相で軽度造影され，遅延性濃染を認めることが多い．**肝細胞相では様々な程度の低信号を呈することが多い**[2]．門脈閉塞の主な原因には血栓，腫瘍栓，腫瘍の門脈浸潤がある．本項では，microvascular invasion（MVI）と門脈腫瘍栓について症例を提示する．

■■■ 結節周囲のEOB取り込み低下の鑑別疾患 ■■■

❶ microvascular invasion（MVI）　図1

　　肝細胞癌のMVIは，血管（肝動脈，肝静脈，門脈）の内皮細胞で裏打ちされた悪性細胞の集合であり，**顕微鏡のみで観察可能**とされる[3]．後述する門脈腫瘍栓とは異なり，血管内に粗大な腫瘤を形成しない．MVIは肝切除後や肝移植後の早期再発に関する独立したリスク因子とされ，**MVIを有する肝細胞癌患者ではMVIのない患者に比して治療後の無再発生存率や全生存率が有意に低い**と報告されている[4,5]．したがって，治療前にMVIの有無を評価することは臨床的に意義があり，治療前に画像で評価することが期待されている．前述のとおり，MVIは顕微鏡のみで観察可能であり，MVI自体を画像でとらえることは困難だが，ガドキセト酸ナトリウム（Gd-

EOB-DTPA，以下EOB）造影MRIでは，MVIの存在を示唆する間接的な所見を指摘できると報告されている．すなわち，不整な腫瘍辺縁，**腫瘍周囲の動脈相での濃染と，肝細胞相での低信号域**である（）．メタ解析では，腫瘍周囲の動脈相での濃染によるMVIの診断感度は0.50（95%信頼区間0.41～0.58），特異度は0.80（0.75～0.85）であり，腫瘍周囲の肝細胞相での低信号域の感度は0.55（0.45～0.64），特異度は0.87（0.81～0.91）と報告されている[6]．いずれの所見も感度は低いが，特異度が高いことがわかる．その他，拡散強調像およびintravoxel incoherent motion（IVIM）[7]やRadiomics[8][9]もMVIの診断に有用との報告があるが，ここでは紹介に留めておく．

❷ 門脈腫瘍栓　portal vein tumor thrombus；PVTT　

肝細胞癌の進行例では，脈管（門脈，肝静脈，胆管）に腫瘍栓を形成することがあり，最も頻度が高いのが門脈腫瘍栓である▶MEMO❶．門脈腫瘍栓の大部分は肝細胞癌から生じるが，肝細胞癌以外の悪性腫瘍（肝内胆管癌や転移性肝癌など）からも生じうる．一方，肝硬変患者では門脈圧亢進や凝固能異常によって門脈血栓が生じやすい[10]．予後や治療法が異なるため，門脈腫瘍栓と門脈血栓の鑑別は重要である▶MEMO❷．画像所見と臨床情報を組み合わせた診断基準としてA-VENA criteriaが提唱されており，門脈腫瘍栓と門脈血栓を鑑別する上で参考になる．これは，画像所見4項目［①造影効果（造影後20HUのCT値上昇）を有する門脈内軟部構造，②病変部の門脈拡張，③新生血管増生，④肝細胞癌あるいは治療部から連続する門脈内病変］と，臨床情報1項目（AFP＞1000ng/dL）が評価項目となっている．これら5項目のうち3項目以上を認めた場合に門脈腫瘍栓と判断すると，感度100%（12/12），特異度93.6%（44/47）と高い診断能を示したとされる[11]．この検討は造影CTあるいは造影MRIを施行した症例が含まれているが，EOB造影MRIを対象にした検討でも門脈腫瘍栓と門脈血栓の鑑別に有用な所見として，**造影効果を有する門脈内軟部構造，病変部の門脈拡張，肝細胞癌あるいは治療部から連続する門脈内病変**が報告されている[12][13]．また，前述のとおり**肝細胞相で門脈腫瘍栓より末梢側の肝実質に低信号域を認めることがある**（図2-E）．現時点では，その頻度や門脈血栓との鑑別に有用か否かについては十分検討されていない．

> **MEMO ❶ tumor in vein（TIV）**
>
> American College of Radiology（ACR）が提唱しているLiver Imaging Reporting and Data System（LI-RADS®）では，門脈内および肝静脈内への腫瘍進展あるいは腫瘍栓をtumor in vein（TIV）と呼称し，独立したカテゴリとして設定している（LR-TIV）．CTおよびMRIでのLR-TIVの診断基準は，静脈内に造影効果を有する軟部構造を認めることであり，肝腫瘤の有無は問わないとされる．その他，不整な壁を有する静脈閉塞，拡散制限を認める静脈閉塞，悪性肝腫瘤に隣接する静脈の閉塞あるいは不明瞭化，アーチファクトに起因しない静脈の不均一な造影効果も，診断に有用な所見とされている[14]．

> **MEMO ❷ 門脈血栓も拡散強調像で高信号を呈することがある**
>
> MEMO❶のとおり，LI-RADS®ではTIVの診断に有用な所見として，拡散制限を認める静脈閉塞が挙げられているが，門脈血栓も特に新鮮血栓では拡散強調像で高信号を呈することがある．ADC値のみではTIVと門脈血栓の鑑別ができないとの報告もあり[15]，本文で述べたような他の所見と併せて評価する必要がある．

1章 肝臓

症例1　70代，男性　他院で肝腫瘤を指摘．アルコール性肝硬変患者．

A 造影前MRI
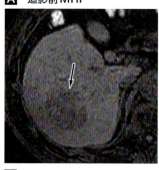

B EOB造影MRI（動脈相）
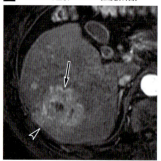

C EOB造影MRI（門脈相）
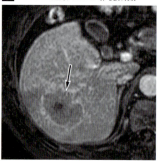

D EOB造影MRI（移行相）
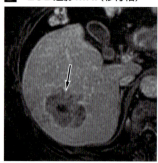

E EOB造影MRI（肝細胞相）
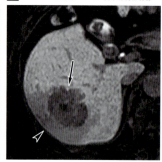

図1　MVIを伴う肝細胞癌

A〜E：肝S6に最大径45mmの腫瘤を認める（→）．腫瘤は動脈相（B）で濃染し，門脈相（C）でwashoutされ，移行相（D）および肝細胞相（E）で低信号を呈している．門脈相および移行相では，腫瘤辺縁に造影される被膜を認める．多血性肝細胞癌の像である．腫瘍の辺縁は不整な分葉状であり，腫瘤より末梢側の肝実質に，動脈相濃染および肝細胞相で低信号域を伴っている（▶）．MVIの存在を考える所見である．

症例2　80代，男性　他院で肝腫瘤を指摘．C型肝硬変患者．

A 造影前MRI
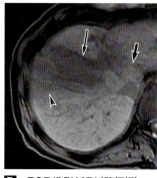

B EOB造影MRI（動脈相）
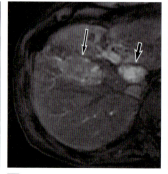

C EOB造影MRI（門脈相）
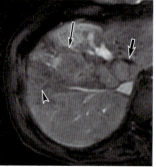

D EOB造影MRI（移行相）
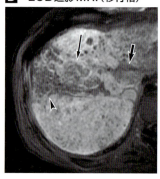

E EOB造影MRI（肝細胞相）
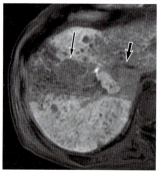

図2　門脈腫瘍栓を伴う肝細胞癌

A〜E：門脈前区域枝内に造影効果を有する腫瘤を認め，同部の門脈は拡張している（→）．門脈内病変は動脈相（B）で濃染し，門脈相（C）でwashoutされ，移行相（D）および肝細胞相（E）で低信号を呈している．内側に動脈相で濃染して移行相および肝細胞相で低信号を呈する腫瘤を認め（→），多血性肝細胞癌の像である．他のスライスで，門脈内病変はこの腫瘤から連続していることが確認できた（非提示）．門脈内病変より末梢側の肝実質に，造影前，門脈相，移行相，肝細胞相で低信号を呈する領域を伴っている（▶）．門脈腫瘍栓を考える所見である．

表	結節周囲のEOB取り込み低下の鑑別診断まとめ	
	MVIを伴う肝細胞癌	**門脈腫瘍栓を伴う肝細胞癌**
MRI	**MVIの存在を示唆する間接的所見** ●不整な腫瘍辺縁 ●腫瘍周囲の動脈相濃染 ●腫瘍周囲の肝細胞相低信号域	**門脈腫瘍栓を考える所見** ●造影効果を有する門脈内軟部構造 ●病変部の門脈拡張 ●肝細胞癌あるいは治療部から連続する門脈内病変 ●末梢側の肝実質に肝細胞相で低信号域を認めることもある

●●● 参考文献

1) Horrocks P, et al: Zahn's 'infarcts' of the liver. J Clin Pathol 19: 475-478, 1966.

2) 松井 修・他: 肝内血行障害あるいは変異と画像・病理. 肝の画像診断 —画像の成り立ちと病理・病態, 第2版. 医学書院, p.70, 71, 2019.

3) Li J, et al: Preoperative prediction and risk assessment of microvascular invasion in hepatocellular carcinoma. Crit Rev Oncol Hematol 190: 104107, 2023.

4) Xiong Y, et al: Accurate prediction of microvascular invasion occurrence and effective prognostic estimation for patients with hepatocellular carcinoma after radical surgical treatment. World J Surg Oncol 20: 328, 2022.

5) Chen ZH, et al: Effect of microvascular invasion on the postoperative long-term prognosis of solitary small HCC: a systematic review and meta-analysis. HPB (Oxford) 21: 935-944, 2019.

6) Wu Y, et al: Peritumoral imaging manifestations on Gd-EOB-DTPA-enhanced MRI for preoperative prediction of microvascular invasion in hepatocellular carcinoma: a systematic review and meta-analysis. Front Oncol 12: 907076, 2022.

7) Surov A, et al: Diffusion-weighted imaging reflects tumor grading and microvascular invasion in hepatocellular carcinoma. Liver Cancer 10: 10-24, 2021.

8) Nebbia G, et al: Pre-operative microvascular invasion prediction using multi-parametric liver MRI radiomics. J Digit Imaging 33: 1376-1386, 2020.

9) Yang Y, et al: Radiomic features of multi-ROI and multi-phase MRI for the prediction of microvascular invasion in solitary hepatocellular carcinoma. Front Oncol 11: 756216, 2021.

10) Thompson SM, et al: Venous invasion by hepatic tumors: imaging appearance and implications for management. Abdom Radiol (NY) 43: 1947-1967, 2018.

11) Sherman CB, et al: Distinguishing tumor from bland portal vein thrombus in liver transplant candidates with hepatocellular carcinoma: the A-VENA criteria. Liver Transpl 25: 207-216, 2019.

12) Ichikawa S, et al: Inter-observer agreement and accuracy of LI-RADS v2018 for differentiating tumor in vein from bland thrombus using gadoxetic acid-enhanced magnetic resonance imaging. Abdom Radiol (NY) 48: 2557-2569, 2023.

13) Bae JS, et al: How to best detect portal vein tumor thrombosis in patients with hepatocellular carcinoma meeting the milan criteria: gadoxetic acid-enhanced MRI versus contrast-enhanced CT. Liver Cancer 9: 293-307, 2020.

14) American College of Radiology: CT/MRI LI-RADS® v2018. available at: https://www.acr.org/Clinical-Resources/Reporting-and-Data-Systems/LI-RADS

15) Ahn JH, et al: Diffusion-weighted MRI of malignant versus benign portal vein thrombosis. Korean J Radiol 17: 533-540, 2016.

4）小児の肝病変

⑰ 小児肝腫瘍

藤川あつ子，宮坂実木子，宮嵜 治

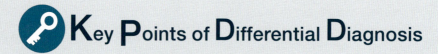

小児の肝腫瘍をみたらどう考えるか？

- 好発年齢がある程度定まっており，これを参考にするとよい．
- 小児の肝血管腫には重篤な病態を来すものがあり，臨床像を認知しておく必要がある．
- 肝芽腫と転移性腫瘍との鑑別は時に難しく，リンパ節腫大や原発巣の有無に着目する．
- floating aorta signを伴う場合は，神経芽腫の転移を考える．

■ 小児の肝腫瘍の解説 ■

　小児の肝腫瘍をみた場合，まず好発年齢を意識する．新生児や乳児期であれば頻度から血管腫，肝芽腫，悪性腫瘍の転移を軸に鑑別する（表1）．学童期では前述の鑑別疾患が除外されるわけではないが頻度は低下し，慢性肝疾患を背景とした肝細胞癌（hepatocellular carcinoma；HCC），血流障害を背景とした限局性結節性過形成（focal nodular hyperplasia；FNH），糖原病タイプ1と関連する肝細胞腺腫などが鑑別に入るようになる[1]．その他，良性腫瘍であるが，小児に特徴的な腫瘍として肝間葉性過誤腫がある．嚢胞成分が主体であるが充実部を含むこともあり，この際は他の腫瘍と鑑別が難しい場合がある．

表1　小児肝腫瘍の種類と発生年齢層

種類	新生児～幼児期	学童期
肝原発良性	肝間葉性過誤腫，血管腫，奇形腫	肝細胞腺腫，限局性結節性過形成
肝原発悪性	肝芽腫，血管肉腫，未分化肉腫，横紋筋肉腫，悪性ラブドイド腫瘍，悪性リンパ腫	肝細胞癌，血管内皮腫，肝内胆管癌
転移性	神経芽腫，腎芽腫，胸膜肺芽腫	悪性リンパ腫

■ 小児の肝腫瘍の鑑別疾患 ■

❶ 小児肝血管腫　hepatic hemangioma　図1　図2

　小児に生じる肝内腫瘤性病変として良性病変では肝血管腫が最多だが，これは成人でみられるいわゆる肝血管腫とは異なる．成人の肝血管腫はISSVA（International Society for the Study of Vascular Anomalies）分類では静脈奇形に相当する病変であるが，小児でみられる肝血管腫はISSVA新分類に基づいた病理組織学的背景はいまだに明らかにされていない[2]．新生児～幼児期に最も頻度の高い肝原発の悪性腫瘍である肝芽腫との画像上の鑑別には，①T2強

表2 小児肝血管腫の種類とその特徴

病型	発生時期	自然経過	採血データ	臨床像	合併症
focal type	胎児期	・生後12〜14か月で退縮	・生理的AFP高値	・貧血 ・凝固能異常	・胎児期：心拡大，心不全，水腫 ・新生児期：心不全
multifocal type	新生児期	・6か月頃まで増大し10か月頃で消退するものと，より後期に消退するものがある	・甲状腺機能異常 ・TSH高 ・T4低	・肝腫大 ・うっ血性心不全，甲状腺機能低下 ・6割にいちご状血管腫	・高拍出性心不全
diffuse type	新生児期	・肝臓全体に病変が広がる	・甲状腺機能異常 ・TSH高 ・T4低	・高度肝腫大と心不全 ・いちご状血管腫	・高拍出性心不全 ・腹部コンパートメント症候群 ・多臓器不全 ・重篤な甲状腺機能低下症

調像での高信号の程度（肝血管腫の方がT2強調像での信号が高い），②肝血管腫の方がADC（apparent diffusion coefficient）値が高い，③肝芽腫でみられる随伴所見としてのリンパ節転移や血管浸潤，転移巣の存在などが，ポイントとして挙がる．小児肝血管腫は成人ではみられない特殊病態であり，それを反映して後述のような画像所見が得られるため，知っておく必要がある．肝血管腫は形態・病態に応じて，focal type, multifocal type, diffuse typeに分類されている（表2）．

multifocal typeやdiffuse typeでは，病理組織学的にGLUT-1陽性でいちご状血管腫を伴うことが多く，高心拍性の心不全や甲状腺機能低下などの合併症が起こりうる．びまん型では腹部コンパートメント症候群を来しうる．病態に応じて，β遮断薬による治療や塞栓術，外科的切除術，血管結紮術，場合によっては肝移植も必要となる[3) 4)]．

画像所見：病変を観察する時期によって変化するが，まだ退縮が起きていない時期では，内部に拡張した動静脈を含む腫瘤性病変で，石灰化がしばしばみられる．超音波所見は様々で，基本的には境界明瞭な低エコー病変であることが多いが，不均一エコーや高エコー病変を呈する場合もある．内部シャントが大きいと血管腔を反映した低エコー域が囊胞のようにみえたり，肝動脈血流速度増加，盗血による腹腔動脈分枝以遠の腹部大動脈径の狭小化などの所見が生じることがある．造影検査を行うと，大きな病変では辺縁から徐々に中心へ造影される様子が確認される．単純CTでは，背景肝より低吸収を呈する．MRIではT2強調像で高信号，T1強調像で低信号，拡散強調像では高信号，ADC mapでは拡散低下を示さない[5)]．超音波所見での検討では，病変のサイズ，肝動脈血流速度，肝静脈の拡張などの所見が合併症である高心拍性心不全の頻度と関連するとの報告がなされている[6)]．

❷ 肝芽腫　hepatoblastoma　図3

肝芽腫は，小児に発生する肝原発悪性腫瘍のうち最多の病変である．3歳未満の乳幼児に好発する．肝内腫瘍があって，α-fetoprotein（AFP）▶MEMO が異常高値であれば，肝芽腫が強く疑われる．一方，肝芽腫でAFP低値（＜100ng/mL）の場合は予後不良のリスク因子とされており，

MEMO 小児のAFP値

AFPは，小児期は生理的高値を呈する．基準値は出生時10,000〜100,000ng/mLで，成長ともに減少し，1歳時には成人と同じ値（10ng/mL未満）となる．

化学療法抵抗性を示す病変である可能性が示唆される.

病期分類には, SIOPEL (Scoiété Internationale d'Oncologie Pédiatrique-Epithelial Liver Tumor Study Group/英語名 International Childhood Liver Tumor Strategy Group) のPRETEXT (Pre-Treatment Extent of Disease) が用いられる[7]. 肝芽腫の特徴として右葉発生が多く, 巨大で, 肺転移を伴うことが多いことなどがある. 背景リスク因子には低出生体重児, 家族性大腸ポリポーシス, Beckwith-Wiedemann症候群, 18トリソミー, Down症候群 (21トリソミー), Aicardi症候群, Li-Fraumeni症候群, Goldenhar症候群, タイプ1a糖原病 (von Gierke病) などが知られており, 腹部超音波検査による定期スクリーニングが推奨されている.

画像所見：超音波所見は通常, 不均質で背景肝実質よりも高エコーの病変で内部壊死や石灰化を伴うことがある[8]. 単純CTでは背景肝より低吸収の境界明瞭な病変として描出される[9]. 半数で石灰化がみられる[8][9]. MRIではT2強調像で高信号, T1強調像で低信号を呈し, いずれの造影相においても背景肝実質に比して造影効果は弱い. 組織型はepithelial typeとmixed epithelial and mesenchymal typeに大別され, それらはさらに複数のタイプに分類されている. そして肝芽腫は, これら様々なタイプがしばしば混在する多様性のある病変であることから, 内部信号の均質性も症例ごとに異なる[8]. 拡散強調像では通常拡散制限を呈しADC値は低値を示す[10]. 肝細胞特異性造影剤ガドキセト酸ナトリウム (Gd-EOB-DTPA, 以下EOB) の肝細胞相において, EOBの取り込み低下がみられる. EOB造影MRI肝細胞相での評価は微細病変の描出に優れており, 特に術前評価には欠かせない検査である. しばしば肝内に多発病変を呈し, 脈管浸潤も観察される[7].

❸ 肝間葉性過誤腫　hepatic mesenchymal hamartoma　図4

新生児期の肝良性腫瘍では, 血管腫に次いで2番目に多い. 良性病変ではあるが, 胎児期含めて腫瘤による圧排症状を呈することがある. 病理組織学的には, 粘液様の粗な線維性間葉系組織内に胆管や肝細胞索が不規則に混在し, 間質内囊胞様変性を伴う. 囊胞変性の程度により, 病変は囊胞主体の病変であったり, 充実部主体の病変であったりする. 自然消退が知られているが, 未分化胚細胞腫瘍への悪性転化が生じることが知られており, 切除が確実な治療法である.

画像所見：超音波像では囊胞成分は無エコー域として, 充実部は背景肝より高エコーに描出される. カラードプラで血流は疎である. 単純CTで, 間質部は一般的に背景肝より低吸収を呈する. 石灰化は稀で, 造影では隔壁と充実部が造影効果を呈する. MRIで囊胞は含有する蛋白濃度により信号が変動するが, 基本的にT2強調像で高信号, T1強調像で低信号を呈する. 間質や充実部は線維組織によりT1強調像, T2強調像ともに低信号を呈し, 造影効果がみられる[11]. **肝細胞を含むため, EOB造影MRI肝細胞相で充実部には造影剤の取り込みがみられる**[12].

❹ 肝転移　liver metastases　参考症例　図5　図6

肝転移の原発巣は神経芽腫が最も多く, その他, 腎芽腫, 胚細胞腫瘍, 消化管間質腫瘍 (gastrointestinal stromal tumor；GIST) などからの転移も考慮する. 肝に隣接する原発巣やそのリンパ節転移があまりにも大きいため, 全体があたかも肝原発の巨大な腫瘍のようにみえ, 病変の解析が視覚的な画像評価のみで難しい場合がある. 神経芽腫の転移であれば, 大動脈の背側にも病変が分布することにより腹側に大動脈が偏位するfloating aorta signの所見がみられることや, MIBGシンチグラフィでの集積などが鑑別に有用となる.

⑤ 肝細胞癌　hepatocellular carcinoma；HCC

　　肝細胞癌は小児の肝原発悪性腫瘍で2番目に頻度の高い病変で，小児期では10歳以上に生じることが多い．リスク因子となる背景疾患は，B型肝炎ウイルス（HBV）感染，チロシン血症の頻度が高く，その他のリスク因子として，胆道閉鎖症，進行性家族性肝内胆汁うっ滞症，Alagille症候群，非アルコール性脂肪性肝疾患（nonalcoholic fatty liver disease；NAFLD）などが知られている．fibrolamellar HCCは背景に慢性肝疾患がなくても発生する[11]．いずれの画像診断も，成人でみられる通常のHCCと大差はない．

症例1　生後1週，女児　出生時より血液凝固異常を呈し，全身状態悪化のリスクから腫瘍切除が行われた．GLUT-1は陰性であった．

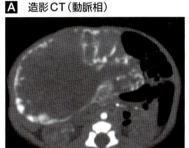
A 造影CT（動脈相）

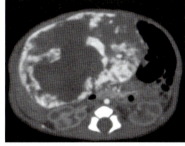
B 造影CT（門脈相）

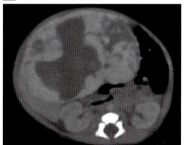
C 造影CT（平衡相）

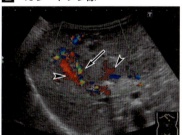
D 超音波像（Bモード）　E カラードプラ像

図1　肝血管腫（focal type）
A〜C：肝左葉に巨大腫瘤がみられ，辺縁から徐々に中心に造影効果が広がる．
D：腫瘍内部には拡張した血管腔と考えられる無エコーの領域（→）が多発している．
E：拡張した血管（→）と乱流を示すモザイク信号（▶）がみられる．

症例2　生後1週，女児　多発する皮膚のいちご状血管腫を伴っていた．

A MRI 拡散強調像（b＝800s/mm²）

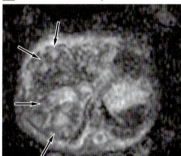
B MRI ADC map

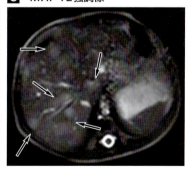
C MRI T2強調像

図2　肝血管腫（multifocal type）
A〜C：肝内にいずれも高信号を呈する結節が認められる（→）．
肝血管腫が経過で増大傾向を示したことからβブロッカー投与がされ，その後，退縮した．

1章 肝臓

症例3 1歳6か月，男児　26週3日1031gで出生，20か月時に腹部腫瘤に気づかれた．

A　造影CT冠状断再構成像　　B　造影CT冠状断再構成像　　C　造影CT冠状断再構成像

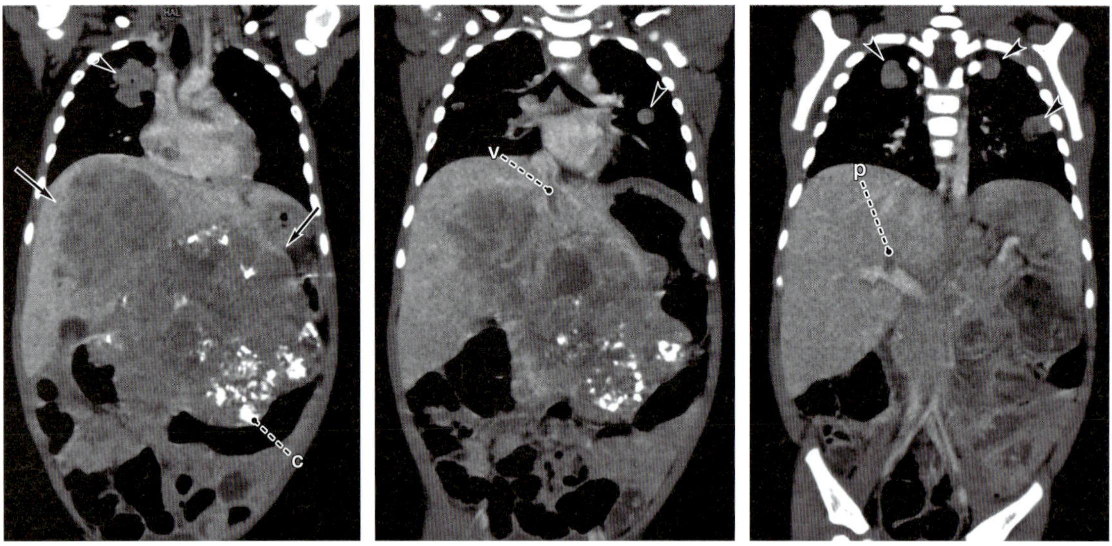

図3 肝芽腫

A〜C：肝左葉と尾状葉に石灰化（A；点線c）含む巨大な腫瘤性病変があり（A；→），内部造影効果は不均一である．肝静脈には腫瘍栓（B；点線v）を認める．門脈左枝に腫瘍栓（C；点線p）を認める．両肺には多発する転移巣（►）を認める．

症例4 2か月，男児　腹部膨満，哺乳不良．

A　超音波像（Bモード）　　B　MRI 脂肪抑制造影T1強調像

図4 肝間葉性過誤腫

A，B：肝中央部と右葉後区域にそれぞれ囊胞性病変が認められ（→），超音波でみられる内部隔壁（A；►）は，MRI（B）では不明瞭である．左葉外側区域辺縁には，辺縁に充実部を伴った囊胞性病変がみられ（▷），充実部は背景肝実質とほぼ同様の造影効果を呈している．

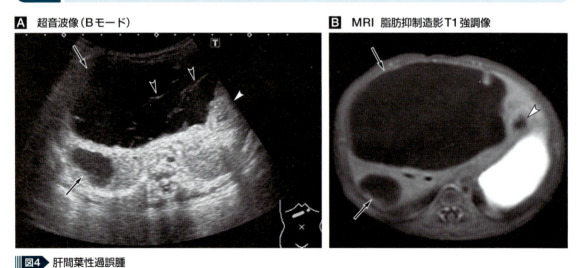

参考症例　2歳，男児　腹部腫瘤．

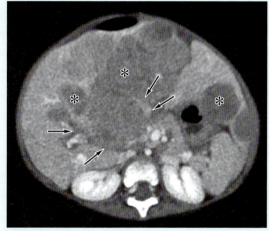
A　造影CT

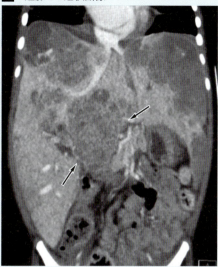
B　造影CT冠状断像

図5　肝芽腫のリンパ節転移

A，B：肝芽腫の多発肝内病変（＊）がみられる．肝内病変と境界不明瞭な軟部腫瘤が肝十二指腸間膜～大動脈周囲まで（→），大きく張り出している．肝外に張り出した成分はリンパ節転移が示唆されるが，大動脈より背側へは病変分布はなく，大動脈位置の偏位は伴わない．

参考症例　1歳，女児　腹部腫瘤．

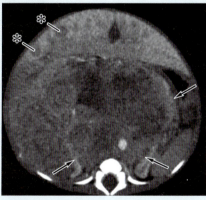
A　造影CT

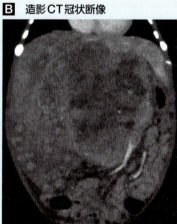
B　造影CT冠状断像

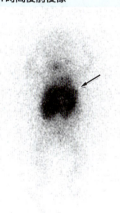
C　MIBGシンチグラフィ24時間後前後像

図6　神経芽腫の肝転移，リンパ節転移

A，B：図4と同様に多発肝内病変（＊）がみられ，肝門部から肝臓と境界不明瞭な軟部腫瘤が大動脈周囲まで（→）大きく張り出し，大動脈背側にも病変が分布し大動脈は腹側へ偏位している．
C：病変部に集積増加がみられる（→）．

1章 肝臓

表3 小児の肝腫瘍の鑑別診断まとめ

	肝血管腫	肝芽腫	肝間葉性過誤腫	神経芽腫の肝転移	肝細胞癌
好発年齢	●胎児期 ●新生児期	●乳幼児期	●新生児〜幼児	●乳幼児	●学童期
臨床像	●心不全 ●凝固異常 ●甲状腺機能低下など	●AFP高値 ●悪性所見(転移,浸潤)	●腹部腫瘤		●慢性肝疾患背景
画像所見	●内部にシャントを伴う拡張血管 ●ADC高値	●不均一 ●ADC低値	●囊胞,充実部,隔壁を伴う ●囊胞が主体のことが多い ●充実部にEOB取り込みあり	●MIBG集積 ●傍大動脈リンパ節転移によるfloating aorta	●拡散制限を呈する腫瘤 ●EOB取り込み低下
マネージメント	●経過観察 ●手術 ●内服 ●塞栓術	●手術 ●化学療法	●可能なら手術	●化学療法	●手術 ●化学療法 ●放射線照射

●●● 参考文献

1) Lucas B, et al: Pediatric primary hepatic tumors: diagnostic considerations. Diagnostics (Basel) 11: 333, 2021.

2) 黒田達夫・他: 乳幼児巨大肝血管腫診療ガイドライン総説. 血管腫・脈管奇形・血管奇形・リンパ管奇形・リンパ管症診療ガイドライン 2022. p.497-501, 2022. available at: https://issvaa.jp/wp/wp-content/uploads/2024/02/456f4401fc4d6ae2872da1dd57563868.pdf

3) Gong X, et al: Infantile hepatic hemangiomas: looking backwards and forwards. Precis Clin Med 5: pbac006, 2022.

4) Valamparampil JJ, et al: Hepatocellular carcinoma in paediatric patients with alagille syndrome: case series and review of literature. J Gastrointest Cancer 51: 1047-1052, 2020.

5) Kassarjian A, et al: Infantile hepatic hemangiomas: clinical and imaging findings and their correlation with therapy. AJR 182: 785-795, 2004.

6) Joshi VM, et al: CT and MR imaging of the inner ear and brain in children with congenital sensorineural hearing loss. RadioGraphics 32: 683-698, 2012.

7) Towbin AJ, et al: 2017 PRETEXT: radiologic staging system for primary hepatic malignancies of childhood revised for the Paediatric Hepatic International Tumour Trial (PHITT). Pediatr Radiol 48: 536-554, 2018.

8) McCarville MB, et al: Diagnosis and staging of hepatoblastoma: imaging aspects. Pediatric Blood Cancer 59: 793-799, 2012.

9) Chung EM, et al: From the archives of the AFIP: pediatric liver masses: radiologic-pathologic correlation. part 2. malignant tumors. RadioGraphics 31: 483-507, 2011.

10) Caro-Domínguez P, et al: Can diffusion-weighted imaging distinguish between benign and malignant pediatric liver tumors? Pediatr Radiol 48: 85-93, 2018.

11) Chung EM, et al: From the archives of the AFIP: pediatric liver masses: radiologic-pathologic correlation part 1. benign tumors. RadioGraphics 30: 801-826, 2010.

12) Pugmire BS, et al: Magnetic resonance imaging of primary pediatric liver tumors. Pediatr Radiol 46: 764-777, 2016.

2章 胆嚢・胆管

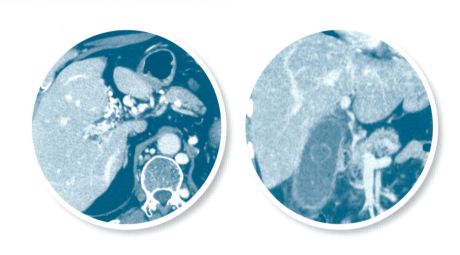

2章 胆嚢・胆管

1）胆管病変

❶ 胆管壁肥厚・狭窄（多発狭窄を含む）

井上 大

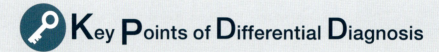

胆管壁肥厚・狭窄をみたらどう考えるか？

- 胆管壁肥厚は胆管壁に炎症，もしくは腫瘍性病変が生じた際にみられる所見である．
- 画像上，胆管壁肥厚を認めた際には，腫瘍性か炎症性かの鑑別が最も重要である．
- CT・MRI所見が鑑別に有用な症例も存在するが，画像のみでの鑑別が困難な症例では無理に診断を行わず，臨床所見や内視鏡的検査の所見を総合的に評価した上で鑑別を進める．

■ 胆管壁肥厚・狭窄の解説

　胆管壁肥厚は，炎症であれ腫瘍であれ，胆道系に異常が生じた際にみられる所見である．この所見がみられた際には，一般的に鑑別は多岐にわたる．胆管癌では腫瘍進展に伴う細胞密度の増加，線維化などにより壁肥厚が生じるとともに，内腔狭窄が生じる．非腫瘍性病変としては胆道感染に伴う胆管炎で胆管壁肥厚が生じる．胆管炎においては主に内腔面に炎症が生じ，壁肥厚を呈する．罹患部の胆管壁肥厚や内腔狭窄の程度は，胆管癌や後述の硬化性胆管炎に比較すると軽度である場合が多い．硬化性胆管炎の原因は様々であり，原発性硬化性胆管炎，IgG4関連硬化性胆管炎に加え，近年では，免疫チェックポイント阻害薬（immune checkpoint inhibitor；ICI）によるirAE硬化性胆管炎が知られている．いずれも胆管壁に炎症を生じること，また，それに伴う線維化により壁肥厚を生じ，症例によっては内腔狭窄を伴うことがある．

■ 胆管壁肥厚・狭窄を示す鑑別疾患

❶ 胆管癌　cholangiocarcinoma　図1　図2

　画像上，胆管壁の肥厚や内腔狭窄を認めた際には第一に鑑別に挙げるべき疾患である．肝門部領域胆管～遠位胆管のいずれの部位にも生じうる（図1　図2）．肉眼分類により乳頭型，結節型，平坦浸潤型に分類されるが，画像上はいずれも壁肥厚，もしくは内腔に突出するような乳頭状構造として描出されることが多い．胆管癌は胆管上皮から生じ，胆管長軸に沿った進展を示すとともに，粘膜下から胆管壁外方向への浸潤（垂直浸潤）も示す．乳頭状病変は他の硬化性胆管炎ではあまりみることはなく，胆管癌を強く疑うことが可能である一方で，平坦浸潤型ではしばしば硬化性胆管炎と類似した所見を示す．胆管壁肥厚は非対称（asymmetric）な壁肥厚を示す場合が多いが，CT・MRIではこの偏在性の評価が難しい場合があり，超音波内視鏡（endoscopic ultrasonography；EUS）や管腔内超音波（intraductal ultrasonography；IDUS）

症例1 70代，男性　体重減少．

図1
肝門部領域胆管癌

A，B：左右肝管～総肝管に壁肥厚を認め，内腔は狭窄，一部壁外に突出を認める（→）．
C：総肝管レベルに内腔狭窄を認め（→），肝内胆管は両葉で拡張している．
D：左右肝管起始部～総肝管レベルに急峻な内腔狭窄を認める（→）．
周囲に突出するような壁肥厚と急峻な内腔狭窄所見から胆管癌が疑われ，外科的切除が行われた．

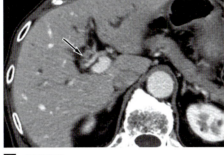
A　造影CT

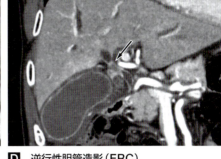
B　造影CT冠状断像

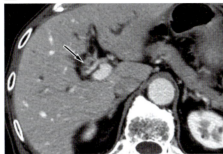
C　MRCP

D　逆行性胆管造影（ERC）

症例2 60代，女性　前医で胆管拡張を指摘され紹介．

図2　**遠位胆管癌**

A，B：膵内胆管に壁肥厚を認める（→）．さらに，上流胆管にも壁肥厚がみられるが（▶），胆汁うっ滞に伴う変化であった．
C，D：遠位胆管に急峻な狭窄を認める（→）．

膵内胆管の壁肥厚と急峻な内腔狭窄を認めることから胆管癌が疑われ，外科的切除が施行された．IgG4関連硬化性胆管炎も類似の所見を呈するが，膵臓/膵管に異常所見のないことから，可能性はかなり低いと判断した．

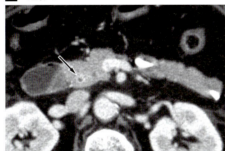
A　造影CT

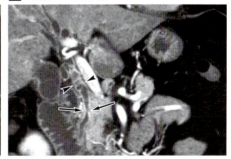
B　造影CT冠状断像

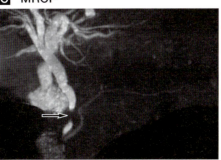
C　MRCP

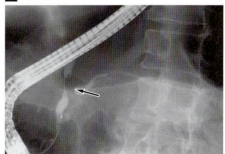
D　ERC

2章 胆囊・胆管

での評価を行う必要がある．壁外脂肪組織まで浸潤がみられる場合や，近傍脈管まで浸潤するような症例においては，胆管癌を強く疑うことが可能である．一方，**壁内に限局しているような症例では，後述の硬化性胆管炎との鑑別にしばしば難渋する**．また，胆管癌は閉塞性黄疸を生じ，胆汁うっ滞により上流側胆管拡張を呈することがある．胆汁うっ滞が生じた場合には上流胆管壁に炎症が生じ，あたかも画像上びまん性に壁肥厚を生じているようにみえる症例もあるため，注意が必要である（‖**図2**▶）．このような症例では胆管の閉塞部位を見極め，閉塞部の壁の詳細な評価を行うことが重要である．胆管癌は多発壁肥厚を来す頻度は低いが，粘膜下の進展度合いにより，実際には腫瘍は連続しているにもかかわらず，胆管内をskipしているようにみえる場合があることも知っておくべきである．

❷ 原発性硬化性胆管炎　primary sclerosing cholangitis；PSC　‖**図3**▶ ‖**図4**▶

　原因不明の硬化性胆管炎であり，胆管上皮に強い炎症を生じ，慢性炎症と線維化により胆管壁の肥厚，内腔狭窄，胆汁うっ滞を来す．好発年齢は20～40代および60～70代の2峰性を示し，欧米に比較してわが国では頻度は低いとされている．黄疸などの症状を呈する症例がある一方，症状が乏しく，肝機能障害をきっかけに画像診断を行い診断される症例も少なからず存在するため，特徴的な画像所見に関しては熟知しておく必要がある．有効な薬剤は存在せず，慢性的な胆汁うっ滞により，病状が進行すると肝硬変や肝不全に至り，肝移植を必要とする症例が存在する．

　画像上は，肝内胆管～総胆管にかけて多発壁肥厚とそれに伴う狭窄と拡張が多発してみられること（数珠状所見）が特徴的である（‖**図3**▶ ‖**図4**▶）．また，胆管上皮に強い炎症を生じるため，造影CT動脈相では，罹患部胆管周囲に斑状の早期濃染がみられることが多い．これは，炎症に伴う局所の血流増加を反映した所見と推定される（‖**図4**▶）．診断には，**胆管像が重要で，よく知られている所見として数珠状所見（beaded appearance）に加え，肝内胆管分枝の消失がみられる剪定状所見（pruned tree appearance），胆管壁の不整像や憩室様突出（shaggy appearance, diverticulum-like outpouching）が特徴的とされている**[1]．これらの像は，基本的には逆行性胆管造影（endoscopic retrograde cholangiography；ERC）でみられるが，侵襲的な検査である．近年では，機器の進歩によりMRCPでもこれらの所見がみられるようになり，非侵襲的な胆管像の評価として期待される．また，PSCは胆管癌の合併頻度が高く，**経過観察中に部分的な胆管壁肥厚/胆管拡張の増悪や腫瘍形成がみられた際には，胆管癌の合併の可能性を疑って精査を行う必要がある**．その他に，潰瘍性大腸炎などの炎症性腸疾患の合併も知られており，CTでの評価の際には腸管の所見にも注意を払うことが重要である．

❸ IgG4関連硬化性胆管炎　IgG4-related sclerosing cholangitis；IgG4-SC　‖**図5**▶

　IgG4関連疾患の胆管病変である．**本疾患は原因不明の全身疾患であり，全身臓器に異時性，同時性に病変を形成する．中高年男性に好発し，膵臓，涙腺唾液腺，腎尿路系，大動脈周囲～後腹膜病変の頻度が高い**[2]．胆道系にも病変を形成し，肝障害，閉塞性黄疸を来すことがある．治療はステロイド治療が奏効し，PSCと異なり可逆性を有する．胆管癌，PSCと大きく異なる点として，本疾患では胆管上皮に病変を形成することはほとんどなく，粘膜下の胆管付属線周囲を主座に病変を形成する点が挙げられる．このため，**罹患部胆管内腔面は狭窄することはあっても，比較的平滑に保たれる**．病変はリンパ球，形質細胞浸潤，線維化，閉塞性静脈炎により形成され，罹患部胆管壁には肥厚がみられる．肝内胆管～総胆管のいずれの部位にもみられ，肝内胆管病変ではGlisson鞘に沿った形で軟部腫瘤（炎症性偽腫瘍）を形成する場合があるが，肝実質との境

120

症例3 30代，男性　前医で原発性硬化性胆管炎を疑われ紹介．

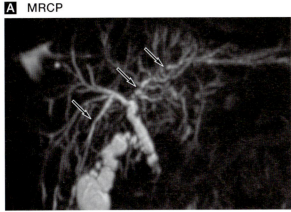
A　MRCP

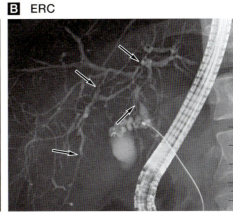
B　ERC

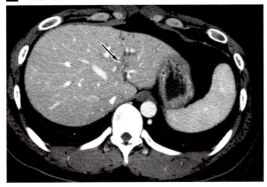
C　造影CT

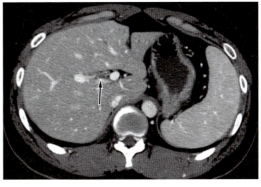
D　造影CT

図3　原発性硬化性胆管炎（PSC）
A，B：肝内胆管や総肝管に多数の限局性の狭窄と軽度の拡張がみられ（→），数珠状を呈している．
C，D：肝内胆管に壁肥厚がみられる（→）．

症例4 30代，男性　肝障害，原発性硬化性胆管炎疑い．

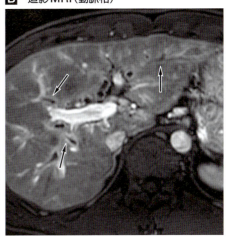
A　MRCP　　B　造影MRI（動脈相）

図4　原発性硬化性胆管炎（PSC）
A：肝内胆管や総胆管に多数の限局性狭窄を認める（→）．
B：肝内胆管壁肥厚と周囲実質の多数の早期濃染を認める（→）．

界は明瞭である．同じIgG4関連疾患の膵病変である自己免疫性膵炎（autoimmune pancrea-titis；AIP）と同時にみられる頻度が高く，膵内胆管の同心円状の壁肥厚として画像上は描出される（**図5**）．通常は周囲への浸潤傾向はみられず，壁肥厚部胆管周囲脂肪組織や膵実質との境界は明瞭である．肝内胆管や肝門部胆管に病変がみられた際には，胆管癌やPSCとの鑑別が問題になる．前述のように，病変の主座がPSCや胆管癌と異なり，通常は上皮面が正常に保たれるが，胆管壁自体の層構造の評価がCTやMRIでは困難なことが多く，胆管壁の性状に依存した画像での鑑別はきわめて難しい．IgG4-SCの胆管像に関してはいくつか報告がされており，PSCでみられる数珠状変化に比較して，狭窄長が長く，なだらかであることに加え，胆管壁の不整や憩室状変化がみられる頻度は低いとされている[1]．また，胆管周囲肝実質の早期濃染がみられる頻度も低い．これらの違いは，IgG4-SCでは上皮傷害の程度が低いことに由来すると考えられる．

　IgG4-SCの診断は，血清IgG4値や画像所見，病理所見を総合的に評価して行うが，病変の主座が粘膜下にあるため，胆道生検では十分な組織を得ることが困難である．画像所見のみではIgG4-SCと胆管癌，PSCとの鑑別が難しい症例が多いが，前述のように**IgG4-SCは胆管外，特に膵臓にIgG4関連病変を伴うことが多く，本症を疑った際には画像検査による全身スクリーニングが必要である**．胆管単独病変においては胆管癌との鑑別が難しい場合が多く，画像検査や内視鏡的な診断を併せた集学的なアプローチが必要になるが，それでも鑑別しきれない症例は存在する[3]．胆管単独病変の中には，胆管癌疑いとして外科的切除術後に診断されている症例も多い．血清IgG4値はIgG4関連疾患において有用な診断マーカーであるが，胆管癌でも一部症例では上昇することが知られており，**血清IgG4値のみをもって鑑別を行うことは避けるべきである**．

❹ irAE硬化性胆管炎　immune-related adverse events sclerosing cholangitis　**図6**

　近年，免疫チェックポイント阻害薬（immune checkpoint inhibitor；ICI）の使用頻度の増加に伴い，免疫関連有害事象（immune-related adverse events；irAE）の合併が知られるようになってきた．消化器領域では肝障害や腸炎がよく知られているが，膵胆道系にもirAEが生じることが報告されてきた[4]．胆管病変ではirAE硬化性胆管炎が知られており，肝胆道系酵素の上昇とともに，胆管壁肥厚や拡張がみられる．胆道内視鏡検査を行った症例の報告では，胆管上皮の潰瘍形成や脱落を認め，胆管生検では間質の炎症細胞浸潤を伴い，特にCD8優位のリンパ球浸潤がみられるとされている．治療はICIの休薬に加え，ステロイドや免疫抑制薬が使用されるが，IgG4-SCに比較してステロイド反応性は悪いとされる．

　画像所見に関してまとまった報告はないが，胆管壁肥厚と非閉塞性の胆管拡張所見が知られている[4]．**これらの所見は，先に挙げたPSCやIgG4-SCと類似しており，画像での鑑別は現時点では難しいと考えられる（図6）．早期の休薬，免疫抑制薬による加療が必要な病態であり，担癌患者の内科的加療中には胆管壁の肥厚の有無に留意して読影を行い，胆道系の異常を認めた際には，ICI使用の有無を確認することが診断への重要なステップであると考えられる**．

❺ その他の胆管壁肥厚の鑑別とまとめ

　硬化性胆管炎は，前述の他に，HIV（human immunodeficiency virus）関連や，肝動脈化学塞栓療法（transcatheter arterial chemoembolization；TACE）後の胆管虚血による硬化性胆管炎が知られている．また，胆道感染や膵頭部癌などによる閉塞性黄疸，それに対するステント留置後などにもみられることがある．さらに，頻度は稀であるが，膵癌や胃癌など他の癌

瘍が肝門部に進展したりリンパ節転移を生じた際に肝十二指腸間膜内～肝内Glisson鞘に沿ってリンパ管内を腫瘍が進展し（癌性リンパ管炎），これにより胆管壁が肥厚しているようにみえる場合があり，既往歴なども併せて診断に当たる必要がある（図7）．胆管壁構造の詳細な評価は画像検査では難しい場合もあるが，MRCPなどで膵胆道系の評価を行えることや，CTなどでの胆管外病変のスクリーニングが可能であること，非侵襲的に経時変化の追跡を行えることなど，画像検査の果たす役割は決して小さくはない．また，薬剤使用歴や炎症性腸疾患の有無，血清IgG4値など画像外情報に加え，EUSや逆行性胆管造影（ERC），胆管鏡所見や生検の限界点 ▶MEMO など，それぞれの疾患の病態や内科的な知識を知っておくことで，鑑別が可能となる症例も存在する．このため，画像診断医として画像所見に関する知識を網羅し，内科医，病理医など他科の医師と連携して診断を進め，正確な診断にたどり着く努力を怠ってはならない．

症例5　70代，男性　肝障害．

A 造影CT
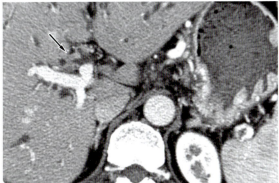

B 造影CT
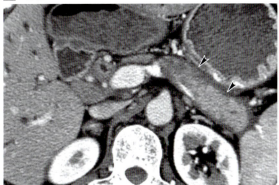

C 造影MRI
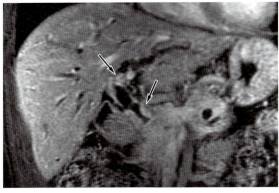

D MRCP
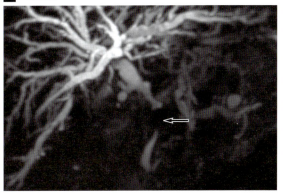

図5 ▶ IgG4関連硬化性胆管炎（IgG4-SC）

A，B：肝門部胆管や総胆管に壁肥厚を認め，肝内胆管は拡張している（→）．膵臓は腫大し，capsule-like rimを伴い，典型的な自己免疫性膵炎の所見である（▶）．
C：肝門部～総胆管に壁肥厚を認め，内腔狭窄を伴うが，周囲への浸潤傾向は認めない（→）．
D：壁肥厚部で胆管狭窄を認め，上流胆管は拡張している（→）．
血清IgG4値と併せて診断後，ステロイド加療を施行．胆管，膵臓病変はいずれも改善した．

2章 胆嚢・胆管

症例6　50代，女性　上咽頭癌術後，免疫チェックポイント阻害薬のペムブロリジマブ加療中，肝胆道系酵素上昇．

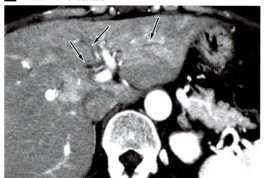

A　造影CT（動脈相）

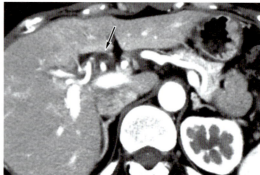

B　造影CT

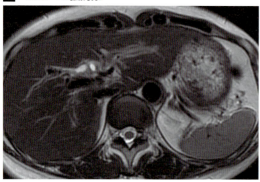

C　MRI T2強調像

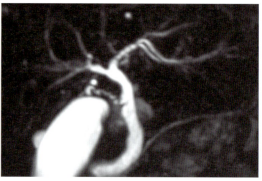

D　MRCP

図6　irAE硬化性胆管炎

A，B：肝内胆管や肝門部胆管壁に軽度の肥厚を認め（→），動脈相では，PSCと類似した胆管周囲実質の斑状早期濃染を認める．
C：Glisson鞘の浮腫状変化を認める（→）．
D：胆管内腔の狭窄は軽度である．
薬剤使用歴よりirAE硬化性胆管炎を疑い，休薬，肝庇護薬の投与を行い，改善した．

症例7　70代　男性　胃癌術後．

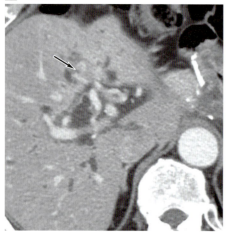

A　造影CT

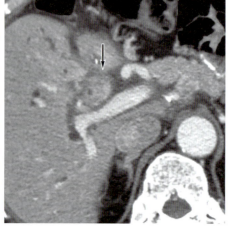

B　造影CT

図7

胃癌術後再発，肝門部リンパ管内進展

A，B：肝門部再発のリンパ管内進展によると考えられる胆管壁肥厚，閉塞性黄疸，肝内胆管拡張を認める．肝門部胆管～総胆管にかけて全周性の壁肥厚を認める（→）．

表　胆管壁肥厚・狭窄を示す鑑別診断まとめ

	胆管癌	原発性硬化性胆管炎	IgG4関連硬化性胆管炎
CT	・偏在性壁肥厚，壁外進展 ・上流胆管高度拡張 ・脈管浸潤	・多発胆管壁肥厚 ・肝内胆管周囲の斑状早期濃染	・同心円状壁肥厚 ・多彩な胆管外病変（膵臓，後腹膜など）
MRI/MRCP/ERCP	・通常は狭窄部は単発性，胆管内腔は不整	・胆管病変は多発，数珠状胆管狭窄，憩室様突出，剪定状所見	・胆管病変は単発，多発いずれもありうる ・胆管内腔は平滑で狭窄長は長い
治療	・外科的治療，化学療法など	・内科的治療に加え，進行例では肝移植が考慮される	・ステロイド治療

MEMO　生検の限界点

胆管壁の生検は超音波内視鏡（EUS）下で行われることもあるが，多くの症例では内視鏡下で経乳頭的に行われる．このような場合には胆管壁肥厚部を透視下で正確に把握することが難しい場合があることや，生検鉗子がどうしても胆管内を長軸方向（胆管走行に沿った方向）に向かいやすくなるため，胆管壁に垂直に向けて組織を採取することが困難な場合がある．このため，採取できる組織量に限界があることや，多くは粘膜面しか採取できないため，IgG4-SCや癌性リンパ管炎など，粘膜下に病変の主座がある場合には生検での診断が困難であり，生検の限界点として知っておくべきポイントである．

●●● 参考文献

1) Nakazawa T, et al: Diagnostic criteria for IgG4-related sclerosing cholangitis based on cholangiographic classification. J Gastroenterol 47: 79-87, 2012.
2) Inoue D, et al: IgG4-related disease: dataset of 235 consecutive patients. Medicine (Baltimore) 94: e680, 2015.
3) Nakazawa T, et al: Isolated intrapancreatic IgG4-related sclerosing cholangitis. World J Gastroenterol 21: 1334-1343, 2015.
4) Kawakami H, et al: Imaging and clinicopathological features of nivolumab-related cholangitis in patients with non-small cell lung cancer. Invest New Drugs 35: 529-536, 2017.

1)胆管病変

❷ 胆管内腫瘍

小森隆弘

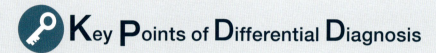

胆管内腫瘍をみたらどう考えるか？
- まずは頻度も考慮し，胆管癌の可能性を考える．
- 典型的な胆管癌の所見を示していない場合，胆管内腫瘍の形態，性状を確認し，他疾患の鑑別を進める．
- 腫瘍上流・下流の胆管性状，腫瘍と胆管との交通の有無に着目して，詳細な評価を行う．

■■■ 胆管内腫瘍の解説 ■■■

　胆管癌は，術前画像診断と標本割面，胆管を切開した粘膜面から，肉眼型（乳頭型，結節型，平坦型）が分類される[1]．腫瘤形成型の胆管癌に関しては，「1章 3）限局性異常（肝腫瘤）」の項目を参照されたい．**臨床読影上，胆管病変／胆管内病変としては一般に，胆管壁の不整肥厚を示すもの，結節状構造を認めるもの，内腔に乳頭状発育を示すものが問題となる．**

　本項では，胆管内に結節状病変ないし乳頭状発育を示す所見を中心に，胆管内乳頭状腫瘍（intraductal papillary neoplasm of the bile duct；IPNB），胆管癌，原発性／転移性肝腫瘍の胆管浸潤（腫瘍栓形成）の典型症例，特徴的な画像所見を紹介し，鑑別疾患・鑑別ポイントを交えて説明する．

■■■ 胆管内腫瘍の鑑別疾患 ■■■

❶ 胆管内乳頭状腫瘍　intraductal papillary neoplasm of the bile duct；IPNB　　図1　図2

　IPNBは，2010年に消化器腫瘍WHO分類，第4版で，**胆管内に乳頭状増殖を示す上皮内腫瘍で，病理組織学的に細い線維血管性の茎を有する腫瘍とされた**[2]．発生部位，粘液産生の程度により様々な形態（鋳型〜紡錘型，嚢胞形成型）を示すことが知られており[3]，その腫瘍形態に応じて多様な鑑別疾患が挙げられる．鋳型〜紡錘型を示すIPNB（図1）では，乳頭状の充実部が胆管内腔にはまり込み上流胆管の拡張を示すものが多い．下流胆管の拡張の程度は粘液産生の程度に依存するが，時に充実部のサイズが小さく，胆管拡張が目立たない症例も存在する．嚢胞形成型のIPNB（図2）は嚢胞壁に乳頭状病変を認めることが多く，ほとんどが肝内に認められる．過剰な粘液産生により嚢胞状の胆管拡張，隣接胆管の拡張，下流胆管の拡張を伴うものが多い．胆管内に発育する充実成分は乳頭状ないしシダ状を示すことが多く，MRIのT2強調像では拡張胆管内に欠損像として充実部が描出されることもある．ただし，胆管内の信号が不均一な場合や

充実部のサイズが小さい場合，また胆管拡張が乏しい場合には，充実部が不明瞭なこともある．IPNBは**通常胆管との交通を有し，他の嚢胞性腫瘍との鑑別のキーポイントとなる**．CT・MRIで確認が困難な場合は，侵襲的になるが胆道直接造影を用いて，腫瘍と胆管の交通を確認することも重要である．

❷ 胆管癌　cholangiocarcinoma　|||図3▶

胆管癌の画像所見には，①不整形の浸潤性腫瘍，腫瘤形成型，②偏在性あるいは全周性の胆管壁肥厚，③胆管内腔に突出する腫瘍を示すパターンが存在し，『胆道癌取扱い規約』の肉眼病理学的分類に反映されている[1]．一般に胆管狭窄を認め，病変部での胆管途絶，上流の胆管拡張を示すとされる．造影検査では不整形腫瘍や壁肥厚部は豊富な線維成分を反映し，漸増性，遷延性の造影効果を示すことが多い．胆管内腔に突出する構造を認める場合，同部分は時に早期に造影されることがある．読影において，病変の深達度や水平方向への進展の評価は切除可否にもかかわるため，慎重な評価が望ましい．

胆管内腔に突出する腫瘍は，これまで乳頭状胆管癌と報告された病変も含まれ[4]，後述するtype II IPNBに相当する症例も存在する▶MEMO．

❸ 肝細胞癌の胆管浸潤　bile duct invasion of HCC (hepatocellular carcinoma)　|||図4▶

肝細胞癌は肝実質内に発生し，一般に造影検査で早期濃染，washoutを示す．周囲肝実質に対して圧排性増生を示し，時に血管内（特に門脈内）で腫瘍栓を形成する．また，胆管内腔にも腫瘍栓を形成することがある．肝細胞癌が胆管内に浸潤する頻度は切除例で2.8%とされ，比較的稀な病態であるが[5]，胆道閉塞や胆道出血といった病態に至ることがあり，注意が必要である．総胆管～胆管一次分枝の腫瘍栓は胆管内の早期濃染を伴う病変として同定しやすいが，肝内胆管，胆管二次分枝より肝臓側への浸潤，微小な腫瘍栓形成を明瞭にとらえることは困難なことも多い．末梢胆管の拡張を評価することが診断に寄与することがある．

❹ 転移性肝腫瘍の胆管浸潤　bile duct invasion of liver metastases　|||図5▶

転移性肝腫瘍の中でも大腸癌の肝転移症例では，肉眼的胆管内進展を伴う頻度が10%程度と決して少なくはない[6]．また，胆管内進展を伴う大腸癌肝転移は分化度が高く，発育が緩徐である点が特徴とされ，切除後の予後が良いとされる[7]．肝内胆管癌との鑑別が重要となるが，原発巣切除から長期経過した症例などでは診断に難渋する例も少なくない．CTやMRIでの画像診断

📝 MEMO IPNBのtype Iとtype II

『消化器腫瘍WHO分類，第5版』[8]では，IPNBを膵IPMN（intraductal papillary mucinous neoplasm）との類似性から，2つの型に分類する案[9]が採用されている．type I IPNBは膵IPMNに類似するIPNBとされ，主に肝内胆管に認められ，過剰な粘液産生を示すものが多い．病理組織学的には，腫瘍上皮に被覆された非浸潤性の乳頭状腫瘍であり，均一な分岐，線維性血管芯を有するとされる．一方，type II IPNBは前述の乳頭状胆管癌[2]に類似し，肝外胆管に発生する例が多く，浸潤癌を伴う症例が多い．病理組織学的には，乳頭状構造は不均一な太さの血管芯，不規則な分岐を示し，予後に関して，type I はtype II より良好とされる．それぞれ臨床像，腫瘍の局在，病理組織学的な特徴が異なる疾患群と考えられているが，明確に分類できない症例も存在し，さらなる症例蓄積・検討が必要とされている．

が難しい場合は，病理組織学的な精査，免疫染色での評価が有用とされており[10) 11)]，胆道鏡や経皮的な生検も視野に入れて評価すべきである．

❺ その他の鑑別疾患

1) 肝内結石
放射線被ばくの観点から，単純CTを省略して造影CTのみを行う施設もあるが，その際には，胆管結石を腫瘤と誤認してしまうピットフォールが存在する．MRIでの性状評価（結石はT2強調像で低信号）が有用であり，ビリルビン結石が疑われる場合は，T1強調像で高信号を示し鑑別点になる．

2) 肝粘液性嚢胞腫瘍　mucinous cystic neoplasm (MCN) of the liver
壁肥厚，充実成分を認め，嚢胞形成型のIPNBとの鑑別になる．MCNの場合はcyst-in-cyst appearanceを示すとされ，IPNBの場合は嚢胞成分との胆管交通の存在が鑑別のキーポイントになる．

3) 出血性肝嚢胞，感染性肝嚢胞
時に，嚢胞壁に造影効果を示す肉芽組織を形成することがある．こちらも，嚢胞と胆管の交通の有無やMRIによる嚢胞内容の性状評価が重要となる．

症例1　70代，男性　S状結腸癌術後．食欲不振，腹部掻痒感．

A 単純CT

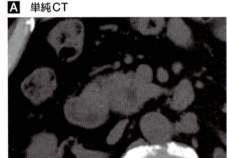

B 造影CT（動脈相）

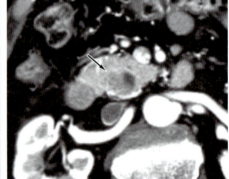

C 造影CT（平衡相）

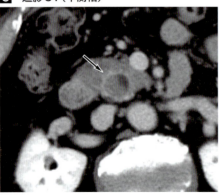

D 造影CT冠状断像（動脈相）

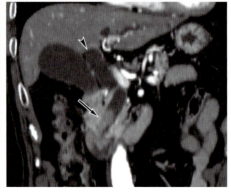

図1　胆管内乳頭状腫瘍（IPNB）

A～D：遠位胆管内に発育する乳頭状腫瘤を認める．造影で淡く造影効果を示し，周囲胆管壁は全周性に造影効果を認める（B～D；→）．腫瘤より上流側の総胆管～肝内胆管に拡張を認める（D；▶）．膵頭十二指腸切除術が施行され，IPNB（type II IPNB）と診断された．

症例2 60代，男性 胆嚢摘出術後．腹痛．

図2 ▶ 胆管内乳頭状腫瘍（IPNB）

A～D：肝左葉を占拠する長径12cm大の嚢胞性腫瘍を認める．嚢胞壁より乳頭状，シダ状に隆起する充実性病変を認め，造影CT動脈相（B）では比較的強い造影効果を認める．過剰な粘液産生を反映し，嚢胞形成，下流胆管の拡張を伴う（D；▶）．
E：嚢胞内容は水と同程度の高信号を示す．
F：嚢胞は胆管左枝との連続を認め（→），総胆管と右肝管の拡張もみられる（D参照）．
拡大肝左葉切除術＋胆道再建術が施行され，typeⅠIPNBと診断された．

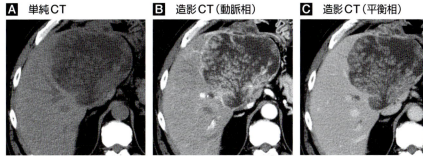

A 単純CT　　B 造影CT（動脈相）　　C 造影CT（平衡相）

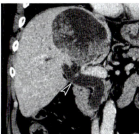
D 造影CT冠状断像（平衡相）

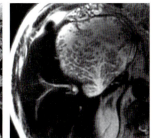
E MRI T2強調像

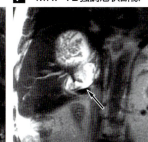
F MRI T2強調冠状断像

症例3 70代，男性 既往歴：なし，主訴：なし（肝機能障害）．

図3 ▶ 胆管癌

A：Vater乳頭部付近の総胆管内の吸収値が高く，腫瘍の存在がうかがわれる（→）．
B，C：造影では総胆管壁に偏在性の不整な壁肥厚（1～3時方向）を認め，造影で漸増性の造影効果を示す（→）．
D：同病変より上流の総胆管～肝内胆管の拡張を伴っている（▶）．
膵頭十二指腸切除術が施行され，胆管癌と診断された．

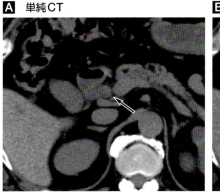
A 単純CT

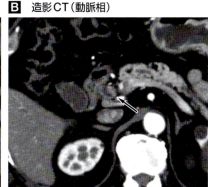
B 造影CT（動脈相）

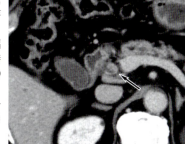
C 造影CT（平衡相）

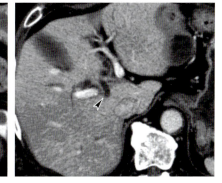
D 造影CT（門脈相）

2章 胆嚢・胆管

症例4 70代，男性 肝後区域切除状態．

A 単純CT
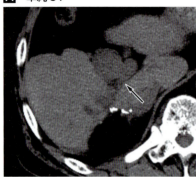

B 造影CT（動脈相）
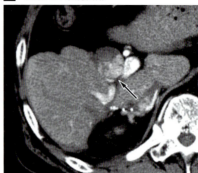

C 造影CT（平衡相）
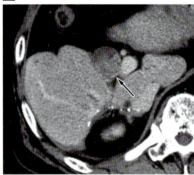

D 単純CT
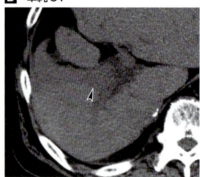

E 造影CT（動脈相）
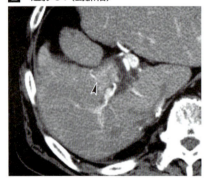

F 造影CT（平衡相）
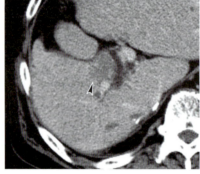

図4 ▶ 肝細胞癌の胆管浸潤

A〜C：肝外胆管内に充満する充実性腫瘤を認める（→）．造影では早期濃染，washoutを示す．

D〜F：B5/8〜胆管右枝にも同様の腫瘤を認め（▶），背景疾患から肝細胞癌の胆管内腫瘍栓と診断された．

経過で胆道内に出血を来し，複数回にわたり，緊急で血管塞栓術が施行された．

表 胆管内腫瘍の鑑別診断まとめ

鑑別疾患	胆管内乳頭状腫瘍（IPNB）	胆管癌	肝細胞癌，転移性肝腫瘍の胆管浸潤	肝内結石	肝MCN，出血性/感染性肝嚢胞
鑑別のキーポイント	・腫瘍形態：胆管内鋳型，紡錘型または嚢胞形成型 ・過剰な粘液産生を反映して嚢胞形成，隣接する上流・下流胆管の拡張を来すことがある ・腫瘍と胆管との交通性あり	・腫瘍形態：腫瘤形成型，結節型，不整な壁肥厚を示す ・造影では線維成分を反映して漸増性の造影効果を示すことが多い	・肝細胞癌や転移性肝腫瘍が背景に存在する場合，これらが胆管内腫瘍栓を形成しうることを念頭に置く	・造影CTのみでは，時に腫瘍性病変と誤認される ・MRIでの信号強度評価が，鑑別のキーポイントとなる（結石はT2強調像で低信号，ビリルビン結石はT1強調像で高信号を示す）	・嚢胞形成型IPNBと鑑別になる ・嚢胞形態（MCNではcyst-in-cyst appearance）や嚢胞内容の性状，充実成分の形態や胆管との交通の有無が，鑑別のキーポイントとなる

IPNB：intraductal papillary neoplasm of the bile duct，MCN：mucinous cystic neoplasm

症例5　70代，男性　既往歴：S状結腸癌術後．主訴：なし．

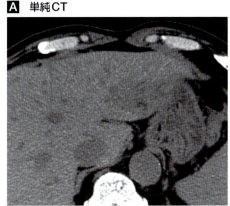
A　単純CT

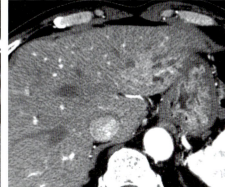
B　造影CT（動脈相）

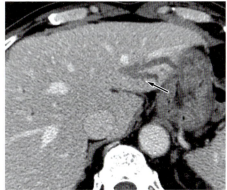
C　造影CT（平衡相）

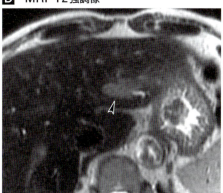
D　MRI　T2強調像

図5　転移性肝腫瘍の胆管浸潤

A：肝左葉外側区域S2に単純CTで境界不明瞭な軽度低吸収域を認める．
B：造影CT動脈相では早期濃染を呈する腫瘤を認め，末梢の肝内胆管拡張を伴う．
C：B2胆管内に発育する腫瘤を認める（→）．
D：同病変は軽度高信号を示す（▶）．
IPNBの可能性が考えられたが，S状結腸癌の既往歴があることから，S状結腸癌の肝転移が第一に疑われた．肝左葉切除術が施行され，転移性肝腫瘍と診断された．

●●● 参考文献

1) 日本肝胆膵外科学会（編）；臨床・病理 胆道癌取扱い規約，第7版．金原出版，p.21-24, 2021.
2) Nakanuma Y, et al: Intrahepatic cholangiocarcinoma. In Bosman FT, et al (eds); WHO Classification of Tumours, 4th ed. WHO Classification of Tumours of the Digestive System. IARC, Lyon, p.217-224, 2010.
3) Komori T, et al: CT imaging comparison between intraductal papillary neoplasms of the bile duct and papillary cholangiocarcinomas. Eur Radiol 29: 3132-3140, 2019.
4) Albores-Saavedra J, et al: Noninvasive and minimally invasive papillary carcinomas of the extrahepatic bile ducts. Cancer 89: 508-515, 2000.
5) 飯島尋子・他：日本肝癌研究会追跡調査委員会，第23回全国原発性肝癌追跡調査報告（2014～2015）．肝臓 64: 333-381, 2023.
6) Kubo M, et al: Less aggressive features of colorectal cancer with liver metastases showing macroscopic intrabiliary extension. Pathol Int 52: 514-518, 2002.
7) Okano K, et al: Macroscopic intrabiliary growth of liver metastases from colorectal cancer. Surgery 126: 829-834, 1999.
8) Nakanuma Y, et al: Intraductal papillary neoplasm of the bile duct. In WHO Classification of Tumors Editorial Board (eds); WHO Classification of Tumours, 5th ed. Digestive System Tumours. IARC, Lyon, p.278, 279, 2019.
9) Nakanuma Y, et al: A statement by the Japan-Korea expert pathologists for future clinicopathological and molecular analyses toward consensus building of intraductal papillary neoplasm of the bile duct through several opinions at the present stage. J Hepatobiliary Pancreat Sci 25: 181-187, 2018.
10) Rullier A, et al: Cytokeratin 7 and 20 expression in cholangiocarcinomas varies along the biliary tract but still differs from that in colorectal carcinoma metastasis. Am J Surg Pathol 24: 870-876, 2000.
11) Bayrak R, et al: The value of CDX_2 and cytokeratins 7 and 20 expression in differentiating colorectal adenocarcinomas from extraintestinal gastrointestinal adenocarcinomas: cytokeratin 7-/20+ phenotype is more specific than CDX_2 antibody. Diagn Pathol 7: 9, 2012.

2章 胆嚢・胆管

1）胆管病変

❸ MRCPのピットフォール

藤田展宏

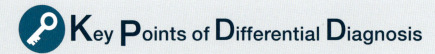

MRCPのピットフォールにはどのようなものがあるか？

- MRCPには以下のようなピットフォールがあり，病変と誤認しないことが重要である．
- 動脈による胆管の圧排，胆道気腫（pneumobilia）や金属によるアーチファクト，胆汁のflow void，濃縮胆汁．

■■■ MRCPのピットフォールの解説 ■■■

　MRCP（MR cholangiopancreatography）には特有のピットフォールがあり，これを病変と誤認しないことが重要である．右肝動脈などの胆管周囲の動脈が胆管を圧排すると，胆管が狭窄様や欠損様に描出されうる．胆道気腫で認められる胆管内のガスや胆管内・胆管周囲の金属は無信号であり，磁化率アーチファクトのため，その周囲にまで無信号域が広がることから，胆管に狭窄もしくは欠損があるようにみえる．胆汁は上流から下流に流れていることから，flow voidが観察され，結石と類似した欠損像（偽結石像）が認められることがある．濃縮胆汁ではT2強調像で低信号となるため，胆嚢や胆管の描出が不十分となることがある．現在のMRCPの胆道系や主膵管の描出能は高く，臨床的な有用性も高いが，このようなピットフォールを十分に理解した上で，日常の読影を行うことが重要である．

■■■ MRCPのピットフォール ■■■

❶ 動脈による胆道の圧排　図1

　肝外胆管の近傍を走行する主な動脈は，右肝動脈，胃十二指腸動脈，後膵十二指腸動脈および胆嚢動脈の4本である．右肝動脈は肝門部で胆管と門脈の間を走行することが多い．胃十二指腸動脈は肝外胆管の腹側を走行する．後膵十二指腸動脈は下部胆管に併走し，末梢ではその背側を走行する．胆嚢動脈の分岐にはvariationがあるが，胆管より左側で分岐すれば，胆管を横切るように走行する．これらの動脈と肝外胆管が接する部位で，動脈の拍動性圧迫による偽病変が出現しうる．最も頻度が高いのが，右肝動脈による肝外胆管の圧排である．

　このような動脈による胆管の圧排を，結石や腫瘍と誤認してはならない．診断のポイントとして，MRCPにおける部位的な特徴に加え，動脈の肝外性圧排が原因となるため，狭窄の形態が片側性・円弧状になることが挙げられる．また，この狭窄部の上流の胆管に拡張がみられないことも診断のポイントとなる．診断に迷う場合は，造影CTの動脈相などで，前述の動脈の走行・胆

管との位置関係を確認する必要がある．

❷ 胆道気腫 (pneumobilia) や金属によるアーチファクト (metal artifact) 　図2　図3

　　胆道気腫は，胆管内にガスが存在する病態である．また，胆嚢摘出術後のクリップや総胆管内のステントなど，胆管もしくはその周囲に金属が存在しうる．このようなガスや金属は，MRCPで無信号を呈する．また，磁化率アーチファクトのため，ガスや金属が存在すると，その周囲まで無信号域が拡大することがあり，胆管に偽狭窄や偽欠損を来しうる．

　　胆道気腫では横断像の観察が重要である．通常MRCPは背臥位で撮像することから，**ガスは横断像では液体である胆汁中より腹側に存在し，鏡面形成 (air-fluid level) を形成する**．MPCRの横断像でこのような無信号域を認めれば，胆道気腫の可能性を考えるべきである．さらに，CTが撮影されていれば，ガスの同定が容易である．金属クリップやステントについては，病歴や他のモダリティから，これらの存在を認識することが重要である．なお，近年では，クリップはチタンなどの非磁性体であることが多く，大きな信号欠損を生じることは少なくなっている．

❸ 胆汁のflow void 　図4

　　胆汁には流れが存在し，胆汁がジェット流のように速く流れている時にMRCPを撮像すると，flow void（流れのある部位がMRI上，無信号となる現象）が観察されることがある．これにより胆管に無信号域が生じ，特に胆管結石の偽陽性の原因となる．胆管内の胆汁の流れは，管腔の辺縁部よりも中心部で速く流れる層流 (laminar flow) と考えられる．このため，**無信号域はMRCPの横断像で胆管中心部に認められることが多い**．

　　鑑別診断には無信号域の位置が重要で，胆汁のflow voidは横断像のMRCPで胆管中心部に認められるが，胆管結石は胆管内腔の背側に存在することが多い．また，MRCPを複数撮像し，欠損像が恒常的に認められれば結石で，そうでなければ胆汁の流れであると診断可能である．

症例1 　70代，男性　胆石症術前．

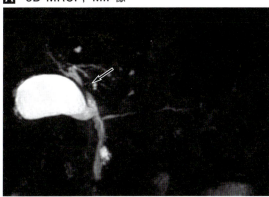 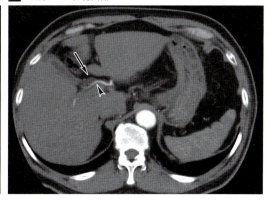

A 3D-MRCP, MIP像　　**B** 造影CT（動脈相）

図1　右肝動脈による肝外胆管の圧排

A：胆管が狭窄してみえる（→）．狭窄の形態は円弧状である．また，上流胆管の拡張は認めない．
B：肝外胆管（→）の背側に接するように右肝動脈（▶）が走行しており，円弧状の狭窄の形態と合わせて，偽病変と診断できる．

2章 胆嚢・胆管

4 濃縮胆汁　図5

　胆嚢内や胆管内に濃縮胆汁や胆泥が存在すると，T2値が短縮することからMRCPでの信号が低下し，胆嚢や胆管が十分に描出されないことがある．**濃縮胆汁や胆泥はMRCPで低信号となるが，T1強調像では高信号を呈するため，T1強調像と比較しながら読影することで，これらの診断が容易となる．**

症例2　80代，男性　胆嚢摘出術後，総胆管結石疑い．

A 3D-MRCP，MIP像

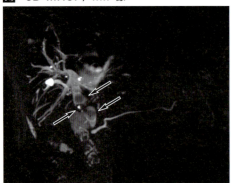

B 2D-MRCP像

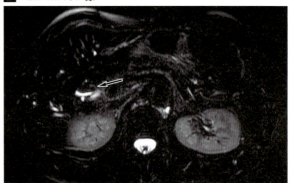

C 造影CT

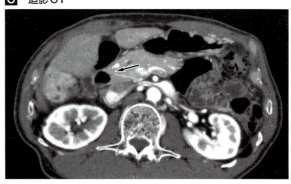

図2　胆道気腫
A：肝外胆管内に広範囲に欠損像を認める（→）．
B：肝外胆管の腹側に低信号域を呈するガスが存在し，背側に高信号を呈する胆汁が認められ，鏡面形成（air-fluid level）がみられる（→）．胆道気腫と診断可能である．
C：CTでは胆管内のガスの同定がより容易である（→）．

症例3　60代，男性　胆管拡張精査．

A 3D-MRCP，MIP像

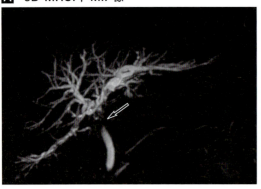

B 単純CT

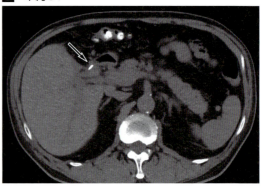

図3　金属クリップによるアーチファクト
A：肝外胆管に欠損像を認める（→）．
B：胆嚢摘出後のクリップ（→）が認められ，金属アーチファクトが欠損の原因と考えられる．

症例4　60代，男性　肝機能障害精査．

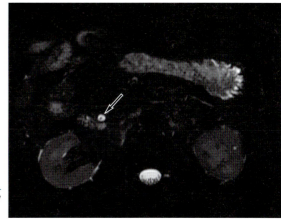

2D-MRCP像

図4　胆汁のflow void
肝外胆管内の中心部に無信号域を認め（→），flow voidの所見である．

症例5　70代，女性　総胆管結石疑い．

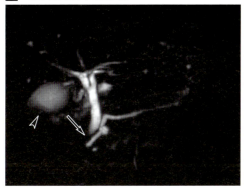

A　3D-MRCP，MIP像

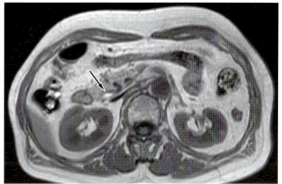

B　MRI T1強調像

図5　濃縮胆汁
A：下部胆管に欠損像を認める（→）．胆嚢（▶）も描出不良である．
B：下部胆管内に高信号域を認め（→），濃縮胆汁の所見で，Aの欠損像の原因と考えられる．なお，胆嚢内にも胆泥/濃縮胆汁が示唆される高信号域を認めた（非提示）．

表　MRCPのピットフォールのまとめ

ピットフォール	鑑別点
動脈による圧排	●肝外性（円弧状）の圧排
胆道気腫	●鏡面形成（air-fluid level）の形成
金属アーチファクト	●病歴/単純X線写真やCTによる金属の同定
胆汁のflow void	●胆管中心部の欠損
濃縮胆汁	●T1強調像で高信号

●●● 参考文献

1) Irie H, et al: Pitfalls in MR cholangiopancreatographic interpretation. RadioGraphics 21: 23-37, 2001
2) Watanabe Y, et al: Diagnostic pitfalls of MR cholangiopancreatography in the evaluation of the biliary tract and gallbladder. RadioGraphics 19: 415-429, 1999.

2) 胆嚢病変

❹ 胆嚢壁内の異常所見

高山幸久

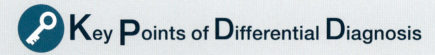

胆嚢壁内の異常所見をみたらどう考えるか？

【胆嚢壁内嚢胞】
- 拡張したRokitansky-Aschoff洞（RAS）を観察している可能性が高い．
- RASは正常胆嚢でも存在するが，肥厚した壁内に認める場合は，胆嚢腺筋腫症や慢性胆嚢炎を考える．
- 他の鑑別として，RASに浸潤した胆嚢癌，粘液産生胆嚢癌，黄色肉芽腫性胆嚢炎などが挙がる．

【胆嚢壁内脂肪沈着】
- 正常の胆嚢壁の漿膜下層には，脂肪組織が存在する．
- 黄色肉芽腫性胆嚢炎は，胆汁に由来する脂質や色素を含む泡沫状のxanthoma cell（foam cell，泡沫細胞）が多く含まれると，脂肪含有を示唆する所見を認める．
- 微量の脂肪検出には，chemical shift imagingが有用である．

■ 胆嚢壁内の異常所見の解説 ■

■ 1) 胆嚢壁内嚢胞

　　胆嚢壁は，粘膜層，固有筋層，漿膜下層，漿膜からなる．炎症などにより，増殖した粘膜構造が粘膜層から固有筋層，漿膜下層まで陥入して形成された微小憩室は，Rokitansky-Aschoff洞（Rokitansky-Aschoff sinus；RAS）と呼ばれる．画像で同定可能な胆嚢壁内嚢胞の多くは拡張したRASと考えられる．**RASは胆嚢腺筋腫症や慢性胆嚢炎において認めることがよく知られているが，正常の胆嚢壁にも存在する**．また，もともと存在するRASへ胆嚢癌が浸潤していることもあるため，注意深く画像を評価することも重要である．

■ 2) 胆嚢壁内脂肪沈着

　　正常の胆嚢壁の漿膜下層には脂肪組織が存在するため，その正常な脂肪組織の取り残しをあたかも病変の脂肪と誤認しないことは重要である（図4参照）．慢性胆嚢炎の特殊型である黄色肉芽腫性胆嚢炎では，肥厚した壁内に脂肪を検出することがある[1]．これは，壁内に侵入した胆汁成分をマクロファージが貪食することで形成された泡沫状の脂質を含んだxanthoma cell（foam cell，泡沫細胞）を主に検出していると考えられる[2]．chemical shift imagingは微量の脂肪検出に最も有用な画像診断法である．ただし，小さな病変を評価する場合，chemical shift imagingの差分画像では，部分容積効果のために病変周囲の脂肪組織を病変内と誤認するアーチファクトがあることには注意が必要である（▶図2 参照）[3]．

■■■ 胆嚢壁内の異常所見を示す鑑別疾患 ■■■

1 胆嚢腺筋腫症　adenomiomatosis of the gallbladder　▶図1　▶図2

　胆嚢腺筋腫症は，日常臨床においてよく遭遇する良性の腫瘍類似疾患である．病理組織学的には，「組織標本上1cm以内に5個以上のRASの増殖がみられ，3mm以上の壁の肥厚を呈する」と定義されるが，臨床的には明確な基準はない[4]．肉眼的に，限局型，分節型，びまん型の3パターンに分けられる[4]．

　胆嚢腺筋腫症は，超音波検査では壁肥厚として描出され，拡張したRASや壁内結石によるcomet-like echoの描出の描出があれば，診断に有用である．CTでは，壁内結石が存在すると高吸収として認められる．拡張したRASは，造影効果を呈する肥厚した壁内に低吸収な囊胞として描出される．数珠状に描出された場合は，rosary signと呼ばれる[5]．RASが虚脱している場合は，粘膜よりも外側に淡い点状の造影効果が描出されることがあり，cotton ball signと呼

症例1　40代，男性　主訴なし．

A MRI T2強調像

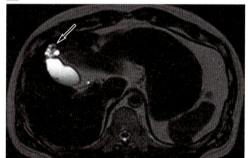

B MRCP

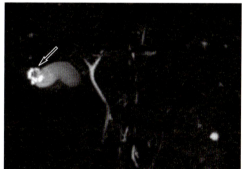

C 造影CT（門脈相）

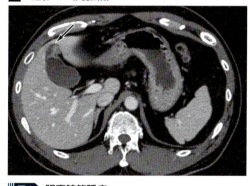

D 造影CT矢状断像（門脈相）

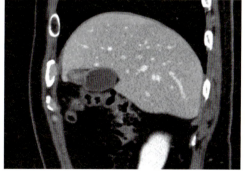

▶図1　胆嚢腺筋腫症

A〜D：胆嚢底部に造影効果のある壁肥厚とくびれを認める．T2強調像（A）やMRCP（B）にて高信号，造影CT（C）では造影効果のない囊胞が複数連続して存在しており，拡張したRASの所見である（→）．拡張したRASは，T2強調像やMRCPにて数珠状に連なる高信号として描出されており，pearl necklace signと考えられる．手術が施行され，胆嚢腺筋腫症と診断された．

2章 胆嚢・胆管

症例2　60代，女性　主訴なし．

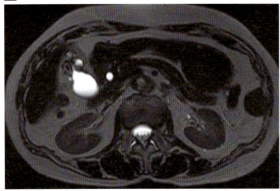
A　MRI T2強調像

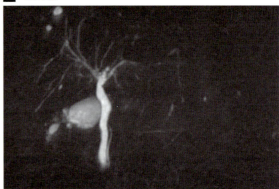
B　MRCP

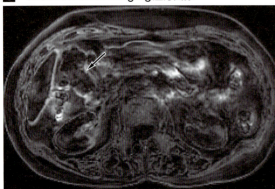
C　chemical shift imaging差分画像

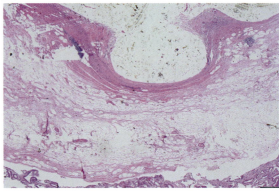
D　病理組織像（HE染色）

図2　胆嚢腺筋腫症

A〜C：胆嚢底部に壁肥厚とくびれを認める．T2強調像（A）やMRCP（B）にて高信号を呈する類円形構造を認め，拡張したRASの所見である．chemical shift imaging差分画像では，肥厚した壁に微量の脂肪を疑わせる所見を認める（C；→）．D：手術が施行され，胆嚢腺筋腫症と診断された．病理組織学的に泡沫細胞は認めず，漿膜下層の正常な脂肪組織の取り残しが確認された．ただし，chemical shift imaging差分画像（C）は，部分容積効果のために病変周囲の脂肪組織を病変内と誤認している可能性もある．

ばれる[6]．MRIは，胆嚢腺筋腫症の診断において最も正診率が高い[7]．肥厚した壁内の拡張したRASは，heavily T2強調像やMRCPにて，高信号の嚢胞として描出される．拡張したRASが数珠状に連なる高信号として描出された場合は，pearl necklace signと呼ばれる[8]．ただし，RASの拡張が不明瞭な胆嚢腺筋腫症も存在するため，その場合は，胆嚢癌や慢性胆嚢炎との鑑別が難しくなる．

❷ 慢性胆嚢炎　chronic cholecystitis　　図3　図4

　　慢性胆嚢炎は，急性胆嚢炎の炎症が消退して慢性化したものと，胆石や細菌感染などによる慢性的機械刺激から生じたものがある[9]．反復する炎症のため，胆嚢の壁肥厚や粘膜の萎縮，線維化，癒着を生じ，結合組織の増加は漿膜下層で顕著となる[9]．胆嚢が萎縮し，機能が低下する．上腹部の鈍痛や黄疸などの症状が現れることがあるが，無症状のこともある．

　　慢性胆嚢炎のCT・MRI所見の特徴は，びまん性の壁肥厚を呈する収縮気味の胆嚢という形態に加えて，造影検査での増強パターンにある[10]．すなわち，**動脈相で粘膜側が増強され，その造**

> **症例3** 80代，男性　腹痛．

A MRI T2強調像（胆嚢周囲拡大）　　**B** MRI T2強調像（胆嚢周囲拡大）

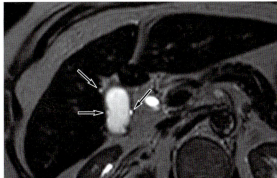
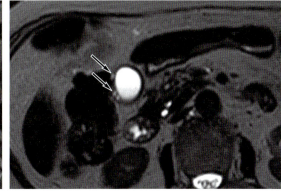

C 単純CT　　**D** MRCP

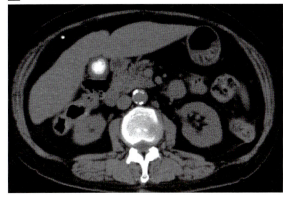
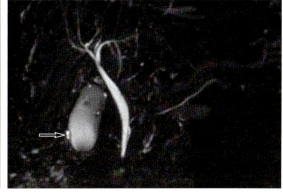

図3　慢性胆嚢炎
A～D：胆嚢は収縮し，緊満感はない．びまん性に軽度壁肥厚を認め，内腔には結石（C）を認める．壁には複数の囊胞を認める（A，B，D：→）．
手術が施行され，慢性胆嚢炎と診断された．病理組織学的に拡張したRASを確認したが，胆嚢腺筋腫症と診断するほどの線維化は認めていない（非提示）．

影効果は徐々に線維性結合織の豊富な漿膜側に広がる増強パターンが特徴である．その所見はコントラスト分解能に優れるMRIにおいて，より明瞭に描出される．進行胆嚢癌との鑑別が問題となるが，漿膜下層（SS）以深の浸潤のある胆嚢癌では，漿膜側から粘膜側に広がる増強パターンを呈する点が鑑別の一助となりうる．慢性胆嚢炎の特殊型として，黄色肉芽腫性胆嚢炎や磁器様胆嚢がある．拡張したRASは慢性胆嚢炎でも高率に認めることは知っておくべきである[10]．

❸ 黄色肉芽腫性胆嚢炎　xanthogranulomatous cholecystitis　図5

黄色肉芽腫性胆嚢炎は，胆嚢結石を合併し，結石の胆嚢頸部への嵌頓による，胆嚢内圧の上昇が誘因になると推定される[11]．胆嚢内圧の上昇により粘膜損傷やRASの破綻が生じ，壁内に侵入した胆汁成分をマクロファージが貪食し，泡沫細胞を主体とした肉芽腫性炎症が起こる[2]．急性炎症が起こってから肉芽腫形成まで，約3週間～6か月の経過を要する[2]．胆嚢炎症状にて発見されることも多く，高度の胆嚢壁肥厚，胆嚢床や十二指腸，結腸彎曲部など周囲への広範な炎症波及を呈することもある．胆嚢癌と鑑別するために，以下のCT所見が黄色肉芽腫性胆嚢炎の

2章 胆嚢・胆管

症例4　60代，男性　腹痛．

A 単純CT

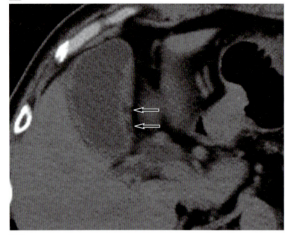

B 造影CT（動脈相）

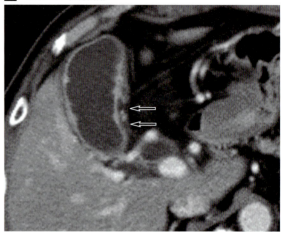

C 造影CT（平衡相）

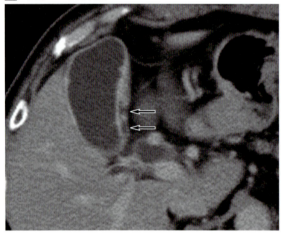

D 病理組織像（HE染色）

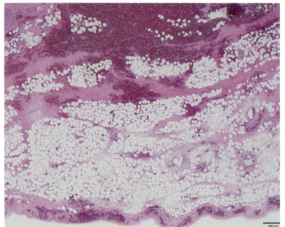

図4　慢性胆嚢炎

A～C：胆嚢壁はびまん性肥厚し，造影後は粘膜側から動脈相（B）で造影され，平衡相（C）にて漿膜側へ造影効果が広がっている．また，肥厚した壁内には，造影効果のない低吸収を認める（→）．
D：正常の漿膜下層の脂肪組織の取り残しを確認した．手術が施行され，慢性胆嚢炎と診断された．漿膜下層に存在する正常な脂肪組織も確認できる．上部に認める出血は，手術に伴う変化であり，慢性胆嚢炎とは関係ない．

診断に有用である[12]．
　①**びまん性壁肥厚**：おおよそ9割が対称性もしくは非対称性びまん性壁肥厚を来す．
　②**粘膜面の連続性**：胆嚢壁内を主体に進展する病変であるため，びまん性壁肥厚にかかわらず，7割程度の病変では粘膜面は保たれている．
　③**肥厚した胆嚢壁内の低吸収結節**：泡沫細胞が多く含まれる．様々な程度で壊死組織も含まれる．
　④**肝内胆管拡張なし**
　⑤**肝転移なし**
　5つのうち2つもしくは3つを満たす場合は，黄色肉芽腫性胆嚢炎が疑われる[12]．微量の脂肪

症例5　60代，男性　発熱，腹痛．

A 造影CT（門脈相）

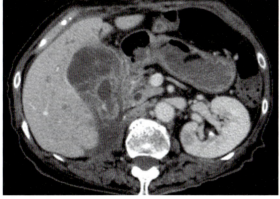

B MRI T2強調像

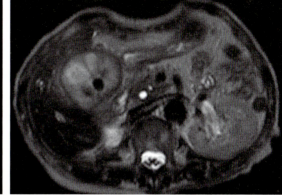

C MRI 拡散強調像（b＝1000s/mm²）

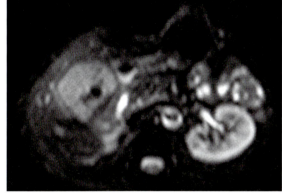

D MRI ADC map

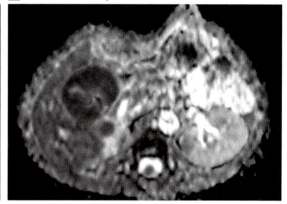

E chemical shift imaging差分画像

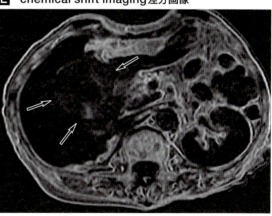

図5　黄色肉芽腫性胆嚢炎

A：胆嚢は腫大し，肥厚した壁内に造影効果の乏しい低吸収を認める．

B〜D：T2強調像（B）や拡散強調像（C）にて高信号を呈し，平均ADC値は0.68×10⁻³mm²/sである（D）．膿瘍を考える所見である．

手術が施行され，黄色肉芽腫性胆嚢炎と診断された．

E：chemical shift imaging差分画像では微量な脂肪の存在を示唆する所見を認める（→）．

2章 胆嚢・胆管

検出には，chemical shift imagingが有用であるが，脂肪の検出が困難な症例もある[11]．また，脂肪が検出されなくとも黄色肉芽腫性胆嚢炎を除外はできない[11] [13]．肥厚した胆嚢壁内に壊死や膿瘍が存在する場合は，造影効果のない，CTでは低吸収，T2強調像では高信号の病変として描出される[14]．また，膿瘍は拡散強調像で高信号，apparent diffusion coefficient（ADC）低値を呈する．

❹ 胆嚢癌　gallbladder carcinoma　❙❙図6❯　❙❙図7❯　❙❙図8❯

　胆嚢癌は胆嚢に発生する悪性上皮性腫瘍である．肉眼的分類は，乳頭型，結節型，平坦型，充満型，塊状型，その他に分類される[15]．胆嚢癌の多くは腺癌であり，さらに高分化型，中分化型，低分化型に分類される．他の組織型として，粘液癌，腺扁平上皮癌，扁平上皮癌，未分化癌，分類不能腫瘍，その他がある．早期胆嚢癌は，癌の浸潤が粘膜内または固有筋層に留まるものと定義され，リンパ節転移の有無は問わない[15]．癌組織が固有筋層内ないし漿膜下層内のRASにある場合には，癌の上皮内進展とみなし，早期胆嚢癌に含める[16]．その場合は，画像所見による早期胆嚢癌と胆嚢腺筋症との鑑別は困難である．**漿膜下層まで浸潤した胆嚢癌は壁肥厚と遅延性の造影効果を呈するが，漿膜側から粘膜側へ向かう増強パターンを示すことが多い**[10]．その一方で，平坦型の早期胆嚢癌は，病変の同定自体が困難であり，増強パターンも慢性胆嚢炎と類似することがあるため，鑑別することも困難なことがある[10]．

　RASは正常胆嚢壁にも存在するため，胆嚢癌によりRASが拡張し，あたかも胆嚢腺筋腫症や慢性胆嚢炎のように描出されることもありうる．また，稀ではあるが，粘液を産生する胆管癌の報告がある．拡張した腺内に多くの粘液が貯留すると，円形の形態をした嚢胞状に描出され，拡張したRASに類似した所見を呈しうる．Yoshimitsuらは，胆嚢腺筋腫症と粘液産生高分化型胆嚢癌の画像所見を比較している[17]．鑑別のポイントとして，胆嚢腺筋腫症は，嚢胞数が多く，円形の形態であり，直線状に並んで存在していることが多い．それに対して，粘液産生高分化型胆嚢癌は，多房性で，サイズが大きく，不整形の形態をした嚢胞を呈することが多い．

　稀だが，胆嚢癌において脂肪沈着を認めた報告がある[18]．また，前述したようにchemical shift imagingの差分画像では，部分容積効果のために病変周囲の脂肪組織を病変内と誤認するアーチファクトがあることには注意が必要である[3]．加えて，漿膜下層の正常な脂肪組織の取り残しを，病変内の脂肪と解釈を誤らないようにすることも重要である（❙❙図8❯）．

❺ 転移性胆嚢腫瘍　gallbladder metastases

　原発巣として，悪性黒色腫や腎細胞癌，消化器癌が多い．形態もポリープ状隆起や壁肥厚があり，壁肥厚の場合は粘膜下や漿膜下層に生じる[14] [19]．原発性の胆嚢癌との鑑別に苦慮することも多いが，基本的に転移性腫瘍は原発巣と類似した画像所見を呈するため[20]，診断の一助となりうる[14]．淡明細胞型腎細胞癌からの転移性腫瘍も，病理組織学的には同様の所見を呈する[21]．検索した限りでは，淡明細胞型腎細胞癌からの転移性胆嚢腫瘍において，chemical shift imagingにて腫瘍内の微量の脂肪を検出したという報告はみつけることはできなかった．ただし，淡明細胞型腎細胞癌からの転移性肝腫瘍では，chemical shift imagingでの微量の脂肪検出が診断に有用であった報告があるため，転移性胆嚢腫瘍でも検出できる可能性はあるかもしれない[22]．

症例6　70代，男性　主訴なし．

図6 胆嚢癌と同時に存在する拡張したRAS

A〜C：胆嚢底部に造影効果のある壁肥厚を認める．壁肥厚とくびれを認める．T2強調像（A）や2D-MRCP（B）にて高信号，造影CT（C）で造影効果のない囊胞が複数存在している（→）．
胆嚢癌も鑑別に挙がる不整な壁肥厚であったため，手術を施行．深達度T2aの胆嚢癌と診断された．
D：囊胞は拡張したRASであることを確認した．癌とは関係なく，もともと存在していたと考えられるが，癌の影響で腔が拡大した可能性もある．

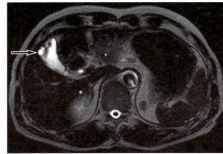

A MRI T2強調像

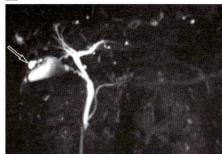

B 2D-MRCP

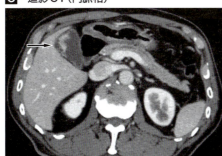

C 造影CT（門脈相）

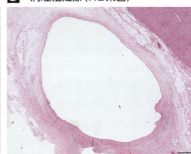

D 病理組織像（HE染色）

症例7　70代，男性　主訴なし．

図7 粘液貯留を伴う胆嚢癌

A〜C：胆嚢体部にくびれがあり，同部に遅延性の造影効果を呈する壁肥厚と隆起性病変を認める（→）．heavily T2強調像にて腫瘍内に囊胞と考える類円形高信号を認める（B；▶）．肝S6には中心の造影効果の乏しい腫瘤も認める（C；▶）．胆嚢癌と転移性肝腫瘍と考える．胆嚢摘出術を施行し，胆嚢癌と診断された．底部には拡張したRASと壁肥厚を認め（A，B；→），こちらは胆嚢腺筋腫症と診断した．
D：非腫瘍性の胃型の化生上皮が発生しており，そこに粘液の貯留を確認し，Bの囊胞（B；→）に一致する構造と考えた．この胃型の化生上皮は，腫瘍に起因した炎症が原因で発生した可能性も考えられた．

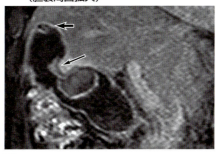

A MRI 造影後脂肪抑制T1強調冠状断像（胆嚢周囲拡大）

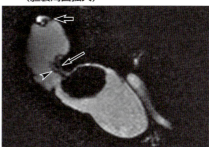

B MRI heavily T2強調冠状断像（胆嚢周囲拡大）

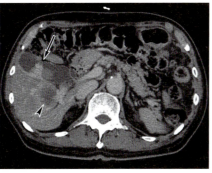

C 造影CT（平衡相）

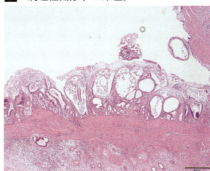

D 病理組織像（HE染色）

2章 胆嚢・胆管

症例 8　60代，男性　腹痛．

A MRI T2強調像

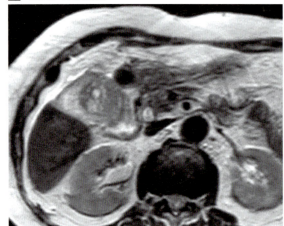

B chemical shift imaging差分画像

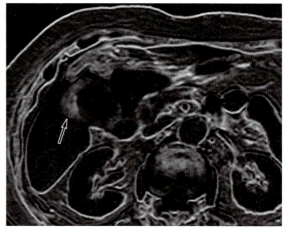

C 造影CT（門脈相）

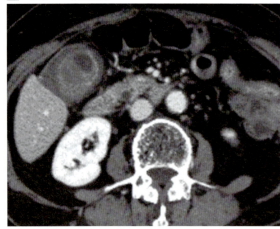

D 病理組織像（HE染色）

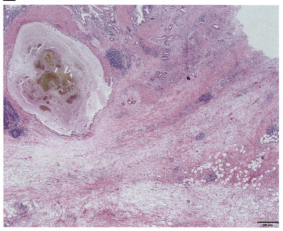

図8　胆嚢癌

A～C：体部にくびれと壁肥厚を認め，粘膜側優位の造影効果を呈する．ただし，造影CT平衡相（非提示）では，漿膜側へ広がるような造影効果は認めていない．chemical shift imaging差分画像では，肥厚した壁に微量の脂肪を疑わせる所見を認める（**B**；→）．

D：胆嚢炎を伴う胆嚢癌や黄色肉芽腫性胆嚢炎を疑い，手術が施行され，胆嚢癌と診断された．T2強調像（**A**）で高信号，chemical shift imaging差分画像（**B**）で微量の脂肪の存在を示唆する領域には，病理組織学的に，漿膜下層に存在する浮腫と正常な脂肪組織の取り残しを確認した．

胆嚢壁内の異常所見

表 胆嚢壁内の異常所見を示す鑑別診断まとめ

	胆嚢内壁嚢胞				
	胆嚢腺筋腫症	慢性胆嚢炎	黄色肉芽腫性胆嚢炎	RASに浸潤した胆嚢癌	粘液産生高分化型胆嚢癌
症状	●無症状のことが多い	●無症状のことも多いが，急性炎症が発症すると腹痛	●右季肋部痛，腹痛や発熱などの胆嚢炎症状	●無症状のことが多い	●無症状のことが多い
嚢胞所見	●類円形，単房性の嚢胞を認める ●直線状に複数配列することあり	●類円形，単房性の嚢胞を認める	●RASに加えて，壊死，膿瘍を反映した ●類円形〜不整形まであり	●胆嚢腺筋腫症に類似	●多房性，不整形，粘液貯留が多い（サイズが大きい）と類円形
CT	●虚脱したRASは，肥厚した壁内の低吸収の嚢胞 ●淡い点状の造影効果（cotton ball sign）	●RASは肥厚した壁内の低吸収の嚢胞 ●粘膜側から漿膜側に広がる造影効果	●壊死や膿瘍は造影効果のない，CTで低吸収 ●RASは，肥厚した壁内の低吸収の嚢胞	●RASは，肥厚した壁内の低吸収の嚢胞 ●漿膜側から粘膜側に広がる造影効果	●粘液貯留が多い場合は低吸収の嚢胞 ●粘液が少量の場合は同定不良のことあり ●他所見は胆嚢癌と同様
MRI	●RASはT2強調像やMRCPにて高信号の嚢胞 ●数珠状に連なる高信号とpearl necklace sign	●RASはT2強調像やMRCPにて高信号の嚢胞 ●CT同様の増強パターン	●膿瘍が存在すると，T2強調像や拡散強調像で高信号，ADC低値 ●RASはT2強調像やMRCPにて高信号の嚢胞 ●CT同様の増強パターン ●肥厚した壁内にCSIによる泡沫細胞を反映した脂肪検出	●RASはT2強調像やMRCPにて高信号の嚢胞 ●CT同様の増強パターン	●粘液貯留が多いとT2強調像で高信号 ●少量だと同定不良のことあり ●他所見は，胆嚢癌と同様

	胆嚢内壁内脂肪沈着			
	黄色肉芽腫性胆嚢炎	慢性胆嚢炎	胆嚢腺筋腫症	胆嚢癌
症状	●右季肋部痛，腹痛や発熱などの胆嚢炎症状	●無症状のことも多いが，急性炎症が発症すると腹痛	●無症状のことが多い	●無症状のことが多い
所見	●胆汁に由来する脂質や色素を含む泡沫状の泡沫細胞を主体とした肉芽腫性炎症	●漿膜下層の正常脂肪組織の取り残し ●CSIのアーチファクトに注意	●漿膜下層の正常脂肪組織の取り残し ●CSIのアーチファクトに注意	●漿膜下層の正常な脂肪組織の取り残し ●CSIのアーチファクトに注意
CT	●壁内に脂肪が多く存在する場合は低吸収	●漿膜下層の正常脂肪組織の取り残しは低吸収 ●粘膜側から漿膜側に広がる造影効果	●漿膜下層の正常脂肪組織の取り残しは低吸収 ●RASも，肥厚した壁内の低吸収な嚢胞	●漿膜下層の正常脂肪組織の取り残しは低吸収 ●漿膜側から粘膜側に広がる，造影効果
MRI	●CSIによる肥厚した壁内の泡沫細胞に含まれる微量の脂肪検出	●漿膜下層の正常脂肪組織の取り残しはT1強調像やT2強調像で高信号，脂肪抑制併用で低信号 ●CSIのアーチファクトに注意 ●CT同様の増強パターン	●漿膜下層の正常脂肪組織の取り残しはT1強調像やT2強調像で高信号，脂肪抑制併用で低信号 ●CSIのアーチファクトに注意 ●RASはT2強調像やMRCPで高信号 ●数珠状に連なる高信号（pearl necklace sign）	●漿膜下層の正常脂肪組織の取り残しはT1強調像やT2強調像で高信号，脂肪抑制併用で低信号 ●CSIのアーチファクトに注意 ●CT同様の増強パターン

CSI：chemical shift imaging

注：表中のRASは注釈がない限り，拡張したRASを指す．

　表中のCSIのアーチファクトは，部分容積効果のために病変周囲の脂肪組織を病変内と誤認するアーチファクトを指す．

2章 胆嚢・胆管

●●● 参考文献

1) 五島 聡：胆嚢・胆管病変のCT・MRI診断．画像診断 40: 708-714, 2020.
2) 豊川秀吉・他：黄色肉芽腫性胆嚢炎の診断と治療．胆道 23: 649-653, 2009.
3) Schieda N, et al: Pitfalls of adrenal imaging with chemical shift MRI. Clin Radiol 69: 1186-1197, 2014.
4) 有坂好史・他：胆嚢腺筋腫症の疫学と診断．胆道 34: 163-174, 2020.
5) Riddell ZC, et al: Gallbladder polyps and adenomyomatosis. Br J Radiol 96: 20220115, 2023.
6) Yang HK, et al: CT diagnosis of gallbladder adenomyomatosis: importance of enhancing mucosal epithelium, the "cotton ball sign". Eur Radiol 28: 3573-3582, 2018.
7) Yoshimitsu K, et al: Radiologic diagnosis of adenomyomatosis of the gallbladder: comparative study among MRI, helical CT, and transabdominal US. J Comput Assist Tomogr 25: 843-850, 2001.
8) Haradome H, et al: The pearl necklace sign: an imaging sign of adenomyomatosis of the gallbladder at MR cholangio-pancreatography. Radiology 227: 80-88, 2003.
9) 折戸信暁・他：胆嚢癌と胆嚢炎．画像診断 35: 712-723, 2015.
10) 入江裕之・他：胆嚢癌と慢性胆嚢炎（黄色肉芽腫性胆嚢炎を含め）は術前画像にて鑑別できるか？ 肝胆膵 64: 489-496, 2012.
11) Lee ES, et al: Xanthogranulomatous cholecystitis: diagnostic performance of US, CT, and MRI for differentiation from gallbladder carcinoma. Abdom Imaging 40: 2281-2292, 2015.
12) Goshima S, et al: Xanthogranulomatous cholecystitis: diagnostic performance of CT to differentiate from gallbladder cancer. Eur J Radiol 74: e79-83, 2010.
13) Zhao F, et al: CT and MR features of xanthogranulomatous cholecystitis: an analysis of consecutive 49 cases. Eur J Radiol 82: 1391-1397, 2013.
14) Vendrami CL, et al: Gallbladder carcinoma and its differential diagnosis at MRI: what radiologists should know. RadioGraphics 41: 78-95, 2021.
15) 日本肝胆膵外科学会（編）；胆道癌取扱い規約，第7版．金原出版，p.56-64, 2021.
16) 鬼島 宏：胆嚢癌の壁内浸潤様式．胆道 22: 207-216, 2008.
17) Yoshimitsu K, et al: Well-differentiated adenocarcinoma of the gallbladder with intratumoral cystic components due to abundant mucin production: a mimicker of adenomyomatosis. Eur Radiol 15: 229-233, 2005.
18) Nakayama T, et al: Fat detection in gallbladder carcinoma with extensive xanthogranulomatous change demonstrated by chemical shift MR imaging. Abdom Imaging 28: 684-687, 2003.
19) Takayama Y, et al: Metastatic melanoma of the gallbladder. Comput Med Imaging Graph 31: 469-471, 2007.
20) 吉満研吾・他（編）；即戦力が身につく肝胆膵の画像診断．メディカル・サイエンス・インターナショナル，p.501-504, 2023.
21) 厚井志郎・他：腎細胞癌胆嚢転移の1例．日臨外会誌 75: 212-218, 2014.
22) Nakayama T, et al: Fat in liver metastasis from renal cell carcinoma detected by chemical shift MR imaging. Abdom Imaging 28: 657-659, 2003.

2) 胆嚢病変

❺ 胆嚢壁漿膜下浮腫

田畑公佑

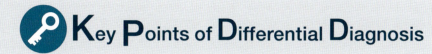

胆嚢壁漿膜下浮腫をみたらどう考えるか？
- 胆嚢の腫大・緊満感，胆嚢周囲の所見，腹部症状を確認し，まず急性胆嚢炎であるかを考える．
- 急性胆嚢炎でなければ，原因として肝硬変，急性肝不全，右心不全，腎不全，低蛋白血症などが挙げられる．血液検査や併存疾患などから絞り込む．

■■■ 胆嚢壁漿膜下浮腫の解説 ■■■

　胆嚢壁漿膜下浮腫とは，胆嚢壁が胆嚢に腫大や緊満感を伴わずに全周性に肥厚し，肥厚した壁がCTでは低吸収，MRIではT2強調像で均一な高信号を示す所見である．

　胆嚢壁は，病理組織学的に粘膜，固有筋層，漿膜下層，漿膜の4層からなる．結合組織が最も疎である漿膜下層に浮腫を来しやすい．胆嚢壁漿膜下浮腫は，日常診療で偶発的に遭遇しやすい所見のひとつであり，胆嚢に起因する症状はない．

　門脈圧の上昇，全身静脈圧の上昇，血管内浸透圧の低下，または，これらの因子の組み合わせによるものなどによって生じる浮腫と考えられており，原因疾患は肝硬変，急性肝不全，右心不全，腎不全，低蛋白血症などが挙げられる[1]．肝臓の形態，下大静脈の拡張，心拡大，血液検査などを確認すると，原因疾患を絞り込むことができる．

■■■ 胆嚢壁漿膜下浮腫を示す鑑別疾患 ■■■

❶ 急性肝不全　acute liver failure　|||図1▶

　急性肝不全は，正常肝ないし肝予備能が正常と考えられる肝に肝障害が生じ，初発症状出現から8週以内に，高度の肝機能障害に基づいてプロトロンビン時間（PT）が40％以下，ないしはINR値1.5以上を示すものである[2]．原因として，ウイルス性，自己免疫性，薬物性の他，循環障害，代謝性，悪性腫瘍の肝浸潤，肝切除後ないし肝移植後肝不全などがある[3]．

　画像所見に特異的なものはないが，造影CTやMRIにおいて肝腫大，動脈相で不均一な肝実質の増強，periportal collar sign，胆嚢壁漿膜下浮腫，脾腫，反応性リンパ節腫大などがみられることがあり[4]，病歴や血液検査などと併せて診断する．

❷ 右心不全　right heart failure　|||図2▶

　右心不全では，腹腔内臓器のうっ血を来し，全身静脈圧の上昇を招き，胆嚢壁漿膜下浮腫を生

ずることがある．胆嚢壁の厚さは，心不全のAmerican Heart Associationステージ分類，脳性ナトリウム利尿ペプチド（brain natriuretic peptide；BNP），入院発生率と有意な相関があるとの報告がある[5]．

❸ 急性胆嚢炎　acute cholecystitis　参考症例　図3

　全周性に胆嚢壁肥厚を認めた際，早急な治療介入が必要な急性胆嚢炎が重要な鑑別となる．急性胆嚢炎の特徴的画像所見として，胆嚢壁肥厚の他に，胆嚢の腫大や緊満感，胆嚢結石，CTにおける胆嚢周囲の滲出液貯留や脂肪織内の線状高吸収，胆嚢床肝実質の早期増強，胆嚢粘膜の増強不良，MRIは胆嚢周囲の液体貯留や胆嚢壁の浮腫を反映するT2強調像でのpericholecystic high signalが挙げられる[6]．臨床的には急性腹症や炎症反応を伴っており，無症状で偶発的に遭遇することは少なく，見逃されることは少ない．診断時は，重症度診断や合併症の評価，総胆管結石の有無が重要である．

　一方で，胆嚢壁漿膜下浮腫は腹部症状なしに偶発的に遭遇することが多く，胆嚢腫大や緊満感が乏しいこと，他の原因と比べて肥厚の程度が著しいことが鑑別点となる．

症例1　30代，女性　発熱，全身倦怠感，腹部膨満感で救急搬送．AST 4008 IU/L，ALT 2952 IU/L，LDH 2637 U/L，PT 38%，PT-INR 1.93．

症例2　70代，男性　3週間前から感冒様症状あり，受診時に心原性ショックの状態．劇症型心筋症の診断となり，ECMO導入前の検査．

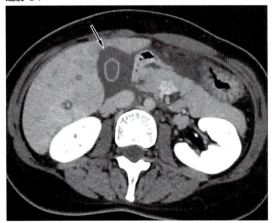

図1　急性肝不全（非昏睡型）による胆嚢壁漿膜下浮腫
胆嚢壁が全周性に浮腫状に肥厚しており（→），胆嚢の腫大や緊満感は認めない．胆嚢壁の粘膜も保たれている．また，肝実質の不均一な早期増強やperiportal collar signを伴っている．急性肝不全に矛盾しない．

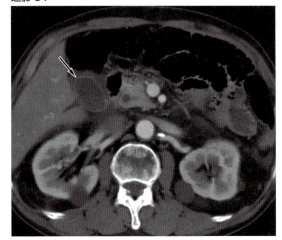

図2　劇症型心筋症に起因する心原性ショックによる胆嚢壁漿膜下浮腫
胆嚢壁が全周性に浮腫状に肥厚しており（→），胆嚢の腫大や緊満感は認めない．胆嚢壁の粘膜も保たれている．検査時，心原性ショックの状態であり，循環不全に伴う胆嚢壁漿膜下浮腫に矛盾しない．
ECMO：extracorporeal membrane oxygenation

参考症例　70代，男性　心窩部痛と炎症反応上昇．

単純CT

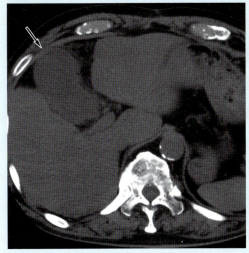

図3 急性胆嚢炎
胆嚢壁が全周性に浮腫状に肥厚し（→），胆嚢の腫大や緊満感を認め，周囲の脂肪織混濁を伴う．急性胆嚢炎の所見である．

表　胆嚢壁漿膜下浮腫を示す鑑別診断まとめ

	胆嚢壁漿膜下浮腫	急性胆嚢炎
臨床像	・無症状 ・肝硬変，急性肝不全，右心不全，腎不全，低蛋白血症などが原因	・急性腹症（Murphy's sign，右上腹部の腫瘤触知・自発痛・圧痛） ・全身の炎症（発熱，白血球・CRP上昇）
画像所見	・胆嚢腫大・緊満感がない ・肝の変形や腫大，下大静脈の拡張，心拡大（原因疾患による）	・胆嚢腫大・緊満感がある ・胆嚢結石 ・CT：胆嚢周囲の滲出液貯留，脂肪織混濁，胆嚢床肝実質の早期増強，胆嚢粘膜の増強不良 ・MRI：pericholecystic high signal
診断時の留意事項	・血液検査や併存疾患を考慮して鑑別を進める	・重症度診断や合併症の評価 ・総胆管結石の有無

●●● 参考文献

1) van Breda Vriesman AC, et al: Diffuse gallbladder wall thickening: differential diagnosis. AJR 188: 495-501, 2007.
2) 厚生労働省「難治性の肝・胆道疾患に関する調査研究」班：急性肝不全の診断基準，2015年改訂版．2015．
3) 厚生労働省「難治性の肝・胆道疾患に関する調査研究」班：急性肝不全の成因分類，2015年改訂版．2015．
4) Duan T, et al: Noninvasive imaging of hepatic dysfunction: a state-of-the-art review. World J Gastroenterol 28: 1625-1640, 2022.
5) Sakamoto T, et al: Gallbladder wall thickness-based assessment of organ congestion in patients with heart failure. Circ Rep 4: 166-172, 2022.
6) 急性胆管炎・胆嚢炎診療ガイドライン改訂出版委員会（編）；急性胆管炎・胆嚢炎診療ガイドライン2018，第3版．医学図書出版，p.47-56, 2018．

2章 胆嚢・胆管

2）胆嚢病変

❻ びまん性胆嚢壁肥厚

成田晶子，鈴木耕次郎

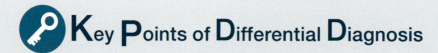

びまん性胆嚢壁肥厚をみたらどう考えるか？
- 胆嚢壁肥厚は通常3mm以上である．
- びまん性胆嚢壁肥厚を認めた場合は，画像所見に加えて，臨床所見や画像の経時的な変化も踏まえて診断する必要がある．
- びまん性胆嚢壁肥厚をみた場合，常に悪性腫瘍の可能性を念頭に置く必要がある．

■ びまん性胆嚢壁肥厚の解説 ■

　胆嚢壁は通常3mm未満とされ，それ以上の場合は肥厚である[1]．本項では，漿膜下浮腫を除いたびまん性胆嚢壁肥厚を呈する疾患について解説する．びまん性胆嚢壁肥厚を呈する疾患は大きく，①炎症，②腫瘍，③その他に分けられる（表1）．①炎症には急性胆嚢炎，慢性胆嚢炎，黄色肉芽腫性胆嚢炎，IgG4関連疾患，免疫チェックポイント阻害薬による免疫関連有害事象（immune-related adverse events；irAE），移植片宿主病（graft versus host disease；GVHD）などがある．②腫瘍には胆嚢癌，悪性リンパ腫，白血病細胞浸潤，多発性骨髄腫などが挙げられる．③その他の疾患としては，胆嚢腺筋腫症，胆嚢捻転，胆嚢梗塞，急性膵炎，アミロイドーシスなどがある．

　びまん性胆嚢壁肥厚を呈する疾患には，頻度の高い急性胆嚢炎や慢性胆嚢炎，胆嚢癌に画像所見が類似するものがある．画像所見に加えて臨床所見や経時的な変化が鑑別に有用なこともある．また，良性疾患に胆嚢癌を合併する場合もあり，胆嚢に壁肥厚を認めた場合は，悪性腫瘍の可能性を常に念頭に置く必要がある．

表1　びまん性胆嚢壁肥厚を示す鑑別診断リスト

炎症	腫瘍	その他
● 急性胆嚢炎＊（図1）（図2） ● 慢性胆嚢炎（図3） ● 黄色肉芽腫性胆嚢炎（図6） ● 陶器様胆嚢 ● IgG4関連疾患の胆嚢病変 ● 免疫チェックポイント阻害薬による免疫関連有害事象（irAE）（図7） ● 移植片対宿主病（GVHD）　など	● 胆嚢癌（図5） ● 悪性リンパ腫 ● 白血病細胞浸潤 ● 多発性骨髄腫　など	● 胆嚢腺筋腫症（図4） ● 胆嚢捻転＊ ● 胆嚢梗塞＊ ● 急性膵炎＊ ● アミロイドーシス　など

＊急性腹症の症状を伴う場合の鑑別

びまん性胆嚢壁肥厚を示す鑑別疾患

❶ 急性胆嚢炎　acute cholecystitis 　▐図1▶ ▐図2▶

　　急性胆嚢炎の多くは，胆石による胆嚢管や胆嚢頸部の閉塞に起因する急性炎症である．臨床症状と血液検査，画像所見から診断は容易で，重要なのは重症度を正しく評価することである．

　　胆嚢は腫大して全周性の壁肥厚を認め，周囲に脂肪織濃度上昇や液貯留を伴う．胆嚢腫大と漿膜下浮腫の場合もある．動脈相で胆嚢周囲肝実質が濃染される所見は診断能が高い．胆嚢壁の不整や造影不良，内腔の膜様構造は壊疽性胆嚢炎，胆嚢壁内や胆嚢内の気腫は気腫性胆嚢炎，胆嚢壁断裂は胆嚢穿孔，胆嚢周囲や肝床の被包化液貯留は膿瘍，胆嚢周囲の広範囲な脂肪織濃度上昇は腹膜炎が疑われる．これらは早急な処置が必要となるため，見逃さないことが重要である．

❷ 慢性胆嚢炎　chronic cholecystitis 　▐図3▶

　　慢性胆嚢炎の多くは，胆石の慢性刺激により粘膜が萎縮し，壁が線維化により厚くなった状態である．亜型として，黄色肉芽腫性胆嚢炎や陶器様胆嚢がある．

　　胆嚢は萎縮し，壁は全周性に均一に肥厚する．線維化のため，壁は動脈相から濃染し，平衡相でも造影効果が持続する遷延性濃染を呈し，T2強調像にて低信号を呈する．胆嚢癌と比較して，均一な軽度の壁肥厚で造影効果は弱い．

❸ 胆嚢腺筋腫症　adenomyomatosis of the gallbladder 　▐図4▶

　　胆嚢腺筋腫症は，Rokitansky-Aschoff洞（RAS）と平滑筋・線維組織の増生により胆嚢壁が肥厚した状態である．拡張した壁内のRASが診断に有用である．CTでは，造影効果の乏しい数珠状低吸収域（rosary sign）や壁内の石灰化を認める．虚脱したRASを反映し，壁内に結節状の造影効果がみられることもある（cotton ball sign）．MRIでは，T2強調像やmagnetic resonance cholangiopancreatography（MRCP）で数珠状の高信号域を認める（pearl necklace sign）．

❹ 胆嚢癌　gallbladder carcinoma 　▐図5▶

　　胆嚢癌の好発年齢は70代で，やや女性に多く，リスクファクターとして膵胆管合流異常症がある．膵胆管合流異常症では胆道内に膵液が逆流するため，胆嚢粘膜の過形成が38〜63%にみられる[2]．過形成は異形成，癌へと進行するため，胆管拡張型では13%，胆管非拡張型では37%に胆嚢癌を合併する[3]．肉眼的には，乳頭型，結節型，平坦型，充満型，塊状型に分けられ，平坦型がびまん性壁肥厚を呈する．主な鑑別疾患には，胆嚢腺筋腫症，慢性胆嚢炎，黄色肉芽腫性胆嚢炎が挙げられる．

　　胆嚢癌の粘膜面は不整であり，壁肥厚は偏心性で不均一である．腺癌が多く線維増生を伴い，造影効果は徐々に濃染される遅延性濃染や遷延性濃染を呈する．壁は不均一な造影効果を1層性に呈する場合と，内層が強く造影されて外層が弱く造影される2層性を呈する場合がある．MRIの拡散強調像では高信号を呈する．

❺ その他の疾患

1）黄色肉芽腫性胆嚢炎　xanthogranulomatous cholecystitis 　参考症例 ▐図6▶

　　胆嚢内圧の上昇により，RASが破綻，壁内に胆汁が漏出し，胆汁を貪食した泡沫細胞が肉芽腫

を形成した結果，高度な壁肥厚と広範な炎症を来した状態である．対称性もしくは非対称性のびまん性壁肥厚を呈する．壁内の病変であるため粘膜面は保たれ，肉芽腫や膿瘍を反映した肥厚した壁内の低吸収域，T2強調像での高信号域が特徴である．胆嚢癌と比べて肝内や胆管への浸潤は少ない．

2）陶器様胆嚢　porcelain gallbladder

慢性胆嚢炎特殊型で慢性炎症層や線維化した筋層への異栄養性石灰化により，胆嚢壁が広範囲に石灰化を来し，陶器様にみえる．

3）免疫チェックポイント阻害薬による免疫関連有害事象　immune-related adverse events ; irAE

参考症例　図7

近年，免疫チェックポイント阻害薬は様々な癌種に用いられているが，自己免疫の過剰反応に起因する有害事象が知られている．胆嚢炎・胆管炎の報告は少ないが，閉塞のない肝外胆管拡張やびまん性の胆嚢・胆管壁肥厚が特徴と報告されている[4]．

4）IgG4関連疾患の胆嚢病変

自己免疫性膵炎やIgG4関連硬化性胆管炎の患者においてみられ，粘膜平滑なびまん性の壁肥厚を呈する．急性胆嚢炎の症状は呈さない．ステロイド治療への反応性が診断の一助になる．

症例1　40代，女性　腹痛と発熱を主訴に来院．肝胆道系酵素と炎症反応上昇を認める．

造影CT冠状断像（平衡相）

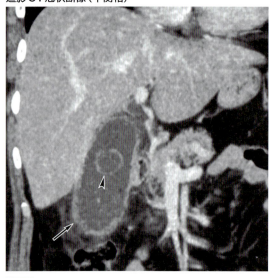

図1　急性胆嚢炎
胆嚢は腫大して全周性の壁肥厚を認め（→），周囲脂肪織濃度上昇を伴っている．胆嚢内には結石を認める（▶）．

症例2　90代，男性　心窩部痛と嘔吐を主訴に受診．肝胆道系酵素と炎症反応上昇を認める．

造影CT（動脈相）

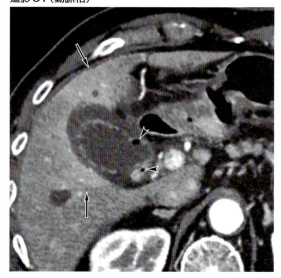

図2　気腫性胆嚢炎
胆嚢は腫大して浮腫性の壁肥厚を認める．胆嚢壁の造影効果は一部消失し，胆嚢壁や胆嚢内腔にガス像を認める（▶）．胆嚢周囲肝実質は斑状に濃染されている（→）．

症例3　70代，男性　複数回の胆石発作の既往あり．

A　造影CT（門脈相）

B　MRI　T2強調像

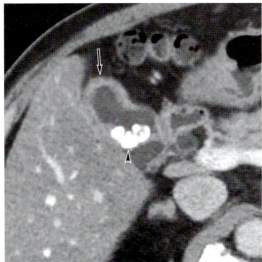
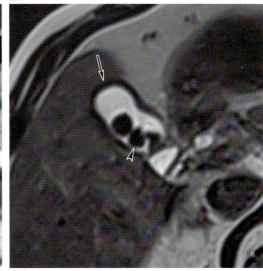

図3　慢性胆嚢炎

A：胆嚢は軽度収縮しており，全周性の均一な壁肥厚を認める（→）．胆嚢内には結石を認める（▸）．
B：胆嚢壁は低信号を呈している（→）．胆嚢内に結石を認める（▸）．

症例4　70代，男性　右季肋部痛を主訴に受診．

A　造影CT（門脈相）

B　MRCP

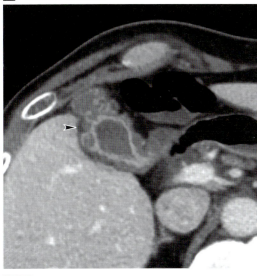
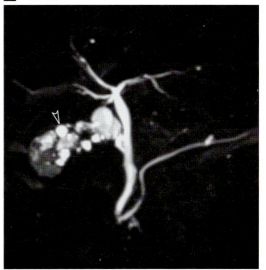

図4　胆嚢腺筋腫症

A：びまん性の胆嚢壁肥厚を認め，壁内には造影効果のない数珠状の低吸収域を認める（▸）．
B：肥厚した壁内には，数珠状の高信号域を認める（▸）．

2章 胆嚢・胆管

> **症例 5** 70代，女性　検診にて肝機能異常を指摘．

A 造影CT（門脈相）　　　**B** MRI 拡散強調像（b＝800s/mm^2）

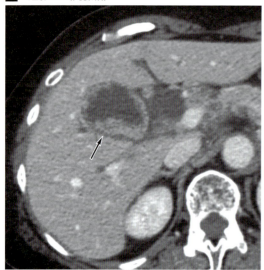
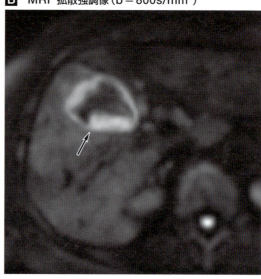

図5　胆嚢癌

A：胆嚢はびまん性に不整な壁肥厚を呈する（→）．
B：肥厚した壁は拡散低下を呈する（→）．膵胆管合流異常症（胆道拡張型）の合併を認める（非提示）．

> **参考症例** 70代，男性　検診にてCA19-9高値を指摘．　●やや稀な鑑別疾患●

造影CT冠状断像（門脈相）

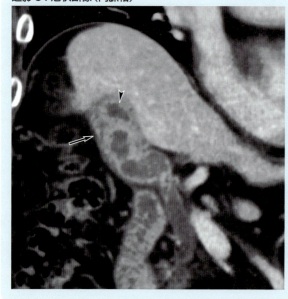

図6　黄色肉芽腫性胆嚢炎

胆嚢底部主体にびまん性壁肥厚を認める（→）．粘膜は平滑に保たれ，壁内に低吸収域を認める（▶）．

> **参考症例** 80代，男性　肝細胞癌に対して免疫チェックポイント阻害薬を使用中に，肝胆道系酵素が上昇．●やや稀な鑑別疾患●

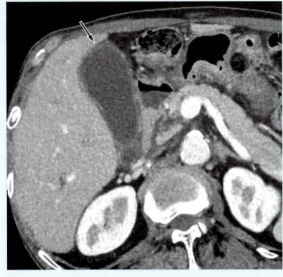

造影CT（門脈相）

図7 免疫チェックポイント阻害薬による免疫関連有害事象（irAE）

胆嚢にびまん性壁肥厚を認める（→）．胆管にも軽度拡張と壁肥厚を認めるが，閉塞起点は指摘できなかった（非提示）．

表2 びまん性胆嚢壁肥厚を示す鑑別診断まとめ

	急性胆嚢炎	慢性胆嚢炎	胆嚢腺筋腫症	胆嚢癌	黄色肉芽腫性胆嚢炎
疫学・臨床像	●急性腹症 ●胆石合併	●胆石発作の既往 ●胆石合併	●無症状 ●偶然発見	●膵胆管合流異常症がリスクファクター	●炎症浸潤が強い
画像	●胆嚢腫大 ●周囲の炎症所見 ●動脈相で肝床の濃染	●胆嚢萎縮 ●遷延性濃染 ●均一な軽度壁肥厚	●RASの描出 （rosary sign, pearl necklace sign）	●偏心性，不均一な壁肥厚 ●粘膜面の不整 ●遷延性／遅延性濃染 ●拡散低下	●粘膜面は平滑 ●壁内にRASより大きな低吸収域

●●● 参考文献

1) Ratanaprasatporn L, et al: Multimodality imaging, including dual-energy CT, in the evaluation of gallbladder disease. RadioGraphics 38: 75-89, 2018.
2) Hanada K, et al: Pathology and cellular kinetics of gallbladder with an anomalous junction of the pancreaticobiliary duct. Am J Gastroenterol 91: 1007-1011, 1996.
3) Morine Y, et al: Clinical features of pancreaticobiliary maljunction: update analysis of 2nd Japan-nationwide survey. J Hepatobiliary Pancreat Sci 20: 472-480, 2013.
4) 日本臨床腫瘍学会（編）; II 免疫チェックポイント阻害薬の副作用管理．がん免疫療法ガイドライン，第3版．金原出版，p.55, 2023.

2章 胆嚢・胆管

2)胆嚢病変

⑦ 胆嚢内隆起病変，限局性胆嚢壁肥厚

成田晶子，鈴木耕次郎

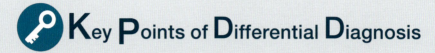

胆嚢内隆起病変，限局性胆嚢壁肥厚をみたらどう考えるか？

- 胆嚢内隆起病変では，大きさ10mm以上，広基性，増大傾向を認める場合は，胆嚢癌を疑う．
- 限局性胆嚢壁肥厚では，Rokitansky-Aschoff洞（RAS）を疑う構造が確認できない，粘膜面の不整や途絶がみられる場合は，胆嚢癌を疑う．

■ 胆嚢内隆起病変，限局性胆嚢壁肥厚の解説 ■

胆嚢内隆起病変や限局性胆嚢壁肥厚を呈する疾患は，①非腫瘍性病変，②良性腫瘍，③悪性腫瘍に大きく分けられる（表1）．①非腫瘍性病変としては，コレステロールポリープ，線維性ポリープ，炎症性ポリープ，胆嚢腺筋腫症などが挙げられる．②良性腫瘍としては，幽門腺腺腫や低異型度の胆嚢内乳頭状腫瘍（intracholecystic papillary neoplasm；ICPN）などがある．③悪性腫瘍は原発性胆嚢癌と転移性胆嚢癌に大きく分けられ，原発性胆嚢癌は最も多い腺癌の他，扁平上皮癌や癌肉腫，神経内分泌癌などが挙げられる．

画像診断を行う上で最も重要なことは，良性疾患か悪性疾患かの鑑別である．多くの病変は，大きさ，形状，造影効果，拡散低下の有無で良悪性の鑑別が可能であるが，稀に鑑別が困難な症例もある．また，良性疾患から発癌する場合や，良性疾患に胆嚢癌を合併している場合もある．そのため，胆嚢内隆起病変に関しては『胆道癌診療ガイドライン』において，「大きさ10mm以上，大きさにかかわらず広基性，あるいは画像上増大傾向を認める場合は，胆嚢癌を疑うべき」[1]とされている．また，限局性胆嚢壁肥厚を呈する疾患に関しては，RASを疑う構造がしっかり確認できない場合や，粘膜面の不整，途絶がみられる場合は，悪性疾患の可能性を考慮すべきである．

表1 胆嚢内隆起病変，限局性胆嚢壁肥厚を示す鑑別診断リスト

	非腫瘍性病変	良性腫瘍	悪性腫瘍
胆嚢内隆起病変	・コレステロールポリープ（図1，図2） ・線維性ポリープ ・炎症性ポリープ	・幽門腺腺腫（図3） ・胆嚢内乳頭状腫瘍（ICPN）（図4）*　など	・胆嚢癌（乳頭型） ・胆嚢癌（結節型）（図6） ・転移性胆嚢癌
限局性胆嚢壁肥厚	・胆嚢腺筋腫症（底部型，分節型）（図7）		・胆嚢癌（結節型）（図6） ・胆嚢癌（平坦型）（図5） ・転移性胆嚢腫瘍（図8）

*ICPNは良性と悪性を包括する

胆嚢内隆起病変，限局性胆嚢壁肥厚を示す鑑別疾患

❶ コレステロールポリープ　cholesterol polyp　▐図1▶ ▐図2▶

　コレステロールポリープは胆嚢ポリープの中で最も多く，中高年女性に好発する．病理組織学的には，脂質を貪食したマクロファージが粘膜固有層内で集簇・隆起したもので，典型的には表面平滑で有茎性であり小さく多発する．

　単純CTでは，胆汁と等吸収で描出されないことが多い．血流が豊富であるため，造影CTでは動脈相で濃染し，平衡相で相対的低吸収を呈する．また，有茎性であるが茎は細く，壁との間に空間を認めることも特徴である．

❷ 線維性ポリープ　fibrous polyp

　線維性ポリープは結合織と膠原線維で構成され，コレステロールポリープや炎症性ポリープ（小さく多発し，急性胆嚢炎や慢性胆嚢炎に合併する）よりやや大きく有茎性であり，慢性胆嚢炎や胆石の合併が多い．線維成分が豊富であるため，動脈相から濃染して平衡相でも造影効果が持続する遷延性濃染や，徐々に濃染される遅延性濃染を呈する場合が多い．

❸ 幽門腺腺腫　pyloric gland adenoma　▐図3▶

　幽門腺腺腫は，従来の腺腫の中の幽門型腺腫で，サイズの大きな幽門腺腺腫には高度異型（上皮内癌相当）の合併が少なくない．形態は有茎性で，表面は平滑～結節分葉状である．茎はコレステロールポリープよりも太い．均一な造影効果を有し，MRIの拡散強調像で高信号は認めない．

❹ 胆嚢内乳頭状腫瘍　intracholecystic papillary neoplasm ; ICPN　▐図4▶

　ICPNは胆嚢内の乳頭状上皮性腫瘍で，低異型度，高異型度（上皮内癌相当），浸潤性（浸潤癌合併）に分類される[2]．動脈相にて濃染，平衡相にて相対的低吸収を呈することが多い．約半数が浸潤癌であり，壁肥厚や粘膜の不連続性がみられる場合，サイズが大きく多発する場合は，浸潤性ICPNを疑う．胆嚢癌の約6%はICPNに関連して生じる[2]．

❺ 胆嚢癌　gallbladder carcinoma　▐図5▶ ▐図6▶

　胆嚢癌は，70代に多く，やや女性に多い．リスクファクターとして膵胆管合流異常症がある．肉眼的には，乳頭型，結節型，平坦型，充満型，塊状型に分けられ，乳頭型と結節型の一部が胆嚢内隆起病変，結節型の一部と平坦型が限局性胆嚢壁肥厚を呈する．主な鑑別疾患には，胆嚢腺筋腫症や各種ポリープ，幽門腺腺腫やICPNなどが挙げられる．

　病変は粘膜面が不整で，隆起病変と限局性壁肥厚の両方の形状を呈する．腺癌が多く線維増生を伴うため，限局性壁肥厚では遷延性濃染や遅延性濃染を呈する．隆起病変では線維成分が少ないため，動脈相にて濃染し，平衡相にて相対的低吸収を呈することが多い．深部への浸潤に伴って間質増生を認めるため，病変基部の遅延性濃染は漿膜下浸潤の指標となりうる．MRIの拡散強調像で高信号を認めることが多い．

❻ 胆嚢腺筋腫症　adenomyomatosis of the gallbladder　▐図7▶

　胆嚢腺筋腫症は，胆嚢粘膜過形成と固有筋層肥大，壁の線維化による壁肥厚で，RASの増殖・拡張を伴った状態である．底部型，分節型，びまん型に分けられ，底部型と分節型が限局性壁肥

厚を呈する．胆嚢腺筋腫症と胆嚢癌との関連は一定の見解は得られていないが，底部型では胆嚢腺筋腫症の直上粘膜，分節型ではくびれの胆嚢腺筋腫症から体底部側が胆嚢癌の好発部位であるとの報告がある[3]．

肥厚した壁内のRASが診断に有用である．RASの描出能はCTよりもMRIで高く，T2強調像やMRCPにて，数珠状高信号域として認める(pearl necklace sign)．CTでは，造影効果の乏しい数珠状低吸収域(rosary sign)や壁内の石灰化を認め，虚脱したRASを反映した壁内の結節状造影効果がみられることがある(cotton ball sign)．

7 その他の疾患

1）転移性胆嚢腫瘍　gallbladder metastases　参考症例　図8

転移性胆嚢腫瘍は，欧米では悪性黒色腫，アジアでは胃癌が多く，その他，腎癌や肺癌，乳癌などもある．粘膜下病変で内腔に突出することが多く，造影効果は原発巣に似たパターンを呈する．

症例1　60代，女性　C型肝炎にて経過観察中．

A　単純CT

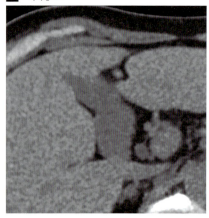

B　造影CT（動脈相）

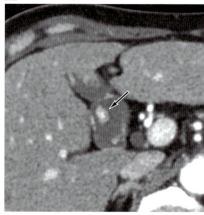

図1　コレステロールポリープ
A：胆嚢に器質的な異常は指摘できない．
B：胆嚢内腔に突出する濃染結節を認める(→)．平衡相で相対的に軽度低吸収を呈していた（非提示）．

症例2　40代，男性　大腸癌の精査中に胆嚢ポリープを指摘．

MRI　T2強調冠状断像

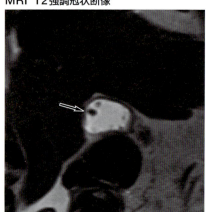

図2　コレステロールポリープ
胆嚢内に多発する結節がみられ(→)，胆嚢壁との間には空間を認める．

症例3　60代，男性　超音波検査で胆嚢腫瘍を指摘．

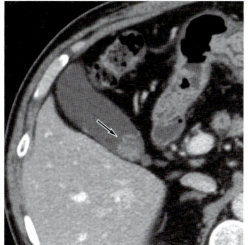
A　造影CT（門脈相）

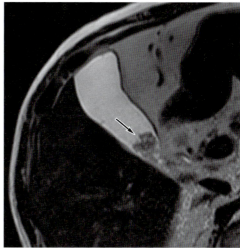
B　MRI T2強調像

図3　幽門腺腺腫

A：胆嚢頸部に均一な造影効果を呈する結節を認める（→）．
B：結節は分葉状を呈している（→）．拡散強調像にて高信号は認めなかった（非提示）．

症例4　70代，男性　総胆管結石の精査にて胆嚢腫瘍を指摘．

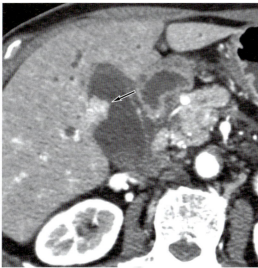
A　造影CT（動脈相）

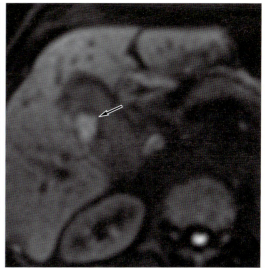
B　MRI 拡散強調像（b＝800s/mm^2）

図4　浸潤性ICPN（ICPN with associated invasive carcinoma）

A：胆嚢内腔に突出する動脈相にて濃染を呈する結節を認める（→）．平衡相では相対的に低吸収を呈していた（非提示）．
B：結節は高信号を呈する（→）．

2章 胆嚢・胆管

症例5　60代，女性　検診異常．

A 造影CT（動脈相）　　**B** 造影CT（平衡相）

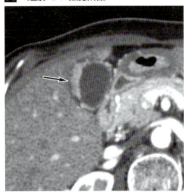
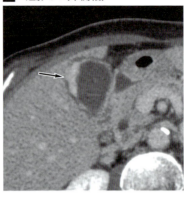

図5　胆嚢癌（平坦型）

A，B：胆嚢体部に遷延性濃染を有する限局性壁肥厚を認める（→）．膵胆管合流異常症（胆管拡張型）を合併していた（非提示）．

症例6　80代，男性　別疾患で経過観察中．

A 造影CT（動脈相）　　**B** 造影CT（平衡相）　　**C** MRI 拡散強調像（b＝800s/mm^2）

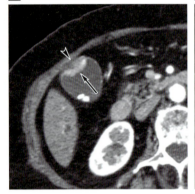
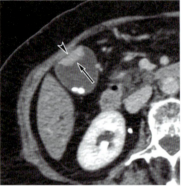
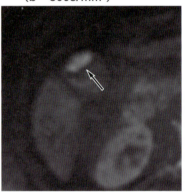

図6　胆嚢癌（結節型）

A，B：胆嚢底部に限局性壁肥厚を認める（→）．壁肥厚部は動脈相（**A**）にて濃染され，平衡相（**B**）にて相対的に低吸収を呈する．基部は遅延性濃染を呈し（▶），周囲脂肪織濃度上昇や漿膜外への浸潤は指摘できない．
C：壁肥厚部は全体に高信号を呈する（→）．
手術にて，胆嚢癌，漿膜下浸潤（T2）と診断された．

症例7　70代，女性　B型肝炎にて経過観察中．

A 造影CT冠状断像（門脈相）　　**B** MRCP

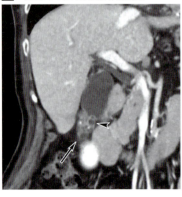
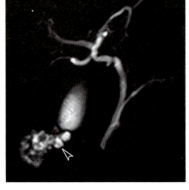

図7　胆嚢腺筋腫症

A：胆嚢体部～底部に壁肥厚を認め（→），壁内には造影効果のない数珠状の低吸収域（▶）と結石を認める．
B：肥厚した壁内には，数珠状の高信号域がみられる（▶）．

参考症例 60代，女性　腎癌（clear cell carcinoma）の術前精査中．　●やや稀な鑑別疾患●

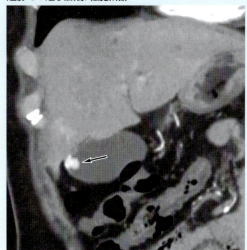

造影CT冠状断像（動脈相）

図8 転移性胆嚢腫瘍
胆嚢体部に動脈相にて濃染する結節を認める（→）．
平衡相では相対的に低吸収を呈していた（非提示）．

表2 胆嚢内隆起病変，限局性胆嚢壁肥厚を示す鑑別診断まとめ

	隆起病変				隆起病変/限局性壁肥厚	限局性壁肥厚
	コレステロールポリープ	線維性ポリープ	幽門腺腺腫	ICPN	胆嚢癌	胆嚢腺筋腫症
形態	・小さい ・多発 ・有茎性	・やや大きい ・有茎性	・有茎性	・やや大きい ・単発と多発がある ・有茎性，広基性 ・壁肥厚を伴うこともある	・乳頭型，結節型，平坦型 ・粘膜面不整	・分節型，底部型
造影CT	・早期濃染，後期washout	・遷延性/遅延性濃染	・均一な造影効果	・早期濃染，後期washout	・隆起病変は早期濃染，後期washout ・限局性壁肥厚は遷延性/遅延性濃染	・数珠状低吸収域 ・壁内の石灰化
MRI	・拡散低下なし	・拡散低下なし ・胆石合併	・拡散低下なし	・拡散低下なし/あり	・拡散低下ありが多い	・拡散低下なし/あり ・T2強調像やMRCPで数珠状高信号域

参考文献

1) 日本肝胆膵外科学会，胆道癌診療ガイドライン作成委員会（編）；第III章　予防・疫学．エビデンスに基づいた胆道癌診療ガイドライン，改訂第3版．医学図書出版，p.21-30, 2020.
2) Chapter 9 Tumours of the gallbladder and extrahepatic bile ducts. Intracholecystic papillary neoplasm. In WHO Classification of Tumors Editorial Board（eds）；WHO Classification of Tumours, 5th ed. Digestive System Tumours. IARC, Lyon, p.276-278, 2019.
3) 金　俊文・他：胆嚢腺筋腫症合併胆嚢癌の特徴．胆道 28: 633-640, 2014.

3) 胆嚢・胆管共通

2章 胆嚢・胆管

❽ 胆嚢・胆管内の高吸収，
T1強調像で高信号を示す病変

高司 亮，浅山良樹

🔑 Key Points of Differential Diagnosis

**胆嚢・胆管内の高吸収，T1強調像で高信号を示す病変をみたら
どう考えるか？**

● 胆汁の変化（濃縮や析出・凝結，血液や造影剤の混入），隆起性病変や壁の石灰化を考える．
● 多くは，カルシウムを含有する結石や胆泥を反映した所見である．
● 鑑別には，偽胆石，胆道出血，石灰乳胆汁，造影剤残存，胆嚢ポリープや胆嚢壁の石灰化
などがある．

■ 胆嚢・胆管内の高吸収，T1強調像で高信号を示す病変の解説

　通常，胆嚢・胆管内はCTで低吸収，MRIのT1強調像で低信号を示す．濃縮や析出・凝結，血液や造影剤などの混入といった胆汁成分の変化，あるいは石灰化を伴った隆起性病変や壁の石灰化が，胆嚢・胆管内の高吸収，T1強調像で高信号としてとらえられうる．日常診療で遭遇するものの多くは，カルシウムを含有する結石や胆泥による変化で，偽胆石や胆道出血，石灰乳胆汁，造影剤残存の他，胆嚢ポリープや胆嚢壁の石灰化などが鑑別となる．

■ 胆嚢・胆管内の高吸収，T1強調像で高信号を示す病変の鑑別疾患

❶ 胆道結石・胆泥　biliary stones / biliary sludge　▐图1▶

　胆泥はビリルビンカルシウム，コレステロール結晶およびムチンから構成され，胆嚢での胆汁停滞時に発生する．胆泥の大半は無症状であるが，胆道閉塞や結石の形成により胆道疝痛や胆道炎，膵炎の原因となりうる．胆道結石は主成分により，コレステロール石や色素石に大別される．CTでは，カルシウムが多く明瞭な石灰化を有するものは高吸収を示す．ビリルビンカルシウム石は，MRIのT1強調像で高信号を呈する[1]．

❷ セフトリアキソンによる偽胆石　ceftriaxone-associated biliary pseudolithiasis　▐图2▶　▐图3▶

　ceftriaxone（CTRX）は第3世代セフェム系抗菌薬で，広い抗菌スペクトラムをもち，臨床において種々の感染症に幅広く用いられる．CTRXは胆道排泄され，胆嚢内に高濃度で分布，カルシウムイオンと結合して沈殿し，偽胆石を形成する．偽胆石はCTRX投与中止から2週間程度で消失す

る[2]．その多くは無症状であるが，急性胆嚢炎や急性膵炎，閉塞性黄疸を合併しうる．CTで胆嚢内に石灰化を伴う沈殿を示し，CTRX投与終了後2か月ほどの画像検査で自然消失を確認できれば，偽胆石の可能性が高い．危険因子として，①CTRX投与量2g/日以上，②絶食（胆嚢収縮能低下），③脱水（胆汁濃縮），④高カルシウム血症，⑤腎機能障害（CTRX血中濃度上昇）がある[3]．

❸ 胆道出血　hemobilia　‖‖図4▶

胆道内の出血も，胆道内の高吸収病変，T1強調像で高信号を示す病変を呈しうる．その原因には，医原性外傷［経皮的肝生検，経皮経肝的ドレナージ術，経皮的焼灼術などのinterventional radiology（IVR）や外科手術，内視鏡的治療］，非医原性外傷，感染や炎症（出血性胆嚢炎，慢性胆管炎，肝膿瘍や胆道寄生虫症など），腫瘍（肝細胞癌や胆管癌など），hemosuccus pancreaticusなどがある[4]．胆道内の画像所見のみから，胆道出血と胆道結石・胆泥を鑑別することは難しく，既往歴や随伴する画像所見に留意する必要がある．胆道出血を疑った場合には造影CTの動脈相を撮影し，仮性動脈瘤やvascular-biliary fistulaの有無を評価することが望ましい．

❹ 石灰乳胆汁　milk of calcium　‖‖図5▶

石灰乳胆汁は高濃度の炭酸カルシウムを含有する胆汁で，多くの場合で胆嚢頸部や胆嚢管の器質的閉塞を伴う．閉塞の原因としては結石陥頓が最多で，胆嚢癌による閉塞例も報告されている[5]．通常は胆嚢内腔に鏡面像を形成し，総胆管に存在する石灰乳胆汁は，胆嚢内より流出したものと考えられている．

❺ その他の鑑別

1）造影剤残存
2）濃縮胆汁
3）胆嚢ポリープ石灰化
4）胆嚢壁石灰化（胆嚢線筋腫症，陶器様胆嚢）　参考症例　‖‖図6▶

📝 MEMO dual energy CT（DECT）での胆石診断

カルシウム成分の乏しい胆道結石は，通常の単純CTでは胆汁とコントラストがつかず，指摘困難な場合がある．DECTでは，低keVの仮想単色X線画像を作成することで，X線陰性結石の大部分を描出することが可能である[6]．

2章 胆嚢・胆管

症例1 70代，女性　右季肋部痛を主訴に受診し，血液検査で肝機能障害と胆道系酵素の上昇を認めた．

A 単純CT

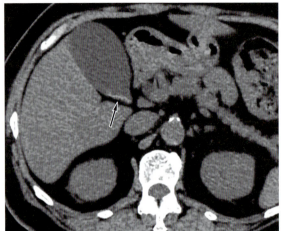

B MRI 脂肪抑制T1強調像

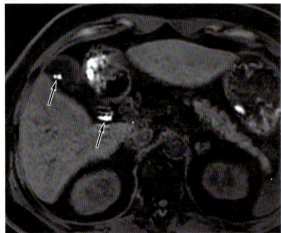

図1 胆石症
A：胆嚢頸部に高吸収域（→）を認める．
B：胆嚢頸部および底部に高信号病変（→）を認める．
ビリルビンカルシウム石が疑われる．

症例2 70代，女性　骨盤臓器脱による両側水腎症で受診，尿路感染を合併していた．CTRX投与前後に複数回，水腎症評価目的の単純CTを撮影．

A 単純CT（CTRX投与中）

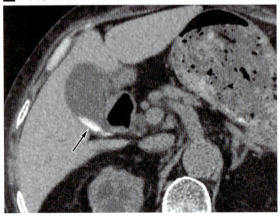

B 単純CT（CTRX投与終了10日後）

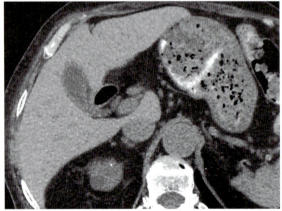

図2 CTRX偽胆石
A：胆嚢頸部に高吸収域（→）を認める．
B：胆嚢内の高吸収域は消失している．
受診時（CTRX投与前）に撮影された単純CT（非提示）では，胆嚢内に異常濃度はなく，CTRX偽胆石が疑われた．本例では，CTRX投与量は1g/日であったが，両側水腎症による腎機能障害があった．腹部症状や発熱，胆道系酵素上昇はなく，無症状で経過した．

症例3　50代，女性　腹痛と発熱で受診，腸炎の臨床診断で絶食，CTRX投与中であり，熱源評価目的にCTを撮影．

A 単純CT（胆嚢レベル）

B 単純CT（膵頭部レベル）

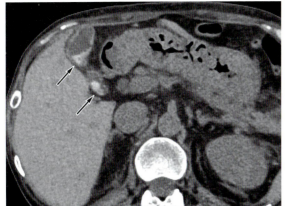
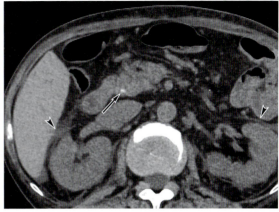

図3　CTRX偽胆石

A：胆嚢体部および頸部内に高吸収域（→）を認める．
B：膵内胆管内に高吸収域（→）を認める．膵頭部周囲の前腎傍腔にわずかに索状構造があり，両側腎筋膜は肥厚している（▶）．本例では，腹部症状と血清アミラーゼの軽度上昇を認め，膵炎合併が疑われたため，内視鏡的逆行性胆管造影と胆道ドレナージ術が施行された．数か月前に撮影された単純CT（非提示）では胆嚢・胆管内に異常はみられず，胆道ドレナージ後のCT（非提示）では胆管内のみならず胆嚢内病変も消失しており，CTRX偽胆石の可能性が高いと考えた．CTRXは2g/日で投与され，腸炎治療のため絶食状態であった．

症例4　80代，男性　心窩部痛で受診，急性胆嚢炎疑いでCTが撮影された．

A 単純CT

B 造影CT

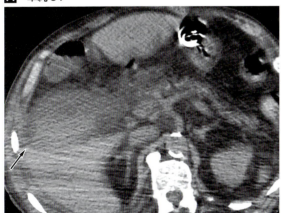
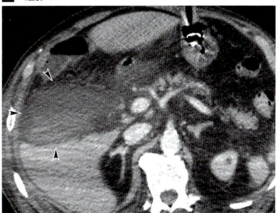

図4　胆道出血（出血性胆嚢炎）

A：腫大した胆嚢（→）の内腔は高吸収を示す．
B：肥厚した胆嚢壁（▶）に造影効果は認められない．
胆嚢内の出血を疑う高吸収，肥厚した胆嚢壁の造影不良から，壊疽性胆嚢炎を疑い，胆嚢摘出術が施行された．胆嚢壁には広範な粘膜脱落や潰瘍形成が確認された．

2章 胆嚢・胆管

症例5 70代，男性　心窩部痛を主訴に受診，超音波検査で胆嚢結石を指摘．

参考症例 70代，女性　右季肋部痛を主訴に受診． ●やや稀な鑑別疾患●

単純CT

単純CT

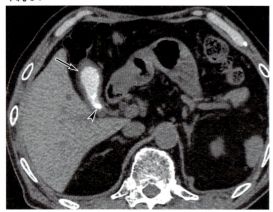

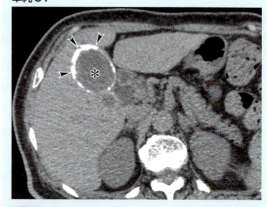

図5 石灰乳胆汁

胆嚢頸部に結石を疑う結節構造を認める（▶）．胆嚢内腔は高吸収（→）を呈しており，胆嚢壁はびまん性に肥厚している．
胆嚢頸部には結石が認められ，胆嚢内に充満する高吸収域は石灰乳胆汁を疑う．

図6 陶器様胆嚢

胆嚢壁に沿った高吸収域（▶）があり，陶器様胆嚢の所見である．頸部に結石が陥頓しており（非提示），胆嚢内腔（*）は軽度高吸収を示す．胆嚢摘出術が行われ，腫瘍の合併はなかった．
病理組織像では，胆嚢壁にコレステリン結晶を伴う無構造な硝子石灰化が，広範囲に認められた（非提示）．

表 胆嚢・胆管内の高吸収，T1強調像で高信号を示す病変の主な鑑別診断まとめ

	胆道結石・胆泥	CTRXによる偽胆石	胆道出血	石灰乳胆汁
臨床情報	―	●CTRX投与歴 ●危険因子：①CTRX投与量2g/日以上，②絶食，③脱水，④高カルシウム血症，⑤腎機能障害	●医原性外傷（IVRや外科手術，内視鏡的治療，非医原性外傷，感染や炎症，腫瘍性病変などの既往	―
胆嚢・胆管内の画像所見	●カルシウムを含むものはCT高吸収 ●ビリルビンカルシウム石はT1強調像で高信号	●結石・胆泥と類似 ●**CTRX投与終了2か月以内での自然消失**	●CTで高吸収，T1強調像で高信号	●鏡面形成 air-fluid level（体位による変化）
留意すべき随伴画像所見	―	―	●胆管腫瘍栓や胆嚢炎所見 ●**仮性動脈瘤やvascular-biliary fistulaの有無**	●**胆嚢頸部や胆嚢管器質的閉塞（結石や腫瘍）**

太字は重要な鑑別点を示す．

●●● 参考文献

1) Gabata T, et al: Intrahepatic biliary calculi: correlation of unusual MR findings with pathologic findings. Abdom Imaging 25: 266-268, 2000.
2) Schaad UB, et al: Reversible ceftriaxone-associated biliary pseudolithiasis in children. Lancet 2: 1411-1413, 1988.
3) Choi YY, et al: Gallbladder pseudolithiasis caused by ceftriaxone in young adult. J Korean Surg Soc 81: 423-426, 2011.
4) Parvinian A, et al: Challenges in Diagnosis and Management of Hemobilia. RadioGraphics 41: 802-813, 2021.
5) 高橋 祥・他：石灰乳胆汁をともなった胆嚢管癌の1例．日消誌 104: 394-400, 2007.
6) 片平和博：胆石成分分析．画像診断 41: 990-991, 2021.

3) 胆嚢・胆管共通

❾ 胆道内ガス

田畑公佑

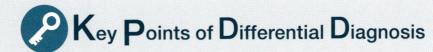

胆道内ガスをみたらどう考えるか？
- 胆道系の外科的・内視鏡的処置歴がなければ，原因を考える．
- 胆道内ガスの分布に注目し，重篤な疾患が原因であることが多い門脈内ガスとの鑑別を忘れない．

■■■ 胆道内ガスの解説 ■■■

　胆道内ガスは胆道系に認めるガスであり，胆道気腫（pneumobilia）とも呼ばれる．正常では胆道系に胆汁が充満しており，ガスを認めることはない．胆道内ガスの原因は，医原性と非医原性に分けられる（**表1**）[1)2)]．医原性は病歴から原因を推定できる．非医原性は，加療しなければ重篤な病態に移行する疾患が多い．医原性を疑う病歴がなければ，原因疾患を同定することが重要である．一方で，これまで認めていた胆道内ガスが消失した場合，胆道内圧の上昇を示唆している可能性があり，胆管炎などの感染，ないし腫瘍の術後であれば再発を疑う必要がある．

　超音波検査では，ガスのため肝実質内に音響陰影を伴う高エコーとして描出される．結石との鑑別が問題となるが，CTで鑑別は容易である．また，体位変換により，重力の影響でガスは上部へ，結石は下部へ移動しやすいことが鑑別点となる．CTでは，肝門側優位に分布する胆管に沿った棒状・樹枝状の空気濃度を示し，周囲の肝実質とコントラストがつきやすいため感度が高い．MRIでは，ガスのためいずれのシーケンスでも無信号を示す．MRIでも胆石との鑑別が問題となるが，CTの方が鑑別は容易である．

　肝臓にみられるガスとして，胆道内ガスの他に門脈内ガスが挙げられる．胆道内ガスは，求心性の胆汁の流れに従って**肝門部主体**に棒状・樹枝状に認められ，**肝被膜から2cm以内には認めない**．また，ガスのため仰臥位では腹側に位置しやすく，左葉優位となる．一方，門脈内ガスは遠心性の血流に従って肝辺縁に運ばれるため，肝被膜から2cm以内に樹枝状に広がる点が鑑別点となる[3)]．

表1　胆道内ガスを示す鑑別のまとめ[1)2)]

医原性
- 胆道系の外科的・内視鏡的処置後（胆管空腸吻合術後，内視鏡的十二指腸乳頭切開術後，胆道ドレナージなど）

非医原性
- Oddi括約筋閉鎖不全
- 総胆管自然排石
- 胆道消化管瘻：胆石イレウス，十二指腸潰瘍穿通など
- 肝胆道系のガス産生菌感染：気腫性胆嚢炎，胆管炎，肝膿瘍
- 膵管胆管瘻
- 外傷

167

2章 胆嚢・胆管

■ 胆道内ガスを示す鑑別疾患 ■

❶ 胆道系の外科的・内視鏡的処置後 pneumobilia after surgical and endoscopic procedures of the biliary tract ▏▎図1▶

胆道内ガスの原因の多くは，胆管空腸吻合術後，内視鏡的十二指腸乳頭切開術後，胆道ドレナージなどの胆道系の外科的・内視鏡的処置後である．Vater乳頭が正常に機能することでガスは逆行性に胆道系に流入しないが，胆管空腸吻合術ではVater乳頭が切除されることがあり，内視鏡的十二指腸乳頭切開術ではVater乳頭が正常に機能しなくなるため，胆道内にガスが流入する．

❷ 胆石イレウス gallstone ileus ▏▎図2▶

胆石イレウスは，胆道系と十二指腸などの腸管が瘻孔を形成後，腸管内に逸脱した胆石によって引き起こされる腸閉塞（機械性イレウス）である．瘻孔からガスが胆道内に入り，胆道内ガスが生じる．胆石イレウスは腸閉塞全体の0.1％を占め，70％以上は高齢女性に発症するとされている[4]．画像所見は胆道内ガス，腸閉塞，異所性胆石が特徴的であり，併せてRigler徴候と呼ばれる[5]．

❸ 気腫性胆嚢炎 emphysematous cholecystitis ▏▎図3▶

急性胆嚢炎の特殊型で，わが国の『急性胆管炎・胆嚢炎診療ガイドライン2018, 第3版』の重症度判定基準において中等症急性胆嚢炎（grade II）に該当する[6]．**死亡率は15〜20％と高く，早急な治療が必要**である．細菌が胆嚢壁内や内腔，胆嚢周囲にガスを産生することで発症する[7]．動脈硬化が原因のひとつとされており，通常の胆嚢炎と比べ高齢男性に多い．また，糖尿病や高血圧症，胃切除後の患者に発症することが多い．通常の急性胆嚢炎の多くは胆石を有するのに対し，気腫性胆嚢炎は結石を伴わないことが多い．

❹ 門脈内ガス hepatic portal venous gas ●参考症例● ▏▎図4▶

門脈内ガスの原因として最も重要なものは，**腸管虚血**である．門脈内ガスを伴う腸管虚血は死亡率が75〜90％と非常に高く[8]，速やかに治療を行う必要があるため，見逃してはいけない所見である．腸間膜静脈内ガスや腸管壁内ガス（腸管気腫）を伴うこともある．他にも門脈内ガスを生じうる原因は多数あり，保存的加療や経過観察でよいものも多数ある（詳細は **表2** 参照）．門脈内ガス以外の腸管や腸間膜の所見，腹部症状，病歴・既往歴，内服薬，乳酸値といった血液検査データなどを参考にして，総合的に診断する必要がある．

表2 門脈内ガスの原因疾患[3]

- 腸管壊死・虚血
  - 腸間膜動脈血栓症・塞栓症
  - 腸間膜静脈血栓症
  - 大動脈解離
  - 非閉塞性腸管虚血 (non-occlusive mesenteric ischemia；NOMI)
- 機械性腸閉塞，機能性イレウス
- 消化管潰瘍
- 消化管穿孔
- 炎症性腸疾患
- 感染（腸炎，憩室炎，虫垂炎，胆嚢炎，胆管炎，腹腔内・後腹膜膿瘍など）
- 臓器移植
- 肺疾患（慢性閉塞性肺疾患，気管支肺炎，喘息など）
- 薬剤性（ステロイド，α-グルコシダーゼ阻害薬など）
- 医原性（内視鏡検査後，胃瘻造設など）
- 外傷

> **症例1** 70代，男性　胆嚢癌に対して膵頭十二指腸切除後，術後経過観察．

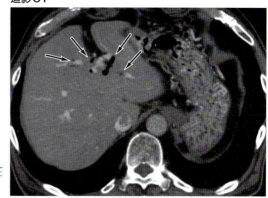

造影CT

図1 胆嚢癌術後（膵頭十二指腸切除後）の胆道内ガス
肝内胆管に空気濃度の樹枝状の低吸収域があり（→），肝辺縁には認めない．胆道内ガスの所見である．

> **症例2** 50代，男性　間欠的な上腹部痛と嘔吐．1年前に急性胆嚢炎を起こしたが，高度肥満と心疾患のため，保存的加療されていた．

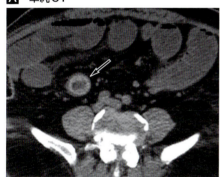

A 単純CT

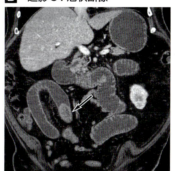

B 造影CT冠状断像

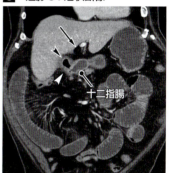

C 造影CT冠状断像

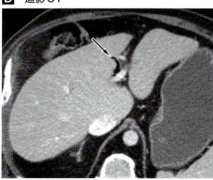

D 造影CT

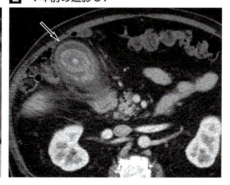

E 1年前の造影CT

図2 胆石イレウス

A，B：小腸内に高吸収な構造物を認める（→）．高吸収な構造物より口側小腸の拡張と液貯留を伴い，この高吸収な構造物を閉塞起点とする腸閉塞の所見である．
C，D：胆嚢壁にびまん性肥厚があるが，腫大や緊満感はない．むしろ虚脱し，胆嚢内にガスを認める（C；▶）．胆嚢壁の一部が欠損しており，胆嚢内腔と十二指腸との交通を疑う（C；▷）．また，肝内胆管左枝に空気濃度の棒状の低吸収域があり（→），胆道内ガスの所見である．
E：1年前には，胆嚢内に高吸収な構造物があり（→），胆嚢の腫大と壁肥厚，周囲の脂肪織混濁を伴っていた．胆石性急性胆嚢炎の所見である．
（済生会福岡総合病院放射線科　中山智博先生のご厚意による）

2章 胆嚢・胆管

症例3 80代，女性　心窩部痛で救急搬送．2型糖尿病，高血圧症，末期腎不全（血液透析中）の既往あり．

A 造影CT　　　　　　　　　　　　B 造影CT冠状断像

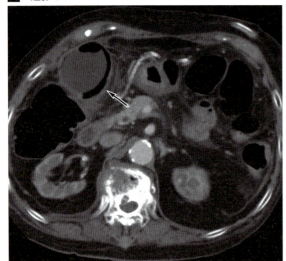
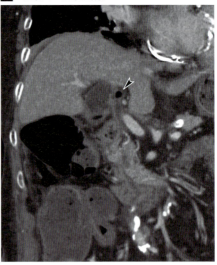

図3 気腫性胆嚢炎

A：胆嚢壁に沿ったガスがあり，胆嚢内腔にも認める（→）．胆嚢壁肥厚を伴う．
B：総肝管にもガスを認める（▶）．
胆嚢壁に沿ったガスを認め，気腫性胆嚢炎の所見である．

参考症例 40代，男性　急性心筋梗塞に対してPCI施行後．入院1か月後にショック状態となり，腹部単純X線写真（非提示）で腸管拡張があり精査．

A 造影CT　　　　　　　　　　　　B 造影CT

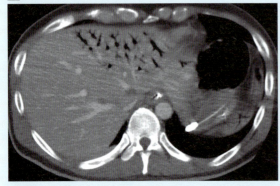
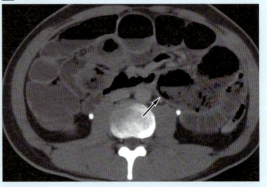

図4 NOMIによる門脈内ガス

A：肝左葉の末梢優位に分枝状のガスを認め，門脈内ガスの所見である．
B：空腸壁内にもガスを認め，腸管気腫である（→）．空腸壁の造影不良域も認め，腸管虚血を疑う．
血圧低下後のCTで門脈内ガス（A）と腸管気腫（B）を認めたため，腸管虚血の可能性を考え，腸管壁の造影効果の有無や腸間膜動静脈の血栓・塞栓がないかを確認したところ，空腸壁の造影不良域があり，腸管虚血を疑った．小腸では液貯留や拡張が目立ったが，明らかな閉塞起点はなく，機能性イレウスの状態であった．上腸間膜動静脈の血栓・塞栓も認めなかった．血圧低下後に撮影されており，NOMIを疑い，試験開腹手術が施行され，小腸の一部に壊死を認め，小腸部分切除を施行された．
PCI：percutaneous coronary intervention（経皮的冠動脈形成術）

胆道内ガス

表3 胆道内ガスを示す鑑別診断まとめ

	胆道系の外科的・内視鏡的処置後	胆石イレウス	気腫性胆嚢炎
臨床像	●胆管空腸吻合術後 ●内視鏡的十二指腸乳頭切開術後 ●胆道ドレナージ後　など	●胆道消化管瘻により胆道系から逸脱した胆石によって引き起こされる腸閉塞	●ガス産生菌感染により胆嚢壁内にガスを伴う胆嚢炎 ●中等症急性胆嚢炎（grade Ⅱ）に分類 ●高齢男性，糖尿病，高血圧症，胃切除後の患者に多い
画像所見	●胆道内ガス	●胆道内ガス ●胆道消化管瘻 ●異所性胆石による腸閉塞	●胆道内ガス（特に胆嚢壁内に目立つ） ●胆石を伴わないことが多い
診断時の留意事項	●外科的・内視鏡的処置歴を確認	●X線陰性結石に注意 ●過去のCTと同様の形態の胆石があれば確定的	●致死的な合併症（腹腔内膿瘍，汎発性腹膜炎，腹壁ガス壊疽，敗血症など）の有無を確認
治療	●経過観察	●結石の摘出 ●腸閉塞解除術 ●胆嚢摘出術・瘻孔閉鎖術	●胆嚢摘出術

●●● 参考文献

1) Shah PA, et al: Hepatic gas: widening spectrum of causes detected at CT and US in the interventional era. RadioGraphics 31: 1403-1413, 2011.
2) Brar R, et al: Pancreatic choledochal fistula complicating acute pancreatitis. Am J Case Rep 13: 47-50, 2012.
3) Sebastià C, et al: Portomesenteric vein gas: pathologic mechanisms, CT findings, and prognosis. RadioGraphics 20: 1213-1224, 2000.
4) Halabi WJ, et al: Surgery for gallstone ileus: a nationwide comparison of trends and outcomes. Ann Surg 259: 329-335, 2014.
5) Rigler LG, et al: Gallstone obstruction: pathogenesis and roentgen manifestations. JAMA 117: 1753-1759, 1941.
6) 急性胆管炎・胆嚢炎診療ガイドライン改訂出版委員会（編）；急性胆管炎・胆嚢炎診療ガイドライン2018，第3版．医学図書出版，p.47-56, 2018.
7) Miyahara H, et al: Emphysematous cholecystitis with massive gas in the abdominal cavity. World J Gastroenterol 19: 604-606, 2013.
8) Addoud B, et al: Hepatic portal venous gas: physiopathology, etiology, prognosis and treatment. World J Gastroenterol 15: 3585-3590, 2009.

4）肝門部（胆嚢・胆管周辺の異常）

⑩ 肝門部腫瘤性/腫瘤様病変

高司 亮, 浅山良樹

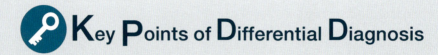

肝門部腫瘤性/腫瘤様病変（胆嚢・胆管周囲病変）をみたらどう考えるか？

- 胆嚢・胆管周囲（肝十二指腸間膜）に生じた病変や，外向性発育を示す周囲臓器（肝，胃，十二指腸，膵）由来病変を考える．
- 肝十二指腸間膜を介して，周囲臓器の腫瘍や炎症は，肝門部へと進展する．
- 肝十二指腸間膜には，それ自体に由来する種々の病変が発生しうる[1]．

肝門部腫瘤性/腫瘤様病変（胆嚢・胆管周囲病変）の解説

　胆嚢・胆管周囲に位置する腫瘤性/腫瘤様病変をみた場合には，肝十二指腸間膜病変の他，周囲臓器に由来し外向性に発育した腫瘤性病変を鑑別に考える必要がある．肝十二指腸間膜は，肝門部〜十二指腸球部および下行脚に至る間膜で，胆嚢頸部の一部と胆嚢管，総胆管，門脈，肝動脈，リンパ，神経，脂肪，結合織，腹膜を含み，肝胃間膜とともに小網を形成する[2]（図1　図2）．肝十二指腸間膜は，膵，十二指腸や肝などの腫瘍/炎症性疾患の進展経路として重要な役割を果たし，さらに，間膜を構成する組織に由来する種々の病変が発生しうる[1]．

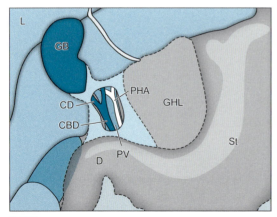

図1　肝十二指腸間膜のシェーマ
肝十二指腸間膜（HDL）は肝門部と十二指腸を連結する間膜で，固有肝動脈（PHA），総胆管（CBD），門脈（PV）を含む．肝十二指腸間膜は，肝左葉と胃を連結する肝胃間膜（GHL）と小網を形成する．
L：肝，GB：胆嚢，D：十二指腸，St：胃

造影CT
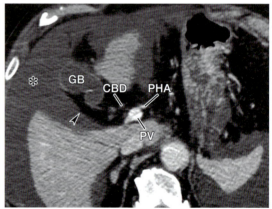

図2　多量の腹水貯留
70代，男性．
横隔膜下腔や肝下腔に貯留した腹水（＊）により，肝十二指腸間膜（▶）が明瞭に描出される．間膜脂肪織内に固有肝動脈（PHA），総胆管（CBD），門脈（PV），および胆嚢頸部と胆嚢管が確認される．

肝門部腫瘤性/腫瘤様病変（胆嚢・胆管周囲病変）を示す鑑別疾患

❶ 腫瘍や炎症の進展　disease spread via the hepatoduodenal ligament　▌▌図3▶ ▌▌図4▶ ▌▌図5▶

　　肝門部は，肝十二指腸間膜により膵や十二指腸と連結される．腹部間膜は腫瘍や炎症性疾患の進展経路として重要な役割を担い，膵胆道系悪性腫瘍や胃癌などの腫瘍性病変，膵炎やその合併症（仮性嚢胞や被包化壊死）が，各原発病変から肝十二指腸間膜を介して肝門部に及ぶ腫瘤性病変を形成しうる．肝門部と周辺臓器の連続性を認識しておくことが肝要である．

❷ IgG4関連疾患　IgG4-related disease　▌▌図6▶

　　IgG4関連硬化性胆管炎では，特に肝門部胆管周囲で局所的な炎症の増強により，腫瘤形成（肝炎症性偽腫瘍）を示すことがある．胆管周囲結合組織内の炎症により腫瘤が形成され，肝実質にまで炎症が波及することは稀であるとされる[3]．腫瘤は境界不明瞭で内部不均一，造影CT/MRIで漸増性の造影効果を示す．時間的・空間的に多発する病変をみた場合には，IgG4関連疾患の可能性を考慮する[4]．IgG4関連疾患では，硬化性胆管炎・肝炎症性偽腫瘍の他，自己免疫性膵炎，涙腺・唾液腺炎，腎病変，後腹膜線維症，眼疾患，呼吸器疾患，甲状腺疾患，中枢神経病炎，リンパ節病変，血管病変など様々な病変を生じうるため，これら標的臓器の画像的異常にも留意する必要がある．

❸ リンパ節病変　lymphadenopathy　▌▌図7▶ ▌▌図8▶ ▌▌図9▶

　　種々の悪性腫瘍のリンパ節転移やリンパ増殖性疾患（悪性リンパ腫，Castleman病など）も，肝門部腫瘤をみた場合に考慮すべき重要な鑑別診断である．原発巣を示す所見の有無や，既往歴に留意する必要がある．また，肝十二指腸間膜は，腹部結核性リンパ節炎の好発部位としても知られている．結核性リンパ節炎では，喀痰や食物に含まれた結核菌が空回腸から回盲部，右側結腸のリンパ細管に吸収され，腸間膜根部を経由して膵頭部周囲から肝十二指腸間膜へと波及する[5]．この領域に壊死/癒合傾向を有するリンパ節腫大をみた場合には結核を考慮すべきで，悪性腫瘍との鑑別を要する場合がある．その他に，サルコイドーシスでも肝門部腫瘤を形成しうる．

❹ 血管病変　vascular lesion　▌▌図10▶

　　固有肝動脈や門脈は肝十二指腸間膜内を走行しており，肝動脈瘤や門脈瘤，門脈海綿状変化（cavernous transformation）など血管病変も肝門部腫瘤構造を呈しうるが，多時相造影CTにより鑑別は容易である．門脈海綿状変化は，肝硬変や特発性門脈圧亢進症，腫瘍など種々の原因で肝外門脈が閉塞することで，胆管周囲血管叢が増生して生じる求肝性側副路である．

❺ その他の肝十二指腸間膜由来病変　tumors arise from other mesenteric component　▌▌図11▶

　　肝十二指腸間膜には，胆道，門脈・肝動脈，リンパの他，神経や結合織，腹膜などが含まれ，リンパ管腫，中皮腫，デスモイド，孤在線維性腫瘍，肉腫，消化管間質腫瘍（gastrointestinal stromal tumor；GIST），神経原性腫瘍，奇形腫など種々の腫瘍・腫瘍類似病変が発生しうる[6]．

❻ 外向性発育を示す周辺臓器病変　exophytic lesions arising from liver, pancreas, stomach　▌▌図12▶

　　胃十二指腸GISTや重複嚢胞，膵神経内分泌腫瘍（pancreatic neuroendocrine neoplasm；pNEN）やリンパ上皮嚢胞（lymphoepithelial cyst；LEC），肝嚢胞や粘液性嚢胞腺腫など，周

辺臓器に由来し外向性に発育しうる腫瘍性病変も，肝門部腫瘤の鑑別に含まれる．臓器の嘴状変形や腫瘍の流入動脈/流出静脈などに着目し，周囲臓器と肝門部病変の関係性を慎重に評価する必要がある．

❼ その他の鑑別

本項では胆管・胆嚢周辺の異常について述べたが，肝門部病変をみた場合に，胆道病変が鑑別に含まれることはいうまでもない．

1) 肝門部胆管癌
2) 先天性胆道拡張症
3) 重複胆嚢
4) 胆管内乳頭状腫瘍　intraductal papillary neoplasm of the bile duct ; IPNB

参考症例 ▎図13▶

症例1 60代，男性　低分化型胃癌にて幽門側胃切除術後4年．発熱と腹痛で受診し，血液検査にて肝機能障害を認めた．

造影CT

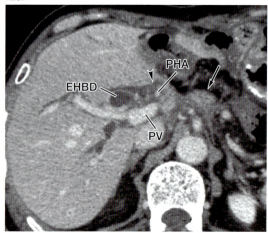

▎図3▶ 胃癌再発の肝十二指腸間膜進展

後腹膜軟部組織濃度構造を認める（→）．病変は，肝外胆管（EHBD）や固有肝動脈（PHA），門脈（PV）に沿って，肝門部へと及ぶ（▶）．病変により総胆管は閉塞し，肝内胆管は拡張している．
低分化型胃癌の術後であり，胃癌再発の肝十二指腸間膜を介した進展を考える所見である．

症例2 80代，男性　胆管癌疑いにて，内視鏡的逆行性胆管造影施行後に急性膵炎を合併，発症4週間後に経過観察のCTが撮影された．

造影CT冠状断再構成像（門脈相）

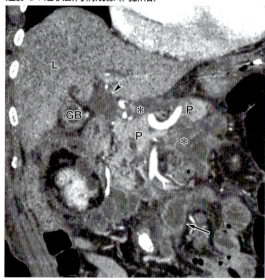

▎図4▶ 急性膵炎の肝十二指腸間膜進展（被包化壊死）

膵（P）周囲の前腎傍腔に，内部濃度不均一な被包化された構造（＊）を認める．病変は肝十二指腸間膜を介して肝門部へ進展し（▶），小腸間膜にも及ぶ（→）．
急性膵炎後の被包化壊死と診断した．本例では，被包化壊死による症状はみられず，保存的治療が行われた．
L：肝，GB：胆嚢

症例 3 80代，男性　体重減少と食思不振を主訴に受診．

A　造影CT（門脈相）　　　　B　造影CT冠状断再構成像（門脈相）

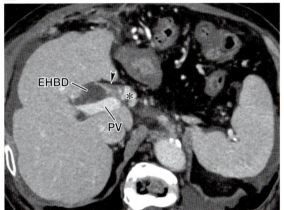
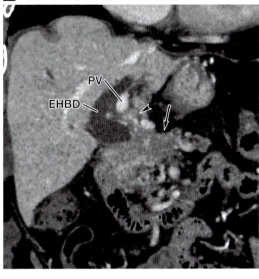

図5　膵頭部癌の肝十二指腸間膜進展

A：拡張した肝外胆管（EHBD）と門脈（PV）に沿って軟部組織濃度構造（▶）があり，その近傍にリンパ節腫大（＊）を認める．

B：膵頭部腫瘤（→）から肝外胆管（EHBD）と門脈（PV）に沿って肝門部へと連続する軟部組織濃度構造（▶）を認める．下部総胆管は狭小化し，上流の胆管拡張を認める．膵体尾部は萎縮し，主膵管は拡張している．
膵頭部癌の肝十二指腸間膜への直接進展を疑う所見である．病変は十二指腸下行脚粘膜面へ浸潤しており（非提示），生検にて管状腺癌と診断された．

症例 4 50代，女性　黄疸を主訴に受診．血中IgG4高値．

造影CT（動脈相）

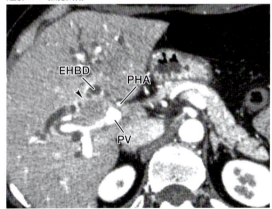

図6　IgG4関連疾患

肝外胆管（EHBD），門脈（PV），固有肝動脈（PHA）に沿って，腫瘤性病変（▶）を認める．総胆管は狭小化し（非提示），肝内胆管は拡張している．
生検にてIgG4関連疾患と診断され，ステロイド投与により病変は消退した．

症例 5 10代後半，男性　腹痛と発熱，黄疸を主訴に受診．

造影CT

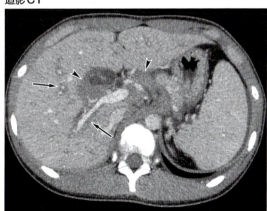

図7　リンパ増殖性疾患（悪性リンパ腫）

肝脾腫があり，肝十二指腸間膜および肝胃間膜に沿って肝門部に及ぶ内部均一な腫瘤（▶）を認め，肝門部からGlisson鞘に沿った進展（→）を伴う．
本例では，大動脈周囲の後腹膜や頸部・縦隔にも多発リンパ節腫大を認め（非提示），頸部リンパ節生検にて，Bリンパ芽球性白血病/リンパ腫と診断された．

2章 胆嚢・胆管

症例6 40代，女性　肺結核治療中に，CTで胆管拡張を指摘．

A 造影CT（動脈相）　　B 造影CT冠状断再構成像（動脈相）

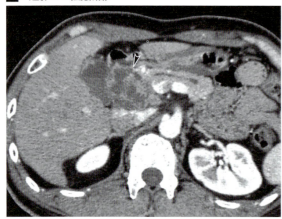
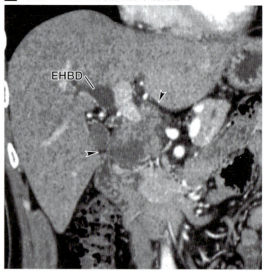

図8 結核性リンパ節炎

A：門脈下大静脈間に癒合/壊死傾向を伴う腫瘤（▶）を認める．
B：腫瘤（▶）による圧排で，門脈と総胆管は狭小化し，上流側の胆管は拡張している．

生検により結核性リンパ節炎と診断された．本例は肺結核治療中であり，結核性リンパ節炎の診断は容易と考えられるが，画像上は膵癌との鑑別を要する場合もある．肝十二指腸間膜に壊死/癒合傾向のあるリンパ節腫大を認め，原発巣を特定できない場合には，結核性リンパ節炎を鑑別に含める．

症例7 70代，男性　超音波検査で肝脾に多発結節を指摘．

造影CT（動脈相）

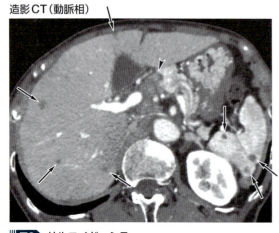

図9 サルコイドーシス

門脈周囲に多発結節（▶）を認める．肝脾に多発低吸収結節（→）を認める．
肝病変の生検で類上皮細胞肉芽腫が確認され，気管支肺胞洗浄でCD4/8の著明な上昇があり，サルコイドーシスと診断された．

症例8 70代，男性　Budd-Chiari症候群にて経過観察中．

造影CT（門脈相）

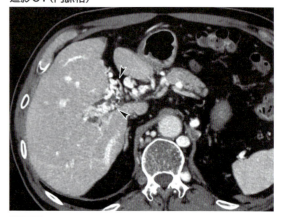

図10 門脈海綿状変化

門脈本幹は造影されず，胆管周囲に蛇行した多数の血管構造（▶）を認める．
門脈海綿状変化は，肝外門脈閉塞の特徴的所見である．

肝門部腫瘤性/腫瘤様病変

症例9　20代，女性　超音波検査にて偶発的に肝門部腫瘤を指摘．

造影CT（門脈相）

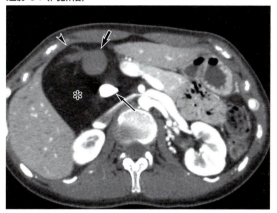

■ 図11 ▶ 奇形腫

門脈下大静脈間～肝門部にかけて腫瘤（►）を認める．腫瘤は脂肪成分（＊），石灰化（→），軟部組織濃度（➡）を含む．肝十二指腸間膜に発生した奇形腫の診断で，経過観察中である．

症例10　70代，女性　7年前より経過観察されていた膵嚢胞性病変の増大を認めた．

造影CT（動脈相）

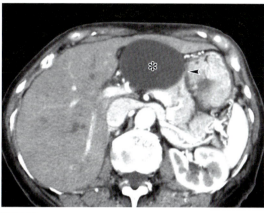

■ 図12 ▶ リンパ上皮嚢胞（LEC）

肝門部に嚢胞性腫瘤（＊）を認める．腫瘤との境界部で膵に嘴状変化（►）があり，膵由来の嚢胞性病変を疑う所見である．
外向性に発育する膵嚢胞性病変でLECを疑った．病変は増大傾向にあり，膵頭十二指腸切除術が行われ，病理組織学的にLECと診断された．

参考症例　60代，男性．　●その他の鑑別疾患（胆道由来病変）●

造影CT

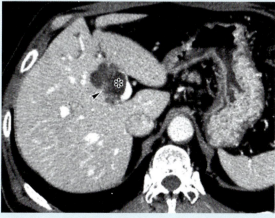

■ 図13 ▶ 胆管内乳頭状腫瘍（IPNB）

肝門部に造影効果を有する乳頭状腫瘤（►）を伴う嚢胞（＊）を認める．病変は左肝管と連続し，末梢の胆管拡張を伴っていた（非提示）．
胆管と連続し充実部を有する病変で，IPNBを疑った．IPNB, intermediate grade dysplasiaの病理診断であった．

2章 胆嚢・胆管

表 肝門部腫瘤性/腫瘤様病変（胆嚢・胆管周囲病変）を示す鑑別診断まとめ

	周囲臓器病変の肝十二指腸間膜進展	IgG4関連疾患	リンパ節病変	血管病変	他の肝十二指腸間膜由来病変	外向性発育を示す周囲臓器病変
代表的疾患	●膵癌 ●膵炎 　など	●硬化性胆管炎 ●肝炎症性偽腫瘍	●リンパ節転移 ●リンパ増殖性疾患 ●結核 ●サルコイドーシス	●肝動脈瘤，門脈瘤 ●門脈海綿状変化	●リンパ管腫 ●中皮腫 ●デスモイド ●孤在線維性腫瘍 ●肉腫 ●GIST ●神経原性腫瘍 ●奇形腫など	●胃十二指腸GIST，重複嚢胞 ●pNEN，LEC ●肝嚢胞，粘液性嚢胞腺腫など
臨床情報	●腫瘍マーカー上昇 ●膵炎既往	●高IgG4血症	●末梢血リンパ球増多 ●眼病変/皮膚病変など	●外傷，門脈圧亢進症，腫瘍の既往	―	―
肝門部病変の画像所見	●**原発病変から連続する**肝門腫瘤	●漸増性造影パターンを示す腫瘤	●**壊死/癒合傾向のあるリンパ節（結核）**	●血管構造との連続	●特徴的所見を示すものもある（奇形腫など）	●充実性/嚢胞性病変など様々
留意すべき随伴画像所見	―	●他の標的臓器病変（自己免疫性膵炎，涙腺/唾液腺炎，腎病変，後腹膜線維症など）	●他臓器病変（肺，肝，脾など） ●**他部位のリンパ節腫大**	●肝外門脈閉塞（門脈海綿状変化）	―	●由来臓器の**嘴状変形** ●**流入動脈や流出静脈**の同定

太字は重要な鑑別点を示す．

●●● 参考文献

1) Tirumani SH, et al: Imaging of the porta hepatis: spectrum of disease. RadioGraphics 34: 73-92, 2014.

2) Alessandrino F, et al: The hepatoduodenal ligament revisited: cross-sectional imaging spectrum of non-neoplastic conditions. Abdom Radiol (NY) 44: 1269-1294, 2019.

3) 神澤輝実・他: IgG4関連硬化性胆管炎診療ガイドライン．胆道 33: 169-210, 2019.

4) 石神康生・他: 肝門部腫瘤の鑑別．画像診断増刊号 36: s146-s151, 2016.

5) Li Y, et al: Distribution and characteristics of hematogenous disseminated tuberculosis within the abdomen on contrast-enhanced CT. Abdom Imaging 32: 484-488, 2007.

6) Levy AD, et al: From the archives of the AFIP: primary peritoneal tumors: imaging features with pathologic correlation. RadioGraphics 28: 583-607, 2008.

3章 膵臓

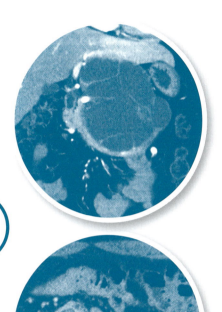

3章 膵臓

1) 膵びまん性病変

❶ びまん性膵腫大

藤永康成

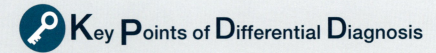

びまん性膵腫大をみたらどう考えるか？
- まず，急性膵炎の可能性を考え，血中アミラーゼや膵周囲炎症波及を確認する．
- 次に，自己免疫性膵炎（AIP）の可能性を考え，血性IgG4値や，AIPに特徴的な画像所見を確認する．
- 腫瘍マーカー，ホルモンを確認するとともに，稀な疾患に特徴的な画像所見を確認する．

■■■ びまん性膵腫大の解説 ■■■

正常な膵臓は個人差が大きく，経過の画像が参照できれば，より正確に腫大の診断が可能となる．Wangらの報告によれば，膵頭部，体部，尾部の短径は男女それぞれ，25.0±3.9mm/23.5±4.1mm，18.1±4.3mm/16.9±4.5mm，17.8±4.5mm/17.0±5.3mmとされる[1]．CTにて若年者の膵は均一な軟部濃度を呈し，サイズは40～50代で最大となり，高齢者になると霜降り状に膵実質間に脂肪組織が混在し分葉状構造が目立つようになる．膵にびまん性の病変がみられる場合には，サイズが全体的に大きくなるとともに，辺縁の分葉状構造も不明瞭になる．膵周囲の液体貯留や膵周囲被膜様構造などは，鑑別の手がかりになる．疾患によっては，結節状病変が集簇し腫大する．

■■■ びまん性膵腫大を示す鑑別疾患 ■■■

❶ 急性膵炎　acute pancreatitis　図1

上腹部痛と血中または尿中に膵酵素の上昇がみられれば鑑別は容易である．3大病因は，アルコール性，胆石性，特発性であり，アルコール歴やCTにて総胆管結石が確認できれば，より確実に診断可能となる．間質性浮腫性膵炎と壊死性膵炎に分類され，80～90％は間質性浮腫性で特殊な治療を必要とせず軽快するが，重症膵炎は致命率が高い．膵腫大に加えて，膵壊死の有無や膵周囲の炎症範囲は重症度診断に重要である．特に，膵壊死の評価には造影CTが推奨される．膵悪性リンパ腫に急性膵炎が先行もしくは合併することがあり，要注意である．

❷ 自己免疫性膵炎　autoimmune pancreatitis ; AIP　図2

I型とII型に分類される．IgG4関連疾患は，血中IgG4高値，リンパ球とIgG4陽性形質細胞浸潤および著明な線維化により，全身の様々な臓器に腫大や結節性もしくは肥厚性病変を生じる

疾患で，I型AIPはこの中のひとつの病態と考えられている．日本ではII型AIPは稀であり，AIPといえばI型を指すことが多い．膵周囲分葉状構造消失（sausage-like appearance），膵周囲被膜様構造（capsule-like rim），病変内主膵管貫通像（duct-penetrating sign），病変内の点状もしくは斑状の早期濃染（speckled enhancement）などが特徴的所見である[2]．ただし，地域差はあるものの，**AIPでびまん性膵腫大を示す頻度は14～62%とそれほど高くない**[3]．

❸ 膵癌　pancreatic carcinoma　 ▌▌図3 ▶

多くの場合，結節状の乏血性病変として描出されるが，**1～5%でびまん性の進展を示すことがある**[4) 5]．Heらの報告によると，びまん性の膵病変が認められた245例中88例（35.9%）が原発性膵癌であった[6]．AIPなどの良性病変との鑑別の際には，正常膵の一部残存，病変の不均一性，動脈の広狭不整像が，悪性病変を示唆する所見として有用である．腺房細胞癌も稀にびまん性の進展を示す．また，膵転移も15～40%でびまん性膵腫大を示す[7]．

❹ 膵神経内分泌腫瘍　pancreatic neuroendocrine neoplasm ; pNEN

Heらの報告によると，pNENはびまん性膵病変を示す病変のうち，AIP，膵癌に次いで3番目に頻度が高い（4.5%）[6]．報告されている症例数は少ないが，石灰化や囊胞性病変を伴わず，造影CT/MRIで乏血性を示し，オクトレオスキャンにて集積がみられれば診断可能である[8]．

❺ 膵悪性リンパ腫　malignant lymphoma of the pancreas　 ▌▌図4 ▶ ▌▌図5 ▶

大部分の膵悪性リンパ腫は二次性であり，膵原発の悪性リンパ腫はきわめて稀である．原発と二次性は同様の画像所見を呈するが，二次性の場合には膵以外にも病変が認められる．多くは結節性病変を示すが，**16.7%でびまん性膵腫大を示し，AIPとの鑑別が問題になることがある**．腎静脈よりも尾側にリンパ節腫大がみられる場合には，悪性リンパ腫の可能性が高い[9]．

❻ その他の稀な疾患　 参考症例 　 ▌▌図6 ▶

びまん性膵腫大の原因は多岐にわたり，前述の疾患以外にも，様々な疾患がびまん性膵腫大を呈することがある．**充実性偽乳頭状腫瘍（solid pseudopapillary neoplasm ; SPN），白血病，形質細胞腫，サルコイドーシス，Henoch-Schönlein紫斑病，lipomatous pseudohypertrophyなどが報告されている**．

さらに，治療目的で投与された薬剤が原因で生じた膵炎は**薬剤性膵炎**と呼ばれ，様々な薬剤との関係性が報告されている．

✎ MEMO ❶免疫チェックポイント阻害薬関連膵炎

免疫チェックポイント阻害薬関連膵炎（immune checkpoint inhibitor associated pancreatitis）は近年，免疫チェックポイント阻害薬の使用が増加するとともに，報告が増えた．56%でびまん性膵腫大を呈し，AIPに類似する[10]．type 3 AIPとする報告もある[11]．

3章 膵臓

症例1　60代，男性　急性腹症．

A 単純CT（膵体尾部レベル）

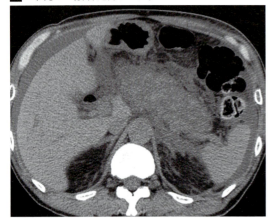

B 造影CT（膵実質相，膵体尾部レベル）

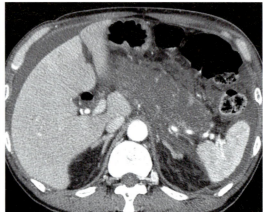

C 単純CT（膵頭部レベル）

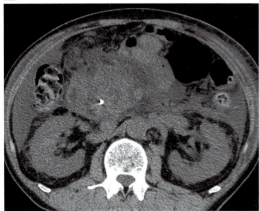

D 造影CT（膵実質相，膵頭部レベル）

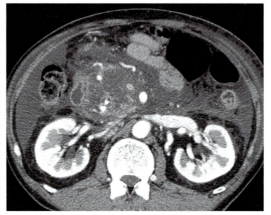

図1　重症急性膵炎

A〜D：膵はびまん性に腫大しており，造影CT（B, D）にて膵実質の濃染は乏しく，広範な膵壊死がみられる．膵周囲前腎傍腔の炎症は，腎下極より尾側まで及んでいた（非提示）．
重症急性膵炎と診断され，集中治療が行われた．

MEMO ❷神経内分泌腫瘍の呼称について

　神経内分泌腫瘍（neuroendocrine neoplasm；NEN）は神経内分泌細胞由来の腫瘍で全身の様々な臓器に生じうる．かつてはカルチノイドと呼ばれていたが，近年はNENという用語が用いられている．

　NENは細胞の分化度により，分化度が高い神経内分泌腫瘍であるneuroendocrine tumor（NET）と，分化度が低い神経内分泌癌（neuroendocrine carcinoma；NEC）に分類されている[12]．消化器に発生するNENは比較的稀で，その多くは小腸と膵に発生する．膵のNENは膵腫瘍の2〜5％を占める．そのうちの大部分はNETであり，NECは3％以下とされる[13]．

　NETはさらに組織標本上の核分裂像の数やKi-67免疫染色による増殖度評価などにより，増殖能が低いgrade 1（G1）〜増殖能が高いgrade 3（G3）に分類されている．

　また，NECとそれ以外（多くは，膵管癌あるいは腺房細胞癌）の組織が混在する腫瘍をmixed neuroendo-crine-non-neuroendocrine neoplasm（MINEN）と呼ぶ．

（小林　聡）

びまん性膵腫大

症例2　50代，女性　膵胆道系酵素上昇および閉塞性黄疸．

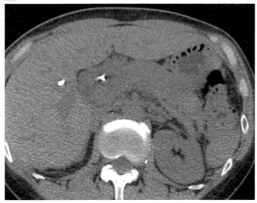
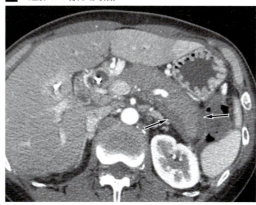

図2　自己免疫性膵炎（AIP）

A，B：膵はびまん性に腫大し，膵分葉状構造の消失と，膵実質相では膵周囲被膜様構造が認められる（B；→）．血性IgG4高値と胆管壁肥厚，尿管周囲腫瘤，両側涙腺腫大が認められたことからIgG4関連疾患と診断され，ステロイド治療が行われた．

症例3　60代，男性　経口摂取障害．

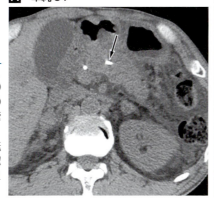
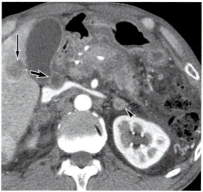

図3　びまん性膵癌

A：膵はびまん性に腫大し，膵周囲前腎傍腔にも吸収値の上昇域が認められ，膵炎様の所見を呈している．→：膵管内チューブ
B：肝転移（→），リンパ節転移（➡），左副腎転移（▶）が認められ，進行膵癌と診断された．

症例4　40代，男性　縦隔腫瘍．

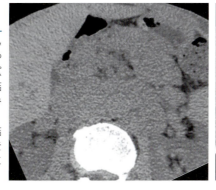
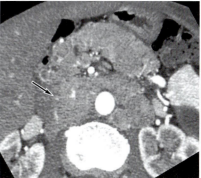

図4　縦隔カルチノイド膵転移，リンパ節転移

A，B：膵はびまん性に腫大しており，造影CTでは内部はやや不均一で，傍大動脈リンパ節転移（B；→）と同様に小結節が集簇しているようにもみえる．
リンパ節転移がなくても，結節が集簇しているような像を呈する場合は，転移を鑑別に考える必要がある．

183

3章 膵臓

> **症例5** 30代，男性　弛張熱．

A 発症時の造影CT（膵実質相）

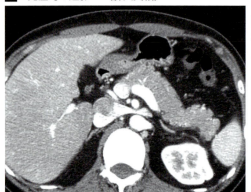

B 寛解後の造影CT（膵実質相）

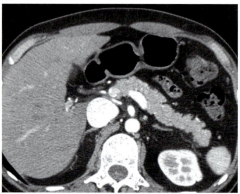

C 再発時の造影CT（膵実質相）

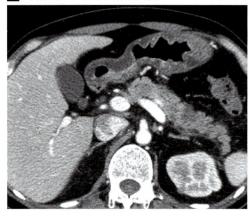

図5 ▶ Burkittリンパ腫/白血病
A：発症時，びまん性膵腫大が認められ，膵内部は均一であり，膵周囲にも炎症所見は認められない．
B：寛解後，びまん性膵腫大は改善している．
C：再発時，膵内に多数の乏血性結節が出現しており，経過で多彩な像を呈している．

> **参考症例** 20代，女性　痙攣重積．肝胆道系酵素上昇，アミラーゼ高値．

A 単純CT

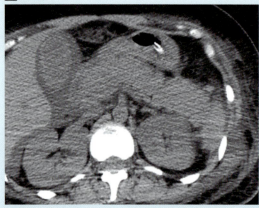

B 造影CT（膵実質相）

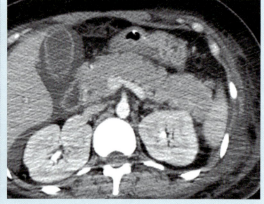

図6 ▶ 薬剤性膵炎
A，B：膵はびまん性に腫大しており，膵実質相では全体的に濃染が低下している．内部は均一で，膵周囲への炎症波及は認められないが，胆嚢壁の浮腫性肥厚，腹水，皮下浮腫などがみられる．
肝胆道系酵素上昇，アミラーゼ高値などの所見とも併せて薬剤性膵炎が疑われ，抗てんかん薬を休薬することで膵炎は改善した．

びまん性膵腫大

表　びまん性膵腫大を示す鑑別診断まとめ

	急性膵炎	自己免疫性膵炎	膵癌	膵悪性リンパ腫
疫学	・アルコール多飲 ・胆石症の既往	・高齢男性に多い	・慢性膵炎，糖尿病，喫煙などの関連が示唆	・日本では非Hodgkinリンパ腫が多い
臨床所見	・上腹部痛 ・血中および尿中アミラーゼ高値	・無症状が多く，閉塞性黄疸や腹痛背部痛を認めることがある	・進行例では腹痛，黄疸など	・発熱，盗汗，体重減少，リンパ節腫大
CT	・膵壊死 ・膵周囲前腎傍腔への炎症波及	・膵周囲被膜様構造が最も特異的 ・造影平衡相で内部は均一	・乏血性で内部不均一 ・動脈の広狭不整像	・結節型，びまん性腫大型，膵周囲進展型，多結節型など多彩 ・腎静脈よりも尾側のリンパ節腫大は特異度が高い
MRI	・walled-off necrosis（被包化壊死）などの描出			
その他の鑑別	・薬剤性膵炎	・薬剤性膵炎（免疫チェックポイント阻害薬）	・膵転移 ・神経内分泌腫瘍	・白血病

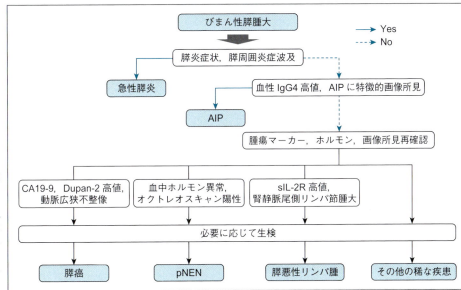

図7　びまん性膵腫大の鑑別フローチャート

AIP：自己免疫性膵炎，sIL-2R：可溶性IL-2レセプター，pNEN：膵神経内分泌腫瘍

●●● 参考文献

1) Wang Q, et al: Distribution and correlation of pancreatic gland size and duct diameters on MRCP in patients without evidence of pancreatic disease. Abdom Radiol (NY) 44: 967-975, 2019.
2) Takahashi M, et al: Diagnostic imaging guide for autoimmune pancreatitis. Jpn J Radiol 38: 591-612, 2020.
3) Kamisawa T, et al: Clinical profile of autoimmune pancreatitis and its histological subtypes: an international multicenter survey. Pancreas 40: 809-814, 2011.
4) Tanaka M: Pancreatic cancer resistry report 2007. Suizou 22: e85, 2007.
5) Choi YJ, et al: Diffuse pancreatic ductal adenocarcinoma: characteristic imaging features. Eur J Radiol 67: 321-328, 2008.
6) He M, et al: Diffuse involvement of pancreas is not always autoimmune pancreatitis. Acad Radiol 29: 1523-1531, 2022.
7) Scatarige JC, et al: Pancreatic parenchymal metastases: observations on helical CT. AJR 176: 695-699, 2001.
8) Salahshour F, et al: Pancreatic neuroendocrine tumor presenting as a diffuse pancreatic enlargement, case report and review of literature. J Radiol Case Rep 15: 11-20, 2021.
9) Fujinaga Y, et al: MR features of primary and secondary malignant lymphoma of the pancreas: a pictorial review. Insights Imaging 4: 321-329, 2013.
10) Das JP, et al: Imaging findings of immune checkpoint inhibitor associated pancreatitis. Eur J Radiol 131: 109250, 2020.
11) Thomas AS, et al: Immune checkpoint inhibitor-induced (type 3) autoimmune pancreatitis. Curr Gastroenterol Rep 25: 255-259, 2023.
12) Kloppel G, et al: Pancreatic neuroendocrine neoplasms: Introduction. In WHO Classification of Tumors Editorial Board (eds); WHO Classification of Tumours, 5th ed. Digestive System Tumours. IARC, Lyon, p.343-346, 2019.
13) Mullen B, et al: Navigating the diagnostic gray zone: a challenging case of pancreatic high-grade neuroendocrine neoplasm. Diagn Pathol 19: 123, 2024.

3章 膵臓

2）膵管の異常

❷ 主膵管狭窄（単発・多発）

戸島史仁

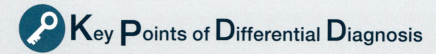

主膵管狭窄をみたらどう考えるか？

- 特に単発の主膵管狭窄に遭遇した際には，原因として腫瘤によるものか，膵管内病変によるものか，腫瘤や膵管内病変がないにもかかわらず狭窄しているのかを，まず判別する．
- 腫瘤による主膵管狭窄は，通常型膵管癌の可能性がきわめて高いが，腫瘤形成性膵炎などの他疾患が鑑別となる．
- 膵管内病変（腫瘍）による主膵管狭窄は，膵管内腫瘍と膵管外腫瘍からの主膵管内腫瘍栓が鑑別となる．膵管内病変（非腫瘍）としては，蛋白栓や膵石などがある．
- 原因不明の主膵管狭窄に遭遇した際には，上皮内癌に関連した狭窄も考慮する．
- 多発膵管狭窄は，慢性膵炎，自己免疫性膵炎などびまん性の非腫瘍性疾患による変化の可能性が高いが，悪性腫瘍（特に通常型膵管癌）の併発がないか，個々の狭窄部を丹念に読影する．

■■■ 主膵管狭窄の解説 ■■■

　一般的に，正常な主膵管とは，外観は平滑，径は3mmまで，あるいは頭部で3〜4mm，体部で2〜3mm，尾部で1〜2mmとされている[1]．MRCPなどの画像で，下流あるいは上流の主膵管径に比して膵管が細く描出された場合を主膵管狭窄と定義した場合，画像的には以下の3つの状況が想定される．

Ⅰ　下流側に腫瘤性病変を認め，この腫瘤により主膵管が圧排ないし浸潤．
Ⅱ　主膵管内に病変を認め，この病変により主膵管内腔が狭小化．
Ⅲ　腫瘤あるいは主膵管内病変がないにもかかわらず，主膵管が狭小化．

　Ⅰの場合，圧倒的に通常型膵管癌の可能性が高いが，稀ながらその他の乏血性腫瘍でも起こる可能性がある．また，腫瘍ではなく，炎症すなわち腫瘤形成性膵炎でも起こる可能性があり，臨床的には，Ⅰの場合の最も重要な鑑別疾患となる．多血性腫瘍あるいは囊胞性腫瘍においても主膵管狭窄を来すことはあるが，主膵管狭窄でこれら疾患が鑑別に挙がることは少ないので，本項では割愛する．

　Ⅱは腫瘍であれば，膵管内乳頭粘液性腫瘍や膵管内管状乳頭腫瘍といった膵管内腫瘍，あるいは腺房細胞癌や神経内分泌腫瘍といった膵実質由来の腫瘍による主膵管内腫瘍栓が想定され，非腫瘍性病変であれば蛋白栓や膵石が想定される．Ⅱの腫瘍に関しては，膵管内を腫瘍が充満し，外径は拡張する場合が多い（詳細はp.196-202「3章-❸ 膵管拡張」を参照）．

　Ⅲの場合，上皮内癌あるいは画像で視認されない小径の浸潤癌，いわゆる早期膵癌▶MEMOが最も重要な鑑別疾患となる．

主膵管狭窄を示す鑑別疾患

Ⅰ 腫瘍（乏血性腫瘍）による主膵管狭窄

❶ 通常型膵管癌　pancreatic ductal adenocarcinoma ; PDAC　‖図1▶‖図2▶

　『膵癌取扱い規約 第8版』における浸潤性膵管癌の腺癌に相当する[2]．造影CTあるいはMRIの膵実質相で乏血性腫瘍による主膵管狭窄に遭遇した際には，兎にも角にもPDACをまずは疑うべきである．その理由として，PDACは圧倒的に頻度が高く，全膵腫瘍の90%近くを占める点[3]，豊富な線維性間質を伴い浸潤性に発育する腫瘍で，容易に主膵管浸潤，狭窄を来す点が挙げられる（‖図1▶）．注意すべき点として，**PDACの約5～18%，特に2cm以下の小病変は膵実質相（および門脈相）にて周囲膵実質と等吸収を示す，すなわち腫瘍が視認されないとされている**[4]．この場合は，ともすると③腫瘍のない主膵管狭窄と判定されがちだが，**等吸収腫瘍の多くは平衡相にて漸増性に造影され**[5]，**腫瘍の存在診断評価に有用である**（‖図2▶）．MRIの非造影シーケンスや超音波内視鏡検査（EUS）も，等吸収腫瘍に対して有用であろう．PDACと診断するのと，③と判定するのでは，治療方針に大きな違いが生じるので，膵管狭窄部に腫瘍があるか否かは慎重に判断する必要がある．

❷ その他の乏血性腫瘍　‖図3▶

　PDAC以外の乏血性腫瘍としては，乏血性の神経内分泌腫瘍（neuroendocrine neoplasm ; NEN）や充実性のsolid pseudopapillary neoplasm，悪性リンパ腫，乏血性の転移性腫瘍，浸潤性膵管癌の特殊な亜型（腺扁平上皮癌や退形成性癌など）が，鑑別として挙げられる．これらのうち浸潤性膵管癌の亜型における治療方針は，PDACのそれとほぼ同様なので鑑別する意義は小さいが，それ以外の腫瘍では鑑別する意義は大きい．**これらの腫瘍は，PDACに比して線維性間質が少なく，浸潤性発育を呈する頻度も低いことから，主膵管狭窄が生じる頻度は総じて低い．** ただし，腫瘍のサイズや部位によっては主膵管狭窄を来すこともあるので，主膵管狭窄を来しているからといって，これらの腫瘍を完全に否定する根拠にはならない．腫瘍の特徴を総合して判断する必要がある（個々の腫瘍の特徴に関してはp.212-218「3章-❺ 乏血性膵腫瘍」を参照）．なお，**NENに関して，セロトニン産生腫瘍は豊富な線維増生を反映して，サイズが小さいにもかかわらず主膵管狭窄を来す頻度が高いとされている**[6]．"主膵管狭窄を伴うNEN"＝"セロトニン産生腫瘍"というわけでは決してないが，知っておくべき知識のひとつであろう（‖図3▶）．

📝 MEMO 早期膵癌

　膵癌の予後はきわめて不良で，国立がん研究センターによるがん情報サービスによると，全体の5年相対生存率は8.5%，ステージⅠ期に限っても約50%とされている[11]．一方で，わが国の膵臓学会のデータによると，1cm以下の膵癌に限ると5年生存率は80.4%，上皮内癌に限ると85.8%と報告されている[12]．

　"早期膵癌"の定義はまだない．ただし一般的には，この比較的予後が良い上皮内癌（carcinoma *in situ* ; CIS）に相当する，高異型度膵上皮内腫瘍性病変（HG-PanIN）から1cm以下の浸潤性膵管癌までを意味する場合が多い．"早期"＝"限りなく再発のリスクが低い"という観点から，5mm以下の浸潤癌までとすべきという主張もある．近年，いわゆる早期膵癌の段階で膵癌を発見し，治療介入することが，きわめて重要な臨床課題とされている．

❸ 腫瘤形成性膵炎　mass-forming pancreatitis　▌図4▌▌図5▌▌図6▌

　腫瘤形成性膵炎には明確な定義はないが，限局性の膵腫大や腫瘤像を認め，PDACと鑑別が問題となる膵炎の画像形態的総称として用いられている．成因としては，アルコール性慢性膵炎に起因したものと（▌図4▌），そうでないものに大別される．非アルコール性慢性膵炎による腫瘤形成性膵炎では，自己免疫性膵炎（autoimmune pancreatitis；AIP）のfocal type（あるいはmulti-focal type）が多数を占めるが，濾胞性膵炎や薬剤性膵炎，あるいは特発性（原因不明）なものも含まれる（▌図5▌）．

　AIPによる腫瘤形成性膵炎とPDACの鑑別には，**膵管狭窄のパターンがキーポイントとなる場合が多い**．すなわち，**腫瘤形成性膵炎の場合は，腫瘤内を主膵管が貫通する"duct-penetrating sign"がみられることが，PDACに比して多く**[7]，**主膵管が途絶していたとしても，上流側の主膵管拡張の程度はPDACのそれに比して軽微である点が挙げられる**（▌図6▌）．また，狭窄した主膵管辺縁の濃染（enhanced duct sign）も腫瘤形成性膵炎の画像特徴とされている．その他，腫瘤内の斑点状／点状濃染（speckled／dotted enhancement）や，膵周囲被膜様構造（capsule-like rim）などが鑑別点である．

症例 1　70代，女性　肝障害，黄疸．

A MRCP

B MRI T2強調斜冠状断像

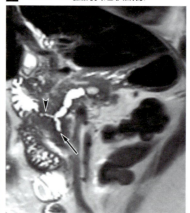

C 造影CT（膵実質相）

D 造影CT（膵実質相）

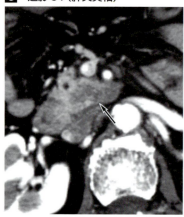
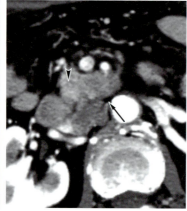

▌図1▶　**通常型膵管癌（膵頭部癌）（PDAC）**

A，B：主膵管（Wirsung管）は膵頭部で狭窄（閉塞）し（→），上流側の主膵管は拡張している．副膵管（Santorini管）は開存している（▷）．

C，D：膵頭部に境界不明瞭な低吸収腫瘤を認める（→）．主膵管は，この腫瘤により狭窄している（D；▷）．

症例2 60代，男性　他疾患の精査の際に偶然発見．

A MRCP

B 造影CT（膵実質相，70keV）

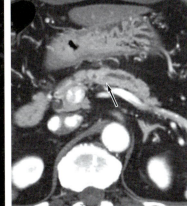

C 造影CT（平衡相，70keV）

D 造影CT（平衡相，40keV）

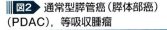
図2 ▶ 通常型膵管癌（膵体部癌）（PDAC），等吸収腫瘤

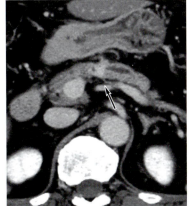
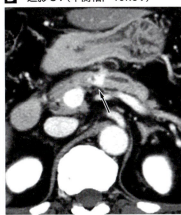

A：主膵管は膵体部で狭窄している（→）．
B：主膵管狭窄が観察されるが（→），狭窄部に一致した腫瘤は視認されない．
C，D：狭窄部に一致して，漸増性の造影効果を示す腫瘤を認める（→）．
なお，本例はdual-energy CTが撮影されているが，70keV像（C）に比して，40keV像（D）の方が，より明瞭に腫瘤が描出されている．

症例3 70代，男性　他疾患の経過観察中に偶然発見．

図3 ▶ 神経内分泌腫瘍（NEN）

A MRCP

B 造影MRI（動脈相）

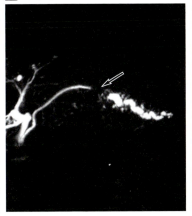
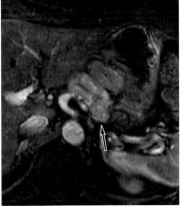

A：主膵管は膵体部で狭窄（→），上流側の主膵管は拡張している．
B：狭窄部に一致した腫瘤（→）を認める．腫瘤は周囲膵実質に比して乏血性であるが，膵管癌とするには造影効果が強く，形態も境界明瞭な類円形である．腫瘤内部・辺縁性状より，神経内分泌腫瘍と診断した．病理組織学的にも神経内分泌腫瘍であった．なお，本腫瘍は豊富な線維組織を伴っており，これに主膵管は巻き込まれ狭窄していた．豊富な線維組織からはセロトニン産生腫瘍の可能性もあるが，臨床的にはカルチノイド症状を含めて症状は有しておらず，非機能性腫瘍と診断された．それゆえ，病理組織学的にはセロトニンを含めて免疫組織化学染色は行われなかった．

3章 膵臓

症例4　50代，男性　心窩部痛．

A MRCP

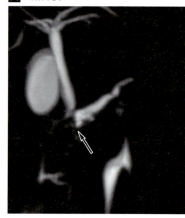

B 造影CT（膵実質相）

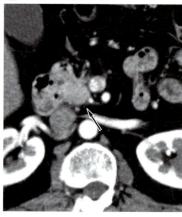

図4　腫瘤形成性膵炎，アルコール性慢性膵炎

A：主膵管は膵頭部で狭窄（→），上流側の主膵管は拡張している．
B：狭窄部に一致した腫瘤（→）を認める．腫瘤は周囲膵実質に比して乏血性ではあるものの，内部に周囲膵実質と同程度の造影効果を示す斑点状／点状構造（speckled/dotted enhancement）を伴っている．
主膵管の貫通所見（duct-penetrating sing）はみられないものの，腫瘤形成性膵炎と診断した．病理組織学的にも悪性所見は認めず，また経過で縮小し，石灰化が出現した．

症例5　70代，女性　他疾患の経過観察中に偶然発見．

A MRCP

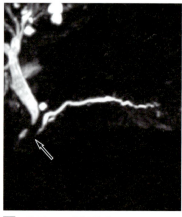

B MRI T2強調像

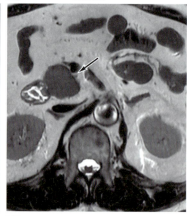

C 造影MRI（動脈相）

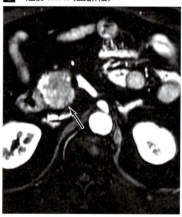

D 造影MRI（平衡相）

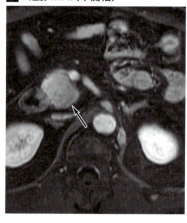

図5　腫瘤形成性膵炎，自己免疫性膵炎（AIP）

A：主膵管は膵頭部で狭窄している（→）．狭窄のわりに上流側主膵管拡張は軽度である．
B：狭窄部に一致した腫瘤（→）を認める．周囲脂肪組織との境界は明瞭で，T2強調像にて辺縁に被膜様の低信号帯を伴っている（capsule-like rim）．
C：腫瘤（→）は周囲膵実質に比して乏血性ではあるものの，腫瘤内部には斑点状／点状濃染（speckled/dotted enhancement）を伴っている．
D：腫瘤（→）は均一な造影効果を示している．
本例はduct-penetrating signは認めないものの，上流側の主膵管拡張は軽微で，腫瘤内部・辺縁性状とも併せて，自己免疫性膵炎による腫瘤形成性膵炎と診断した．病理組織学的にも，AIPと診断された．

症例6 70代，女性　健診にて偶然発見．

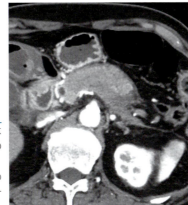
A　造影CT（膵実質相）

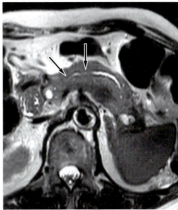
B　MRI T2強調像

図6　自己免疫性膵炎（AIP）
A：膵はびまん性に腫大し，膵周囲には被膜様構造（capsule-like rim）を認める．脾静脈は閉塞している．
B：主膵管は病変内部で狭窄しているものの，貫通している（→：duct-penetrating sign）．

II　膵管内病変（非腫瘍性）による主膵管狭窄

❶ 膵石症　pancreatolithiasis　図7

非腫瘍性の膵管内病変としては，膵石が大多数を占める．膵石は，慢性膵炎の進行した状態（特にend stage）で発生する．鑑別診断は特になく，CTで容易に診断できる．

❷ 蛋白栓　protein plug　図8

病態としては，一般的には膵石の前段階で，蛋白栓に炭酸カルシウムが結晶化することで膵石となる．膵石の診断は容易であるが，蛋白栓の場合は時に難渋する．**蛋白栓は石灰化を伴わず，CTでは描出されない場合が多い**．それゆえ，I　腫瘍による主膵肝狭窄（特に小さなPDAC）あるいはIII　腫瘍や膵管内病変を伴わない主膵管狭窄と誤認識される可能性があるので，注意が必要である．診断には，MRIやEUSが有用である．

症例7 80代，男性　他疾患の精査の際に偶然発見．

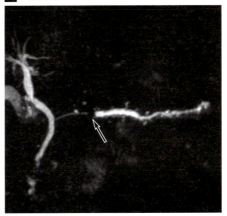
A　MRCP

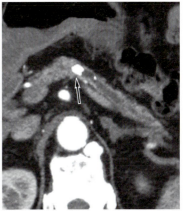
B　造影CT（膵実質相）

図7　膵石症
A：主膵管は膵体部で狭窄している（→）．
B：狭窄部に膵石（石灰化）を認める（→）．

3章 膵臓

症例8 40代，女性　心窩部痛．

A 造影CT（膵実質相）　　**B** MRCP　　**C** MRI T2強調像

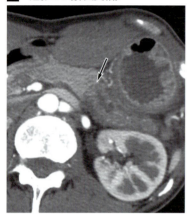 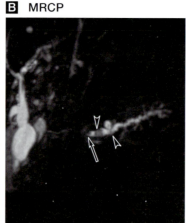 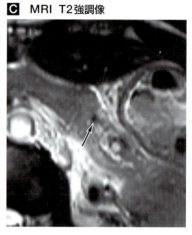

▌図8▶ 蛋白栓

A：主膵管は膵尾部で狭窄している（→）．上流側の主膵管は拡張，閉塞性膵炎を来している．狭窄部に一致した腫瘤や膵管内病変は視認されない．
B：膵管狭窄部に一致して，小結節状の信号欠損域を認める（→）．拡張した上流側主膵管内にも，信号欠損域を複数認める（▷）．狭窄部に一致した腫瘤（⇒）を認める．
C：狭窄部膵管内には小結節状の低信号構造を認める（→）．

Ⅲ　腫瘤や膵管内病変を伴わない主膵管狭窄

❶ 高異型度膵上皮内腫瘍性病変　high-grade pancreatic intraepithelial neoplasia；HG-PanIN
▌図9▶

　HG-PanINはPDACの代表的な先駆病変，いわゆる上皮内癌（carcinoma *in situ*）であり，治療介入すべき疾患とされている．膵管内乳頭粘液性腫瘍や膵管内管状乳頭腫瘍に比して，ほとんどが丈の低い上皮性病変であり，基本的に画像で検出されることはない．しかしながら，HG-PanIN周囲の膵管壁および間質には，PanINに関連した二次性変化が高頻度で発生するとされており，画像でこの間接所見をしばしばとらえることができる．PanIN周囲に発生する二次性変化として，病理組織学的には腺房の脱落および線維（あるいは脂肪）組織による置換がよくみられる．その原因として，一過性の膵管内粘液栓による限局性膵炎，およびPanINによる間質反応，すなわち癌関連の線維誘導などが推察されている．いずれにせよ，この病理組織学的な変化を反映して，画像では限局的な膵実質萎縮，脂肪沈着，膵管周囲線維による主膵管狭窄，貯留嚢胞形成，境界不明瞭な遅延造影，境界不明瞭な低エコー域（EUS）などがみられるとされている[8]．これらのうち，主膵管狭窄が最も代表的な所見（特異度が高い所見）とされている[9]．

❷ 低異型度膵上皮内腫瘍性病変　low-grade pancreatic intraepithelial neoplasia；LG-PanIN　▌図10▶

　LG-PanINもまた一部はPDACの先駆病変ではあるものの，基本的に治療対象とはならない．LG-PanINでもHG-PanINと同様，病変周囲に炎症細胞浸潤や線維化がみられ，画像ではHG-PanINと類似の間接所見を呈する．HG-PanINに比して，LG-PanINでは間接所見の頻度が低い，あるいはその程度も軽い（例えば主膵管狭窄長が短い[10]など）と報告されているが，オーバーラップも多く，現状，画像での判別は困難と考えられる．それゆえ，良悪性の判定は，内視鏡的逆行性膵管造影（endoscopic retrograde pancreatography；ERP）下での連続膵液細胞診など

に委ねる，画像診断医はこのようなHG-PanINと類似の間接所見のピックアップに尽力するというスタンスが望ましい．

なお，良性膵管狭窄としては，LG-PanIN関連の変化と慢性炎症・線維化関連の変化が主に想定される．異型上皮が全くない，あるいはごく一部にしかみられない場合は，慢性炎症・線維化による良性狭窄ということになるだろう．LG-PanIN周囲の線維化によって引き起こされた膵管狭窄の場合，病態としてはLG-PanIN→炎症・線維化→膵管狭窄と，炎症・線維化→膵管狭窄→LG-PanINが考えられるが，その鑑別を時間軸のない組織切片上で行うことは難しいことが多い．それゆえ，こういった狭窄病変の病理組織診断は，施設間や病理医間でばらつき（膵炎による良性膵管狭窄とされる場合と，LG-PanINによる良性膵管狭窄とされる場合）があるだろう．

❸ 多発膵管狭窄を来す疾患　図11

慢性膵炎（chronic pancreatitis）が最も代表的である（図11）．慢性膵炎の進行とともに，主膵管狭窄あるいは不整な膵管拡張，分枝膵管の不規則な拡張がみられるようになる．慢性膵炎はPDACのリスクファクターとされているため，PDACが併発していないかを評価することが重要である．すなわち，**慢性膵炎による多発膵管狭窄の中に，PDACあるいはHG-PanINに関連した膵管狭窄がないかを丹念に読影する必要がある**．

この他に多発膵管狭窄を来しうる疾患としてびまん性あるいは多発膵病変があり，例えばdiffuse typeあるいはmultifocal typeのAIPや悪性リンパ腫などが想定される．

症例9　70代，男性　他疾患の精査の際に，偶然発見．

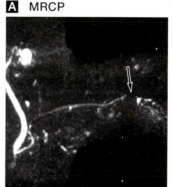

A MRCP

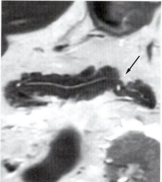

B MRI T2強調像

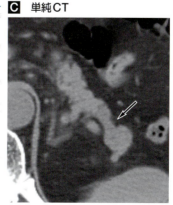

C 単純CT

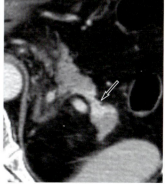

D 造影CT（平衡相）

図9　高異型度膵上皮内腫瘍性病変（HG-PanIN）

A：主膵管は膵尾部で狭窄している（→）．近傍には小囊胞もみられる．
B：主膵管狭窄部に一致して，膵実質の限局的な萎縮を認める（→）．
C：主膵管狭窄や拡張は視認されないが，膵尾部に限局的な実質萎縮を認める（→）．
D：限局的な萎縮部を主体に淡い遅延造影を認める（→）．
高異型度膵上皮内腫瘍性病変の可能性がある主膵管狭窄ならびに膵実質変化と診断した．病理組織学的には，膵上皮内腫瘍性病変を認め，一部高異型度であった．なお，浸潤癌は認めなかった．

症例 10 70代，男性　食欲不振，体重減少．

A MRCP　　　　　　　　　B 造影MRI（動脈相）

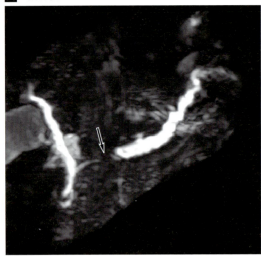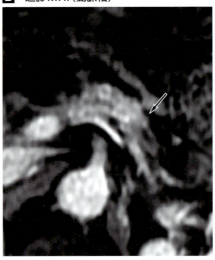

図10 低異型度膵上皮内腫瘍性病変（LG-PanIN）
A：主膵管は膵体部で狭窄（→），上流側の主膵管は拡張している．
B：主膵管狭窄部（→）に一致した腫瘤や膵管内病変は認めない．
高異型度膵上皮内腫瘍性病変の可能性がある主膵管狭窄と診断した．病理組織学的には悪性の証明は得られなかったが，患者希望もあり切除加療が施行された．手術標本では，低異型度膵上皮内腫瘍性病変のみで，高異型度病変は認めなかった．

症例 11 40代，男性　アルコール性慢性膵炎，急性増悪を反復．

A 単純CT　　　　　　　　　B MRCP

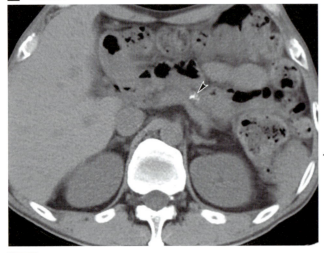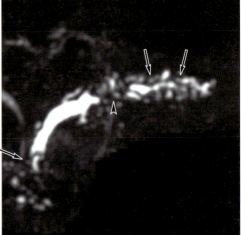

図11 アルコール性慢性膵炎
A：膵体部に膵石を認める（▶）．
B：多発の主膵管狭窄を認める．膵体部の膵石部分に一致して狭窄が存在するが（▶），頭部や尾部の膵石を認めない部位にも膵管狭窄が多発している（→）．

表　主膵管狭窄を示す鑑別診断まとめ

	通常型膵管癌	神経内分泌腫瘍	腫瘤形成性膵炎
疫学	●高齢	●膵管癌に比して低年齢	●膵管癌に比して低年齢
主膵管狭窄のパターン	①膵実質腫瘤による狭窄*1		
主膵管狭窄の頻度・程度	●高頻度 ●高度狭窄	●低頻度*4	●軽度狭窄 ●duct-penetrating
その他の画像所見	●境界不明瞭で浸潤性発育様式を示す乏血性腫瘍	●境界明瞭な腫瘍 ●等〜乏血性の場合もあり（膵管癌と比較すると，血流が豊富な場合が多い）	●speckled / dotted enhancement, capsule-like rimなど ●multi-focal typeでは狭窄多発
その他の鑑別診断	●乏血性腫瘍全般	●腺房細胞癌 ●solid pseudopapillary neoplasm（等〜乏血性腫瘍の場合）	―

	膵管内乳頭粘液性腫瘍	膵石・蛋白栓	高異型度膵上皮内腫瘍性病変
疫学	●高齢	―	●高齢
主膵管狭窄のパターン	②膵管内病変による内腔狭窄*2		③腫瘤や膵管内病変を伴わない狭窄*3
主膵管狭窄の頻度・程度	●低頻度	●多発狭窄（慢性膵炎の場合）	●高頻度
その他の画像所見	●典型的には，閉塞機転を有さない主膵管拡張（主膵管型）や主膵管と交通を有する嚢胞（分枝型），あるいはその混合	●膵石の場合は，CTで石灰化 ●蛋白栓の場合は，CTでは不明瞭なことが多く，MRIのT2強調像で低信号を示す	●限局的な膵実質萎縮や脂肪沈着，貯留嚢胞形成 ●境界不明瞭な遅延性の造影効果 ●境界不明瞭な低エコー（EUS）
その他の鑑別診断	●膵管内管状乳頭腫瘍	―	●低異型度膵上皮内腫瘍性病変（良性狭窄）

＊1. 神経内分泌腫瘍の場合は，時に膵管内腫瘍栓を来し，②の狭窄パターンを示すことがある.

＊2. 一過性の粘液栓や嚢胞破裂による限局性膵炎・線維化，あるいは主要関連の線維誘導・間質反応による狭窄（パターン③）の場合もある.

＊3. 狭窄周囲の線維化を反映した遅延性の造影効果域を腫瘍と誤認識しないことが重要.

＊4. 神経内分泌腫瘍全体とすれば膵管狭窄の頻度は低いが，セロトニン産生腫瘍は主膵管狭窄を来す頻度が高い.

●●● 参考文献

1) Huang C, et al: Standardization of MRI screening and reporting in individuals with elevated risk of pancreatic ductal adenocarcinoma: consensus statement of the PRECEDE Consortium. AJR 219: 903-914, 2022.

2) 日本膵臓学会（編）；膵癌取扱い規約，第8版. 金原出版，p.78-110, 2023.

3) Fitzgerald TL, et al: Changing incidence of pancreatic neoplasms: a 16-year review of statewide tumor registry. Pancreas 37: 134-138, 2008.

4) Yoon SH, et al: Small（≤20mm）pancreatic adenocarcinomas: analysis of enhancement patterns and secondary signs with multiphasic multidetector CT. Radiology 259: 442-452, 2011.

5) Fukukura Y, et al: Adding delayed phase images to dual-phase contrast-enhanced CT increases sensitivity for small pancreatic ductal adenocarcinoma. AJR 217: 888-897, 2021.

6) Shi C, et al: Pancreatic duct stenosis secondary to small endocrine neoplasms: a manifestation of serotonin production? Radiology 257: 107-114, 2010.

7) Ichikawa T, et al: Duct-penetrating sign at MRCP: usefulness for differentiating inflammatory pancreatic mass from pancreatic carcinomas. Radiology 221: 107-116, 2001.

8) Kanno A, et al: Multicenter study of early pancreatic cancer in Japan. Pancreatology 18: 61-67, 2018.

9) Toshima F, et al: CT Abnormalities of the pancreas associated with the subsequent diagnosis of clinical stage I pancreatic ductal adenocarcinoma more than 1 year later: a case-control study. AJR 217: 1353-1364, 2021.

10) Kim SW, et al: Isolated main pancreatic duct dilatation: CT differentiation between benign and malignant causes. AJR 209: 1046-1055, 2017.

11) 国立がん研究センターがん情報サービス. available at: https://ganjoho.jp

12) Egawa S, et al: Japan Pancreatic Cancer Registry; 30th year anniversary: Japan Pancreas Society. Pancreas 41: 985-992, 2012.

2）膵管の異常

❸ 膵管拡張（限局性・びまん性）

福倉良彦，神吉昭彦，竹内省吾

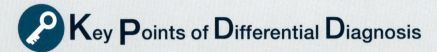

主膵管拡張（限局性・びまん性）をみたらどう考えるか？
● ①加齢性変化，慢性膵炎，②主膵管との交通を有する嚢胞性病変，③主膵管内腔に発育・進展する充実性腫瘍を考慮する．

主膵管拡張（限局性・びまん性）の解説

　主膵管の狭窄を伴わない限局性もしくはびまん性拡張を来す病態として，①加齢性変化や慢性膵炎，②主膵管との交通を有する嚢胞性病変，③主膵管内腔に発育・進展する充実性腫瘍が考えられる．

主膵管拡張（限局性・びまん性）の鑑別疾患

Ⅰ 加齢性変化，慢性膵炎

　加齢性変化として，膵実質の萎縮や線維化により，主膵管や分枝膵管は拡張傾向となる．一方，慢性膵炎では，膵実質の萎縮や線維化に加え，炎症による膵管の狭窄や膵石の合併により，主膵管の不規則な拡張と分枝膵管の拡張が著明となる．この特徴的画像所見は，「慢性膵炎臨床診断基準」の項目のひとつとなっている[1]．

Ⅱ 主膵管との交通を有する嚢胞性病変

　嚢胞内容物が主膵管に流出することにより主膵管拡張を来す．

❶ 膵管内乳頭粘液性腫瘍　intraductal papillary mucinous neoplasm；IPMN　図1

　60〜70代の男性に好発し，約1.7％の症例で認められ，日常診療でよく遭遇する疾患である[2]．豊富な粘液産生能を有し，乳頭状に増殖する上皮により構成され，粘液による膵管拡張を特徴とする肉眼的に認識可能（＞5mm）な嚢胞性腫瘍である．画像もしくは病理組織学的に主膵管型と分枝膵管型に分類され，後者が主膵管との交通を有する嚢胞性病変の代表的な疾患である[3]．画像的には，主膵管と交通し，粘液により拡張した分枝膵管が集簇した薄い壁の多房性嚢胞性病変として描出される．

❷ 膵管内オンコサイト型乳頭状腫瘍　intraductal oncocytic papillary neoplasm；IOPN　図2

　これまで膵管内乳頭状腫瘍の1亜型に分類されていたが，近年，遺伝子解析などにより，IPMN

から独立した疾患である[4]．病理組織学的には，オンコサイト型好酸性腫瘍が乳頭状〜葉状に増殖する腺癌である．画像的には，**IPMNと類似するが，充実成分を伴う分枝膵管型として描出される傾向にある**[5]．

❸ 膵液瘻 pancreatic fistula 図3 / 仮性囊胞 pseudocyst

膵炎に合併する仮性囊胞，および膵損傷後の合併症として生じる膵液瘻や仮性囊胞は，病理組織学的には上皮を有さず，様々な厚みの炎症性線維性組織で被包化され，多くは単房性の嚢胞性病変として描出される．内容液は漿液性，出血性もしくは泥状となり，**出血や壊死組織の存在が診断の手がかりとなる**．

❹ その他の鑑別（主膵管との交通を有するやや稀な疾患）

1）漿液性腫瘍 serous neoplasm；SN　参考症例 図4

薄い壁を有する表面凸凹した類球形で，微小嚢胞の集簇からなる多房性の嚢胞，時として大きな嚢胞が主体の嚢胞性病変である．通常，主膵管との関連はみられないが，約8％の症例で主膵管との交通がみられ，さらに37.5％以上の症例で，主膵管の狭窄もしくは拡張が存在したとの報告がある[6]．

2）粘液性嚢胞腫瘍 mucinous cystic neoplasm；MCN　参考症例 図5

肉眼所見を反映し，画像的には辺縁平滑で厚い被膜を有する多房性嚢胞性病変で，主膵管との関連はみられない．しかしながら，粘液の圧迫による主膵管穿破が原因で，主膵管と交通する粘液性嚢胞腫瘍や分枝膵管から主膵管に連絡する乳頭状増殖を伴い主膵管と交通する粘液性嚢胞腫瘍の報告がある[7]．

症例1　40代，女性　腹部膨満感を主訴に来院．

A 造影CT

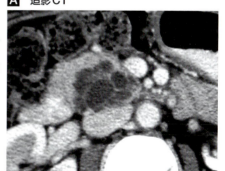

図1 分枝膵管型膵管内乳頭粘液性腫瘍（branch duct type IPMN）
A，B：膵頭部に長径38mmの多房性嚢胞性病変が存在する．
C：粘液と考えられる透亮像と主膵管と嚢胞性病変との交通（→）を認める．
ERCP : endoscopic retrograde cholangiopancreatography

B MRCP

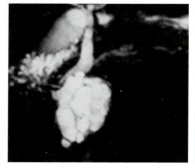

C ERCP

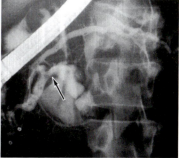

3章　膵臓

症例 2　60代，女性　上腹痛を主訴に来院．

A 造影CT

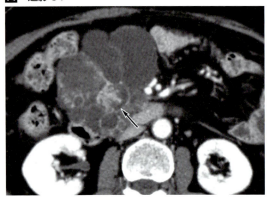

B MRCP

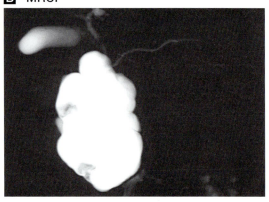

図2 膵管内オンコサイト型乳頭状腫瘍（IOPN）
A：膵頭部に，内腔に乳頭状の充実成分を伴う多房性嚢胞性病変を認める（→）．
B：主膵管の拡張は認められない．

症例 3　30代，男性　腹痛を主訴に来院．

A 造影CT

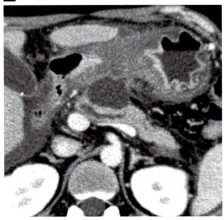

B MRI T2強調冠状断像

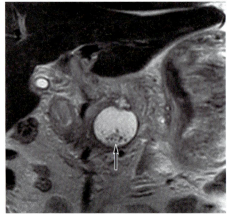

C ERCP

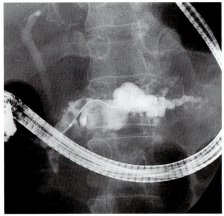

図3 膵液瘻
A：膵体部腹側に長径32mmの単房性嚢胞を認める．背側を走行する主膵管は拡張している．
B：嚢胞内部に壊死組織と考えられる低信号の集簇（→）が存在している．
C：拡張した主膵管と嚢胞との交通を認める．

参考症例　60代，男性　健康診断の腹部超音波検査にて膵腫瘤を指摘．
● 主膵管との交通を有するやや稀な囊胞性病変例 ●

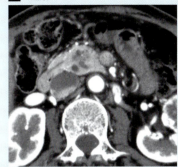A　造影CT
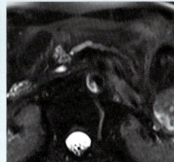B　MRI 脂肪抑制T2強調像
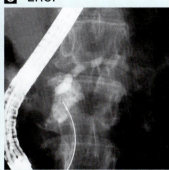C　ERCP

図4　漿液性腫瘍（SN）
A，B：膵頭部に長径20mmの小囊胞の集簇と主膵管の拡張を認める．
C：主膵管と交通する小囊胞の集簇が描出されている．

参考症例　60代，女性　乳癌術後の経過観察の腹部超音波検査にて膵腫瘤を指摘．
● 主膵管との交通を有するやや稀な囊胞性病変例 ●

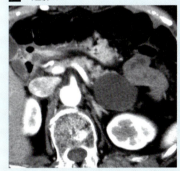A　造影CT
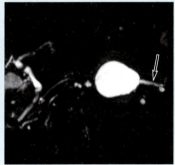B　MRCP
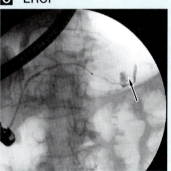C　ERCP

図5　粘液性囊胞腫瘍（MCN）
A：膵尾部に長径40mmの単房性囊胞性病変を認める．
B：尾側の主膵管は拡張している（→）．
C：主膵管と囊胞性病変との交通（→）を認める．

Ⅲ　主膵管内腔に発育・進展する充実性腫瘍

主膵管内腔に発育・進展する充実性腫瘍による粘液の排出や，機械的な主膵管壁の圧排による拡張を来す．

❶ 膵管内乳頭粘液性腫瘍　intraductal papillary mucinous neoplasm ; IPMN　図6

画像上，多量の粘液分泌による主膵管のびまん性もしくは局所的な5mm以上の拡張，Vater乳頭部の膵管開孔部の開大，主膵管内の乳頭状腫瘍の存在が，診断の際に重要である．

❷ 膵管内管状乳頭腫瘍　intraductal tubulopapillary neoplasm；ITPN　▎図7▶

病理組織学的には，膵管上皮が管状〜乳頭状に増殖する腺癌である[4]．画像的には，IPMN同様，主膵管内の乳頭状腫瘍を特徴とするが，IPMNとは異なり，多量の粘液による主膵管のびまん性拡張はみられず，主膵管内腫瘍の閉塞による尾側主膵管の拡張所見を呈する[8]．

❸ 腺房細胞癌　acinar cell carcinoma；ACC　▎図8▶

辺縁整かつ境界明瞭で膨張性に発育する乏血性腫瘍であり，通常，主膵管は圧排所見を呈するが，しばしば主膵管内に腫瘍塞栓を形成する[9]．

❹ 神経内分泌腫瘍　neuroendocrine neoplasm；NEN　▎図9▶

境界明瞭で，主膵管は圧排されるが浸潤所見に乏しく，造影後には多血性腫瘍として描出される．過去のCTの報告では，6％の症例で主膵管内への腫瘍塞栓が描出され，腫瘍径が大きいほど，分化度が低いほどその頻度が高かったと報告されている[10]．

症例4　60代，女性　健康診断の腹部超音波検査にて主膵管の拡張を指摘．

A 造影CT

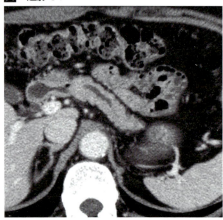

B 造影CT

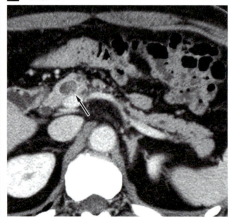

C MRCP

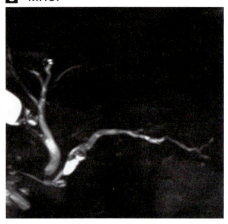

▎図6▶ 主膵管型膵管内乳頭粘液性腫瘍（IPMN，MPD type）
A，B：拡張した主膵管内腔に充実成分（→）を認める．
C：充実成分より頭側の主膵管の拡張が目立っている．

症例5　50代，男性　上腹部痛を主訴に来院．

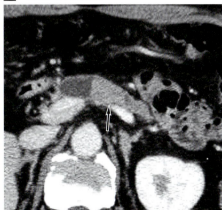

A　MRI T1強調像

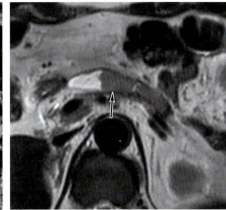

B　MRI T2強調像

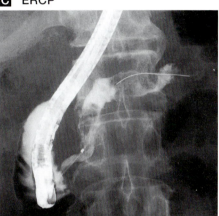

C　ERCP

図7　膵管内管状乳頭腫瘍（ITPN）
A，B：拡張した主膵管内腔に充実成分（→）を認める．
C：充実成分は透亮像として描出されている．

症例6　80代，男性　検診による腹部超音波検査にて膵病変を指摘．

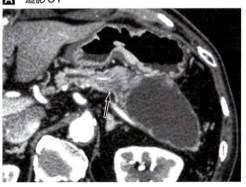

A　造影CT

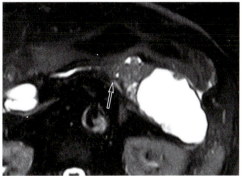

B　MRI 脂肪抑制T2強調像

図8　腺房細胞癌（ACC）
A：膵尾部に長径55mmの囊胞性病変が存在し，頭側の主膵管内腔に進展する低吸収の充実成分（→）を認める．
B：主膵管内に進展する低信号の充実成分（→）が明瞭に描出されている．

3章 膵臓

症例7　40代，男性　Crohn病の経過観察の腹部超音波検査にて膵腫瘤を指摘．

A 造影CT

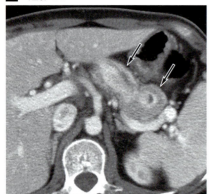

B MRI 脂肪抑制T2強調像

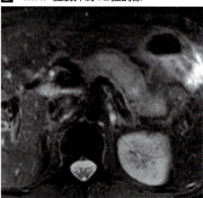

C ERCP

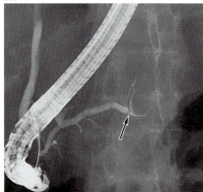

図9　神経内分泌腫瘍（NEN）

A：膵体部〜尾部の長軸方向に沿って進展する濃染腫瘤を認める（→）．
B：辺縁に残存する正常膵実質より高信号の主膵管に沿って進展する腫瘍として描出されている．
C：拡張した体部主膵管内に腫瘍と考えられる透亮像（→）を認める．

表　膵管拡張（限局性・びまん性）を示す鑑別診断まとめ

①加齢性変化，慢性膵炎	
②主膵管との交通を有する嚢胞性病変	・膵管内乳頭粘液性腫瘍（分枝膵管型） ・膵管内オンコサイト型乳頭状腫瘍 ・膵液瘻/仮性嚢胞 ・漿液性腫瘍や粘液性嚢胞腫瘍など
③主膵管内腔に発育・進展する充実性腫瘍	・膵管内乳頭粘液性腫瘍（主膵管型） ・膵管内管状乳頭腫瘍 ・腺房細胞癌 ・神経内分泌腫瘍

●●● 参考文献

1) 日本膵臓学会：慢性膵炎臨床診断基準2019．膵臓 34: 279-281, 2019.
2) 国際膵臓学会ワーキンググループ，田中雅夫：IPMN国際診療ガイドライン2017年度版，日本語版．医学書院，2018.
3) Tanaka M, et al: International consensus guidelines 2012 for the management of IPMN and MCN of the pancreas. Pancreatology 12: 183-197, 2012.
4) 日本膵臓学会（編）；膵癌取扱い規約，第8版．金原出版，2023.
5) Nakaya M, et al: Intraductal oncocytic papillary neoplasm of the pancreas: clinical and radiological features compared to those of intraductal papillary mucinous neoplasm. Abdom Radiol (NY) 8: 2483-2493, 2023.
6) Kimura W, et al: Multicenter study of serous cystic neoplasm of the Japan pancreas society. Pancreas 41: 380-387, 2012.
7) Masia R, et al: Pancreatic mucinous cystic neoplasm of the main pancreatic duct. Arch Pathol Lab Med 135: 264-267, 2011.
8) Motosugi U, et al: Imaging studies of intraductal tubulopapillary neoplasms of the pancreas: 2-tone duct sign and cork-of-wine-bottle sign as indicators of intraductal tumor growth. J Comput Assist Tomogr 36: 710-717, 2012.
9) 福倉良彦・他：膵管内あるいは静脈内腫瘍塞栓を伴う病変．臨床画像 34: 722-730, 2018.
10) Balachandran A, et al: Venous tumor thrombus in nonfunctional pancreatic neuroendocrine tumors. AJR 199: 602-608, 2012.

2) 膵管の異常

3章 膵臓

❹ 膵管系と交通のない膵囊胞

尾崎公美

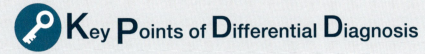

膵管系と交通のない膵囊胞をみたらどう考えるか？

- 局在，単房性か多房性か，隔壁，壁肥厚や石灰化の有無などの画像所見に加えて，年齢，性別などの臨床情報も鑑別の一助となる．
- 囊胞性病変に加えて，充実性腫瘍の囊胞変性を考慮する必要がある．
- 膵管系との交通は，画像で必ずしも描出されない可能性を考慮する．

■■■ 膵管系と交通のない膵囊胞の解説 ■■■

　膵には多彩な囊胞性病変が発生しうるが，膵管系との交通の有無で大別することが可能である．膵管系と交通を有さない膵囊胞としては，漿液性腫瘍（serous neoplasm；SN），粘液性囊胞腫瘍（mucinous cystic neoplasm；MCN），類表皮囊胞（epidermoid cyst），リンパ上皮囊胞（lymphoepithelial cyst；LEC）がある．加えて，充実性偽乳頭状腫瘍（solid pseudopapillary neoplasm；SPN），神経内分泌腫瘍（neuroendocrine neoplasm；NEN）のような囊胞変性しやすい腫瘍が，囊胞性病変として描出されることがある．膵管系と交通を呈する代表的な病変は，分枝型膵管内乳頭粘液性腫瘍（intraductal papillary mucinous neoplasm；IPMN）や仮性囊胞であるが，これらの**病変の膵管系との交通は，CTやMRIでは必ずしも明瞭ではない**ことを考慮する必要がある．

■■■ 膵管系と交通のない膵囊胞の鑑別疾患 ■■■

❶ 漿液性腫瘍　serous neoplasm; SN　　図2　参考症例　図8　図9

　漿液を産生する細胞からなる多房性囊胞性腫瘍であり，中年女性にやや多く，大部分が良性の膵漿液性囊胞腺腫（serous cystic adenoma；SCA）である．多くの症例では偶発的に発見されるが，腹痛，腫瘤触知や体重減少といった非特異的症状を呈する場合もある．肉眼的形態から，microcystic type, macrocystic (oligocystic) type, mixed type, solid typeに分類され（図1），microcystic typeの頻度が最も高い．悪性例（漿液性囊胞腺癌）の報告もあるが，非常に稀であり（1.3％）[1]，形態的な鑑別は難しく，肝転移などの遠隔転移の存在をもって診断する[2]．大部分が良性のため基本的には経過観察されるが，他病変との鑑別が困難な場合，腫瘍圧排による有症状症例，増大傾向のある病変などでは切除が検討される．

　microcystic typeは数mm～2cm程度までの小囊胞が集簇した分葉状の形態を示し，**各囊胞壁が早期濃染するため，一見，多血性腫瘍様の所見を呈する**（図2）[3]．また，30％程度の症例で，

3章 膵臓

中心性星芒状瘢痕（線維化）や同部の石灰化を認める．macrocystic typeは，時に分枝型IPMNに類似した形態を示し，鑑別に苦慮することがある（**図8** 参照）[4]．また，単房性で構成されると，MCN，仮性囊胞，貯留囊胞との鑑別診断が問題となることがある．膵頭部発生，分葉状の形態，壁が薄いなどの所見が，SCAに比較的特徴的とされる[3]．mixed typeは多くの場合は，microcystとmacrocystの混在したものを指す（**図9** 参照）[4]．solid typeは，microcystic typeよりもさらに微小な囊胞腔で構成され，特に造影CTで一見，多血性，充実性腫瘍にみえるものである．

いずれのtypeでも，MRIのT2強調像で囊胞部分は著明な高信号（水信号）を示し，隔壁が低信号を示す腫瘍として描出される．MRCPでは囊胞性病変を反映し，多数の小囊の集簇を反映した蜂巣状の形態を認識しやすく，診断に有用である．

❷ 粘液性囊胞腫瘍　mucinous cystic neoplasm；MCN　**図3**

粘液産生能を有する高円柱上皮と卵巣様間質からなる比較的大型の多房性囊胞性腫瘍であり，中年女性に好発する．好発年齢はSCAよりも若干弱年である．男性例はきわめて稀である．約75％の症例では無症状であるものの，腫瘍径が大きい場合は腹部腫瘤を主訴に受診する症例も存在する[5]．また，malignant potentialを有し，通常外科的切除が推奨される[6]．

画像上は境界明瞭で辺縁整な囊胞性病変で，**隔壁を伴った複数の囊胞が比較的厚い被膜に覆われた**，"夏ミカン様"と称される形態をとる．被膜は線維成分を反映して，造影CTで遅延性濃染，MRIのT2強調像で低信号を示す．囊胞間の隔壁は線維性被膜と比較すると薄いことが多く，確認できないこともある．この共通の囊胞壁で覆われた囊胞内に，隔壁によって境界された囊胞が存在する"cyst in cyst"の構造が特徴的である．腫瘍辺縁や隔壁に卵殻状石灰化を伴うことがあり，この所見はMCNに特徴的とされるが，石灰化を伴う頻度はそれほど高くはなく，悪性を示唆する所見であるとの報告もある[4]．その他，腫瘍径51mm以上，年齢56歳以上，壁在結節の存在，腫瘍マーカー（carcinoembryonic antigen；CEA，carbohydrate antigen 19-9；CA19-9）上昇が，悪性を示唆するといわれている[7]．

内容液は粘液であり，様々な吸収値・信号を呈する．囊胞内容液の蛋白濃度や粘稠度が高ければ，T1強調像や拡散強調像で高信号を示し，CTでは水よりもやや高吸収となる．ただし，水と同様の吸収値，信号強度を示すことも多い．

❸ 充実性偽乳頭状腫瘍　solid pseudopapillary neoplasm；SPN　**図4**

膵外分泌腫瘍の約1％を占める稀な腫瘍である．女性に多く，いずれの部位にも発生しうるが，膵頭部，尾部に好発する．腹痛や腹部違和感が発見の契機となることが多いが，約15％は無症状である．10～15％程度が悪性であり，low grade malignancyの認識が必要な腫瘍である[8]．画像のみでは良悪性の鑑別が難しいこともあり，脈管浸潤や遠隔転移，膵管拡張などを加味して評価する必要がある[2]．

平均腫瘍径は約9cm大と大きめで被膜を有し，内部には**充実成分と囊胞成分が混在**し，出血変性を伴うことが多い．充実成分はCTで低吸収，T1強調像にて低信号，T2強調像にて軽度高信号を呈し，膵実質相では膵実質よりも弱い濃染を示し，門脈相～

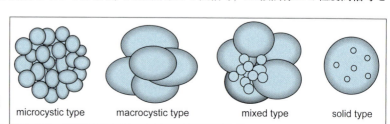

図1 漿液性囊胞腺腫の肉眼形態分類のシェーマ

microcystic type　　macrocystic type　　mixed type　　solid type

平衡相にかけて不均一な漸増性濃染を認めることが多い．腫瘍内部に生じる出血変性が高度な症例では，CTで高吸収を，脂肪抑制T1強調像で高信号を呈する．嚢胞内出血を反映した液面形成が認められることもある．出血変性が高度な症例では，全体が嚢胞性を呈する．石灰化は約30%でみられ，腫瘍辺縁部に生じる**卵殻状石灰化**が特徴的とされるが，結節状や散布性のこともある[4]．

❹ 神経内分泌腫瘍　neuroendocrine neoplasm；NEN　▌▌図5▶

神経内分泌細胞に由来する腫瘍で，膵腫瘍全体の1〜2%を占める．臨床上，ホルモン過剰産生による症状を呈する機能性腫瘍と，無症状の非機能性腫瘍とに大別される．機能性腫瘍は症状が契機となり診断されることが多い．非機能性腫瘍では，腫瘍増大による圧排症状で発見される場合や，検診などにより偶然発見される場合がある．

画像所見は，典型例では造影CTやMRIで多血性の充実性腫瘍として描出される．頻度は報告によりばらつきがあるが，**種々の程度の腫瘍内出血や壊死による嚢胞変性を来す**（9.5〜30%）[9]．嚢胞変性が高度になると，わずかな壁の濃染を残して全体が嚢胞性病変として描出されることがある[4]．さらに，インスリノーマなどの機能性腫瘍では，約20%で腫瘍内石灰化がみられる．非機能性腫瘍は腫瘍径が大きくなってから発見されることが多いため，より変性を伴いやすく，機能性腫瘍よりも高頻度に石灰化を来す．典型例では，腫瘍中心部に粗大で，限局的かつ不整な石灰化を認める．

❺ 類表皮嚢胞　epidermoid cyst　▌▌図6▶

膵内副脾から発生する稀な真性嚢胞である．副脾は健常者の10〜30%に認められるが，そのおおよそ15%が膵内に認められ，膵内副脾と呼ばれる．**膵内副脾に発生**する類表皮嚢胞は稀である．膵内副脾は膵尾部の端に認められるので，類表皮嚢胞も膵尾部端が好発部位である．女性にやや多く，40代までの報告が多い．ほとんどが無症状で，偶発的に発見される．

副脾の脾成分が画像で同定可能な場合は，CTやMRIで脾と同等の吸収値／信号，造影パターンを呈する．脾に特徴的な拡散制限やMRI造影剤の超常磁性酸化鉄（superparamagnetic iron oxide；SPIO）の取り込みで診断できることもあるが，副脾自体のサイズがそれほど大きくないため困難なことも多い．嚢胞成分は，単純CTにて低吸収，T1強調像にて低信号，T2強調像にて高信号を示すが，嚢胞内の非漿液性液体量に応じて単純CTで高吸収，T1強調像で高信号を呈することがある[10) 11]．

❻ リンパ上皮嚢胞　lymphoepithelial cyst；LEC　▌▌図7▶

リンパ上皮嚢胞は，角化扁平上皮とリンパ組織によって裏打ちされた稀な良性腫瘍である．中年以降の男性に多い．嚢胞内には，様々な程度の漿液や重層角化扁平上皮由来の角化物質（ケラチン）を含む．血清CA19-9値が上昇することもある[12]．

発生部位に差はないが，**膵から外方に突出**するように認められることが多く，画像診断でも膵由来か膵外か判断に迷う症例が多い．全体は隔壁を伴う多房性嚢胞性病変であり，内容液はCTでは低吸収を呈し，MRIでは自由水と等信号を呈する腔に加えて，**乾酪様物質を反映して，T1強調像で自由水と比較してやや高い信号**を，T2強調像でやや低い信号，拡散強調像で高信号を示す腔が混在する．

❼ その他の鑑別　　参考症例　▌▌図10▶

分枝型IPMN，仮性嚢胞，貯留嚢胞も，時として画像上は前述の嚢胞性病変との鑑別が困難なことがある．

3章 膵臓

> **症例1** 70代，女性　無症状で偶発的に膵体部腫瘤を指摘．

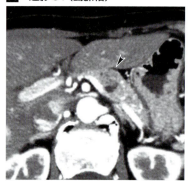

A 造影CT（動脈相）

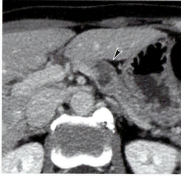

B 造影CT（平衡相）

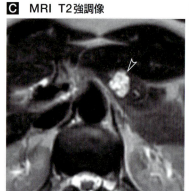

C MRI T2強調像

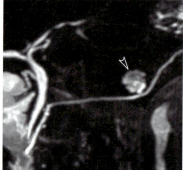

D MRCP

図2 ▶ 膵漿液性嚢胞腺腫（SCA）（microcystic type）

A, B：膵体部に約3cmの腫瘤を認める（▶）．大部分が漸増性濃染が呈しており，充実性腫瘤も鑑別に挙がる．
C：腫瘤全体が，大小様々なサイズの嚢胞成分の集簇のような構造を呈している（▶）．
D：腫瘤全体が嚢胞成分で構成されている（▶）．
microcystic typeの漿液性嚢胞腺腫では，微小嚢胞構造を構成する隔壁が造影画像で濃染することで，一見，多血性腫瘍の像を呈するのが特徴である．T2強調像やMRCP所見と併せることで診断可能である．

> **症例2** 40代，女性　無症状で偶発的に膵尾部嚢胞性病変を指摘．

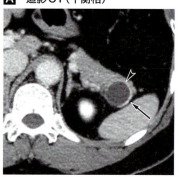

A 造影CT（平衡相）

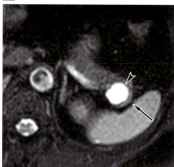

B MRI 脂肪抑制T2強調像

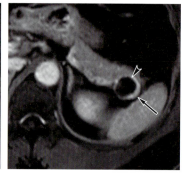

C 造影MRI（平衡相）

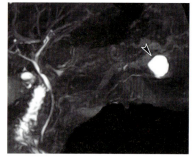

D MRCP

図3 ▶ 粘液性嚢胞腫瘍（MCN）

A〜D：膵尾部に約17mmの嚢胞性病変を認める（▶）．壁はやや厚みがあり，その壁は造影CT（A）で濃染し，T2強調像（B）で低信号を呈し，細胞外液性造影剤を用いた造影MRI平衡相（C）で，より明瞭に描出される（→）．内容液は，概ね水濃度で自由水の信号を呈する．
年齢，局在に厚みのある嚢胞壁と併せて，MCNが最も考えやすい．

206

> **症例3** 10代後半，女性　左上腹部痛を契機に発見．

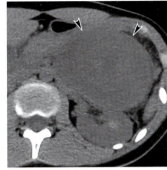

A 単純CT

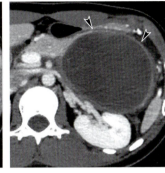

B 造影CT（平衡相）

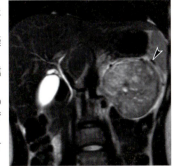

C MRI T2強調冠状断像

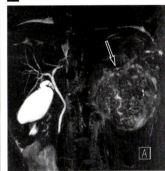

D MRCP

図4 充実性偽乳頭状腫瘍（SPN）

A：膵尾部に約8cmの腫瘤を認める（►）．全体が若干不均一で，筋と比較してやや低吸収を呈する．石灰化は指摘できない．
B：腫瘤の内部に造影効果は認めず，一見，嚢胞性病変にもみえる（►）．
C：腫瘤（►）の内部は，不均一な低信号と高信号が混在している．
D：全体として，水信号は少量であることがわかる（→）．大部分が変性壊死した充実性腫瘤である．
これらの所見に年齢と大きめのサイズを考慮すると，SPNが鑑別の上位に上がる．

> **症例4** 60代，男性　検診の超音波検査で偶発的に指摘．

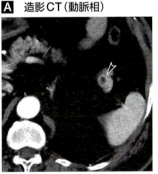

A 造影CT（動脈相）

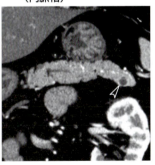

B 造影CT冠状断像（門脈相）

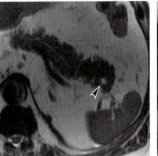

C MRI T2強調像

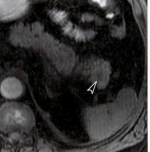

D MRI T1強調像

図5 神経内分泌腫瘍（非機能性，NET G1）

A，B：膵尾部に約1cmの嚢胞性病変を認める（►）．単房性で動脈相（A）で壁はやや厚く，造影効果を認める．
C：約5mmの嚢胞性病変を認める（►）．CTよりも嚢胞成分が一回り小さくみえる．
D：病変は膵実質よりも低信号を呈する（►）．
充実性腫瘍が変性壊死した可能性を示唆するが，小さなSPN，類表皮嚢胞との鑑別が難しい．壁濃染が動脈相で最も目立つ点は，NEN充実部の残存を示唆しており，変性壊死をしたNENが鑑別の上位に上がる．

3章 膵臓

> **症例 5** 60代，女性　無症状で偶発的に膵尾部腫瘤を指摘．

A 単純CT　　　　　　　　　　　**B** 造影CT（門脈相）

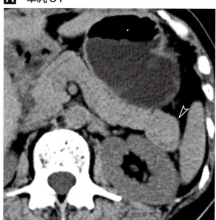
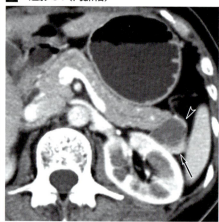

C MRI 脂肪抑制T2強調像　　　　**D** MRCP

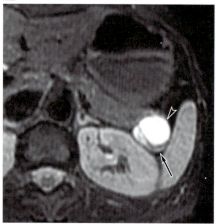
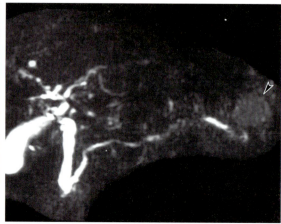

E MRI 脂肪抑制T1強調像　　　　**F** 造影MRI冠状断像（平衡相）

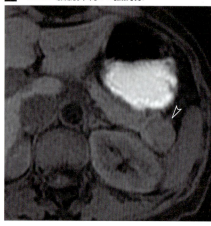
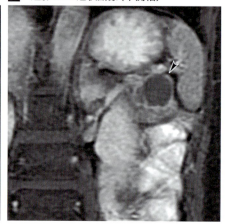

図6　類表皮嚢胞

A, B：膵尾部に約3cmの境界明瞭な腫瘤を認める（▶）．単純CT（A）では全体が均一な膵実質と等吸収を呈し，造影CT（B）では造影効果はないと判断できる．また，背側には脾組織の残存が疑われる（→）．
C：隔壁の存在が明瞭で，内容液は明瞭な高信号を呈する（▶）．造影CTと同様，背側に脾組織の残存が疑われる（→）．
D〜F：MRCP（D）と脂肪抑制T1強調像（E）の所見を併せると，内容液は若干蛋白濃度の高い液体であるとわかる（▶）．内部造影効果は認めないが，壁はやや厚い（F；▶）．MCNとの鑑別が非常に難しいが，膵内副脾由来の類表皮嚢胞であった．

| 症例6 | 60代，男性　偶発的に膵嚢胞性病変を指摘． |

A 単純CT　B 造影CT（平衡相）　C MRI T2強調冠状断像

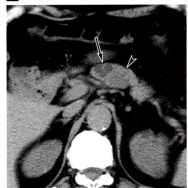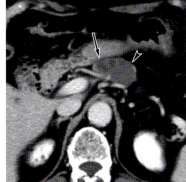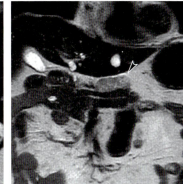

D MRI 脂肪抑制T1強調像　E 造影MRI（門脈相）　F MRCP

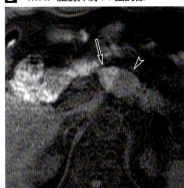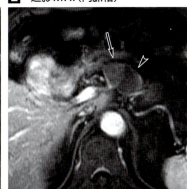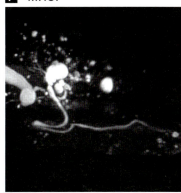

図7　リンパ上皮嚢胞（LEC）

A，B：膵体部に接して頭側に突出するような形態で，約5cmの腫瘤を認める．単純CT（A）では水濃度の低吸収域（→）と，大動脈とほぼ等吸収を呈する領域が混在している（▶）．病変内の両成分とも造影効果は認めない（B）．
C：病変は膵由来か膵外かの局在の鑑別が難しい（▶）．
D：病変（▶）の一部が高信号を呈しており（→），蛋白濃度の高い内容液を反映している．
E：病変の隔壁は造影されるが，その他に造影効果域は伴っていない（▶，→）．
F：病変は不明瞭であり，内容液が自由水ではないことを反映している．

| 参考症例 | 40代，女性　検診の超音波検査で指摘．　●common disease非典型例● |

A 造影CT（門脈相）　B MRCP

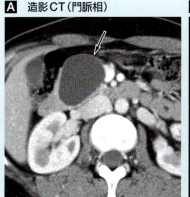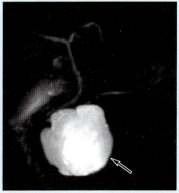

図8　膵漿液性嚢胞腺腫（SCA）(macrocystic type)

A，B：膵頭部に約6cmの嚢胞性病変を認める（→）．単房性であり，隔壁は指摘できない．MCNとの鑑別が問題となるが，壁肥厚の所見を欠く点が鑑別点となる．
（文献4）より転載）

3章　膵臓

参考症例　70代，女性　胸部異常陰影の精査でCT検査を施行．偶発的に膵嚢胞性病変を指摘．
● common disease非典型例 ●

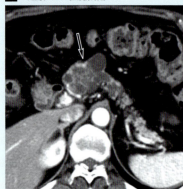
A　造影CT（動脈相）

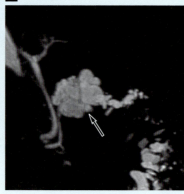
B　MRCP

図9　膵漿液性嚢胞腺腫（SCA）（mixed type）
A，B：増大傾向にある膵頭部の多房性嚢胞性病変を認める（→）．時に，分枝型IPMNとの鑑別が難しい様相を呈する．軽度の主膵管拡張は，圧排性もしくは加齢性の変化である．
（文献4）より転載）

参考症例　40代，女性　上腹部不快感による精査で偶発的に発見．急性膵炎の既往は不明．
● やや稀な疾患例 ●

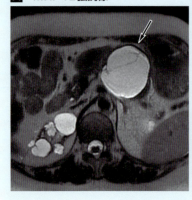
A　MRI T2強調像

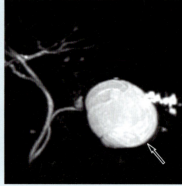
B　MRCP

図10　膵炎後仮性嚢胞
A，B：膵体部に単房性で隔壁を有する嚢胞性病変を認める（→）．急性膵炎の既往が不明な症例では，MCNとの鑑別が問題となる．

表　膵管系と交通のない膵嚢胞の鑑別診断まとめ

	SCA	MCN	SPN	NEN	類表皮嚢胞	LEC
臨床像	・女性にやや多く，中高年	・ほぼ全例女性，中年	・女性に多く，若年〜中年	・性差なし	・非常に稀（女性にやや多く，40代までの報告が多い）	・中年以降の男性に多い
好発部位	・頭部	・体尾部	・頭部，尾部	・部位による差なし	・尾部	・膵外突出性
嚢胞の大きさ，形態	・嚢胞の集簇	・cyst in cystの形態	・大きめ（平均約9cm） ・充実部の嚢胞変性	・充実部の嚢胞変性	・約2cm程度まで（副脾由来）	・様々
嚢胞内容液の性状	・漿液性	・粘液性	・出血や変性壊死による液状変性（T1強調像での高信号）	・出血や変性壊死により，T1強調像で高信号を呈することがある	・嚢胞内の角化物質量に応じて，単純CTで高吸収，T1強調像で高信号を呈することがある	・嚢胞内には様々な程度の漿液や乾酪様物質を含む（T1強調像での高信号）
石灰化	・中心部（星芒状状）	・辺縁や隔壁	・卵殻状	・不規則	・稀	・稀

SCA：膵漿液性嚢胞腺腫，MCN：粘液性嚢胞腫瘍，SPN：充実性偽乳頭状腫瘍，NEN：神経内分泌腫瘍，LEC：リンパ上皮嚢胞

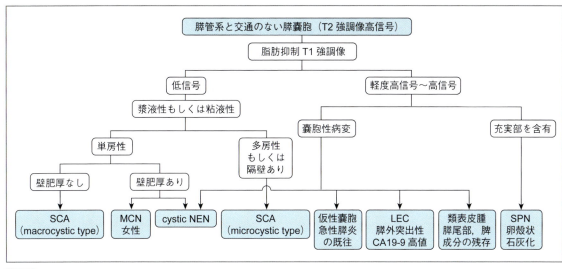

図11 膵管系と交通のない膵囊胞の鑑別フローチャート

参考文献

1) Galanis C, et al: Resected serous cystic neoplasms of the pancreas: a review of 158 patients with recommendations for treatment. J Gastrointest Surg 11: 820-826, 2007.
2) 日本膵臓学会(編); Ⅶ. 膵腫瘍の組織所見 8. 組織学的分類の説明. 膵癌取扱い規約, 第8版. 金原出版, p.67, 2023.
3) Hu F, et al: Cystic neoplasms of the pancreas: differential diagnosis and radiology correlation. Front Oncol 1: 860740, 2022.
4) Ozaki K, et al: Pearls and pitfalls of imaging features of pancreatic cystic lesions: a case-based approach with imaging-pathologic correlation. Jpn J Radiol 39: 118-142, 2021.
5) Sarr MG, et al: Primary cystic neoplasms of the pancreas. Neoplastic disorders of emerging importance-current state-of-the-art and unanswered questions. J Gastrointest Surg 7: 417-428, 2003.
6) Horvath KD, et al: An aggressive resectional approach to cystic neoplasms of the pancreas. Am J Surg 178: 269-274, 1999.
7) Ohtsuka T, et al: Prediction of the probability of malignancy in mucinous cystic neoplasm of the pancreas with ovarian-type stroma: a nationwide multicenter study in Japan. Pancreas 49: 181-186, 2020.
8) Li DL, et al: Solid pseudopapillary tumor of the pancreas : clinical features and imaging findings. Clin Imaging 48: 113-121, 2018.
9) Goh BKP, et al: Clinico-pathological features of cystic pancreatic endocrine neoplasms and a comparison with their solid counterparts. Eur J Surg Oncol 32: 553-556, 2006.
10) Adsay NV, et al: Squamous-lined cysts of the pancreas: lymphoepithelial cysts, dermoid cysts(teratomas), and accessory-splenic epidermoid cysts. Semin Diagn Pathol 17: 56-65, 2000.
11) Li BQ, et al: Epidermoid cyst in intrapancreatic accessory spleen: A systematic review. Pancreatology 19: 10-16, 2019.
12) Mege D, et al: Lymphoepithelial cyst of the pancreas: an analysis of 117 patients. Pancreas 43: 987-995, 2014.

3）限局的膵病変

❺ 乏血性膵腫瘤

野田佳史

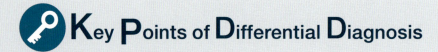

乏血性膵腫瘤をみたらどう考えるか？
- まずは膵癌か否かを考える．
- 膵癌の典型像を示さない場合，他疾患の鑑別に移る．
- 主膵管など，腫瘍の周囲構造にも着目する．

■■■ 乏血性膵腫瘤の解説 ■■■

　　膵実質の濃染がピークとなる膵実質相で読影をすることが多い膵領域では，一部の疾患を除いて，ほとんどが低吸収病変となる．また，多血性腫瘍の代表例ともいえる膵神経内分泌腫瘍であっても，グレードや内部性状によっては乏血性を示す．したがって，基本的にはあらゆる疾患を念頭に置いて読影をする必要があるが，"乏血性膵腫瘤"を診断していく際，**まずは膵癌か否かを考える**．以下に述べるとおり，膵癌の典型像は乏血性の境界不明瞭な腫瘤であり，周囲への浸潤傾向が強いことから，主膵管・総胆管拡張，動脈・門脈系浸潤を伴うことが多い．これらの典型像を示さない症例では，他疾患を考えることとなる．以下の鑑別では，腫瘍性病変と非腫瘍性病変に分けて画像所見を整理する．

■■■ 乏血性膵腫瘤（腫瘍性病変）の鑑別疾患 ■■■

❶ 膵癌　pancreatic carcinoma　図1

　　典型的な膵癌は，vascularityの減少と豊富な線維性間質を反映し，膵実質相や門脈相にて周囲脈管浸潤を伴う，**浸潤傾向の強い乏血性腫瘤**として描出され，平衡相にかけて遅延性濃染を示す[1]．また，腫瘍より上流側の主膵管拡張と膵萎縮も，診断の手がかりとなる．

　　MRIでは，脂肪抑制T1強調像にて低信号，T2強調像にて淡い高信号を呈する．また，たとえ病変そのものを指摘できなくとも，膵管と総胆管が拡張する"double duct sign"を呈する症例では，膵頭部腫瘤を強く疑う[2]．拡散強調像は他疾患との鑑別においても万能ではないものの，肝転移や腹膜播種，リンパ節転移の検出感度に優れるため，それらを検出した時点で，膵癌寄りの診断に大きく舵を切れる点で有用と考えられる[3]．

❷ 膵神経内分泌腫瘍　pancreatic neuroendocrine neoplasm；pNEN　図2

　　様々な画像所見を呈しうるが，典型像は膵実質相にて均一に濃染するため，乏血性腫瘍である

通常型膵癌との鑑別に苦慮することはない．しかし，報告によっては，40％程度の病変で乏血性を示すとされ[4]，このような症例では膵癌との鑑別が問題となる．本疾患は膵癌と異なり，膵管上皮から発生する腫瘍ではないため，小型の病変では基本的に膵管拡張を来さない．さらに，境界は比較的明瞭で，膵萎縮や脈管浸潤を来しにくい点が膵癌との鑑別点となる[3)5]．また，囊胞変性を来した病変では内部の造影効果に乏しく，リング状濃染を呈する．このような症例では，囊胞を示唆するT2強調像での高信号が診断のポイントとなる．

❸ 充実性偽乳頭状腫瘍　solid pseudopapillary neoplasm；SPN　図3

病名に"solid"とあるが，充実成分と囊胞成分が様々な割合で混在しうるため，多彩な画像所見を呈する．典型的には，比較的大きな腫瘍であるとされており[2]，内部に出血，壊死，囊胞変性，門脈相で徐々に濃染する充実成分を含む，境界明瞭な腫瘍である[3)6)7]．出血成分の検出には，脂肪抑制T1強調像やchemical shift imagingが有用である．また，石灰化を有することが多く，腫瘍全体がほぼ石灰化している症例にも遭遇する．したがって，**粗大な石灰化と充実成分を伴う腫瘍**をみた場合には，まず本疾患を考える．前述の所見に加え，膵管・胆管拡張，膵萎縮，脈管浸潤の頻度が低いことから[8]，基本的に膵癌との鑑別は難しくない．しかし，腫瘍内部に特徴的な所見を認めない場合，非特異的な所見を呈するため，膵癌や膵神経内分泌腫瘍との鑑別に苦慮することもある．画像所見とは別に若年女性に多いことでも知られ，患者背景で診断確信度が向上する．

症例1　50代，男性

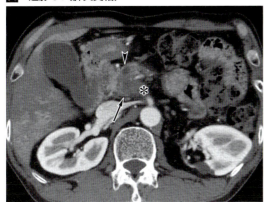

A　造影CT（膵実質相）

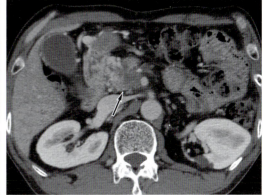

B　造影CT（門脈相）

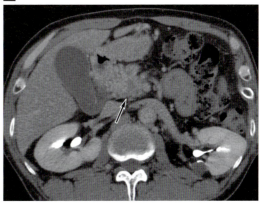

C　造影CT（膵平衡相）

図1　膵頭部癌

A〜C：膵頭部の乏血性腫瘍（→）は遅延性濃染を示し，主膵管拡張を伴っている（A；▶）．胆嚢腫大から胆道浸潤が示唆され，上腸間膜動脈（A；＊）に軟部濃度が接しており，浸潤傾向の強い病変であることがわかる．典型的な膵癌の所見である．

| 症例2 | 70代，男性　不定愁訴（嘔気）を主訴に前医で撮影された造影CTで偶然発見. | 症例3 | 20代，女性　下腹部痛（原因は内膜症？）を主訴に前医で撮影された造影CTで偶然発見. |

造影CT（膵実質相）

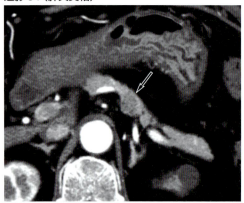

| 図2 ▶ 膵神経内分泌腫瘍（pNEN）

膵尾部に乏血性腫瘍を認めるが（→），上流側の主膵管拡張は認めない.

造影CT（門脈相）

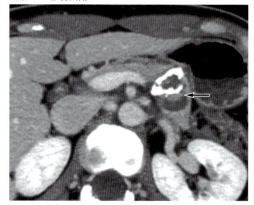

| 図3 ▶ 充実性偽乳頭状腫瘍（SPN）

膵体尾部に粗大な石灰化を伴う囊胞性腫瘍を認め，腫瘍内部には充実成分を伴う（→）.

乏血性膵腫瘍（非腫瘍性病変）の鑑別疾患

1　自己免疫性膵炎　autoimmune pancreatitis；AIP　　図4▶

　　ここでいう自己免疫性膵炎（AIP）とは，I型AIPである．現在とは診断技術のレベルが異なるだろうが，15年程前のわが国では，膵癌と疑われて膵切除をされた症例のうち，10%弱が本疾患であったように[9]，膵癌との鑑別を要する疾患の代表例である．

　　画像上，びまん性，限局性，多巣性の3つに分類され，びまん性が最も多い[10]．びまん性AIPは，膵全体の腫大と生理的分葉状構造の消失を呈する"sausage-like appearance"や，膵周囲の被膜様構造である"capsule-like rim"が特徴であり，容易に診断可能である．限局性や多巣性病変の場合，膵癌との鑑別を要するが，膵実質相における斑点状濃染（speckled enhancement），門脈相～平衡相での均一な濃染，capsule-like rimの他，主膵管が病変内を貫通する"duct-penetrating sign"，病変内の主膵管壁濃染"enhanced duct sign"，膵管拡張や膵萎縮が目立たないなどの特徴的な所見を認める場合が多い．反対に，脈管浸潤や閉塞性膵炎による液体貯留，リンパ節腫大は，膵癌を支持する所見となる．

　　活動期には，強いリンパ形質細胞浸潤を伴うことによる拡散制限を呈するため，拡散強調像も有用である．膵癌と比較しても，より低いADC値を計測し，$0.94 \times 10^{-3} mm^2/s$をカットオフ値とするという報告もある[11]．また，ADC値はステロイド治療に対する反応性をモニタリングすることにも役立ち，治療が奏効すると病変のADC値は上昇する．なお，ステロイド治療への反応はきわめて良好な疾患であることから，画像所見や臨床像の改善が得られない場合は，膵癌を含めた他疾患の鑑別が必要となる[12]．

　　また，自己免疫性膵炎を診断する際，膵外病変の有無についても注意する必要がある．具体的には，腹部領域であれば胆道系，腎臓，後腹膜を侵しやすく，膵外病変をみた場合，膵病変は自己免疫性膵炎である可能性が高い．

❷ 腫瘤形成性慢性膵炎　mass-forming pancreatitis　▌図5

慢性膵炎は，繰り返す炎症により腺萎縮や線維化を引き起こす．腫瘤形成性慢性膵炎は比較的稀だが，その画像所見は膵癌と酷似するとされる[13)〜15)]．両者を鑑別する所見として，duct-penetrating signや慢性膵炎の一般的な画像所見（分枝膵管の拡張，主膵管の不整，仮性囊胞，膵実質および膵管内の石灰化）が挙げられるが，時に超音波内視鏡下穿刺吸引生検（EUS-FNA）による診断が必要となる[16)]．膵癌との鑑別もさることながら，膵癌合併の有無についても十分に注意する必要がある．膵癌は慢性膵炎に合併しやすく，特に慢性膵炎と診断を受けて数年間は短期での経過観察を推奨されている[17)]．

症例4　40代，男性

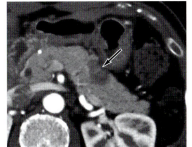
A 造影CT（膵実質相）

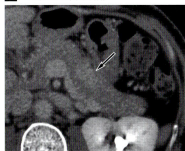
B 造影CT（平衡相）

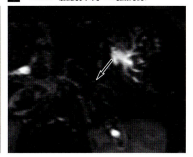
C MRI 脂肪抑制T2強調像

▌図4　自己免疫性膵炎（AIP）

A〜C：膵実質相（A）にて膵尾部に乏血性腫瘤を認める（→）．平衡相（B）では均一な濃染を示し，MRI（C）では主膵管途絶や拡張も認めず，自己免疫性膵炎と診断された．

症例5　70代，男性

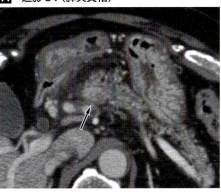
A 造影CT（膵実質相）

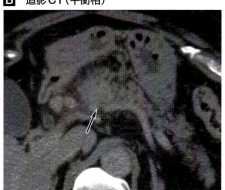
B 造影CT（平衡相）

▌図5　腫瘤形成性慢性膵炎

A：膵頭部に乏血性腫瘤を認める（→）．
B：均一な濃染を示し（→），主膵管拡張も認めない．
EUS-FNAで悪性所見を認めず，臨床的に腫瘤形成性慢性膵炎と診断された．

3章 膵臓

乏血性膵腫瘤（その他）の鑑別疾患

① 膵転移　参考症例　図6

膵転移は膵悪性腫瘍の2〜5%と稀であり，最も多い原発巣は腎癌である[18]．膵癌との鑑別を要するのは，原発巣が乏血性である場合（肺癌，乳癌，結腸癌）である．膵癌との鑑別点として通常，境界明瞭であり，主膵管拡張の頻度が低く，血管浸潤を来さない．多発病変やびまん浸潤型も，膵転移を支持する所見である．

② 悪性リンパ腫　malignant lymphoma　参考症例　図7

膵原発の悪性リンパ腫はきわめて稀であり，大部分の膵悪性リンパ腫は二次性である．しかし，いずれも類似した画像所見を呈する．単発，多発，びまん浸潤型の形態をとり，単発の場合は膵癌との鑑別を必要とする．膵悪性リンパ腫は，主膵管拡張を伴わない，巨大な境界明瞭な腫瘤であり，血管閉塞を来さない．また，腎静脈より下方に認める，囊胞変性や内部壊死を伴わないリンパ節腫大は，膵悪性リンパ腫の特徴的な所見である．

③ 膵実質相にて等吸収を示す膵癌　参考症例　図8

腫瘍径の小さな膵癌では，周囲膵実質と比較して，膵実質相〜門脈相で等吸収を示し，平衡相で高吸収を示す傾向がある[19]．そのため，例えば主膵管拡張を来しているにもかかわらず，膵実質相や門脈相では腫瘤を同定できない場合，平衡相を観察し，遅延性濃染を呈する膵癌の有無を確認するようにしたい．

④ groove膵炎 vs. groove膵癌　参考症例　図9　図10

膵頭部，十二指腸および総胆管に囲まれた領域をgroove領域と呼び，この領域に低吸収病変を認めた場合，groove膵炎と膵癌の鑑別となる．膵炎は40〜50代の男性に多く，アルコール多飲を背景にもつことが多いとされる．画像上は共通する部分も多いが，膵炎に比較的特徴的とされる所見は，石灰化，スムースな膵管・胆管狭窄，十二指腸壁肥厚や壁内の囊胞とされる．画像で鑑別困難な場合は，病理組織学的検索を考慮すべきである．

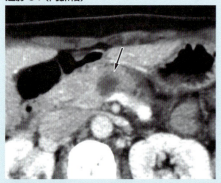

参考症例　40代，女性
造影CT（門脈相）

図6　肺腺癌からの膵転移
膵体部に乏血性腫瘤を認める（→）．
肺腺癌術後1年での膵転移と診断された．

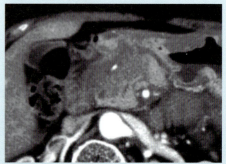

参考症例　70代，男性　RAにてMTX使用中．心窩部不快感で施行した内視鏡，生検でDLBCLと診断．その後の造影CT．
造影CT（膵実質相）

図7　肺びまん性大細胞型B細胞リンパ腫（DLBCL）
膵頭部に乏血性腫瘤を認める．
DLBCL：diffuse large B-cell lymphoma，MTX：メトトレキサート，RA：関節リウマチ

参考症例 60代，男性　糖尿病増悪にて造影CT施行．

図8 膵実質相にて等吸収を示す膵癌

A，B：膵実質相（A）にて明らかな乏血性腫瘤を認めないが，平衡相（B）では周囲膵実質よりも強い濃染を示す結節を認め（→），膵癌と診断された．

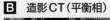
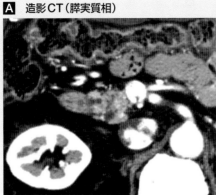
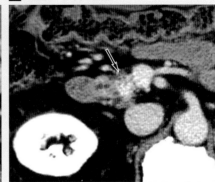

参考症例 50代，男性　慢性膵炎にて経過観察中．

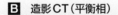
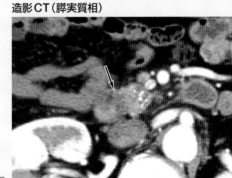

図9 groove膵炎

groove領域に低吸収域を認め（→），十二指腸壁肥厚を伴っている．groove膵炎をより疑う所見である．

参考症例 70代，男性　膵頭部囊胞性病変の経過観察中にMRCPで総胆管，主膵管狭窄が出現．

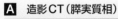
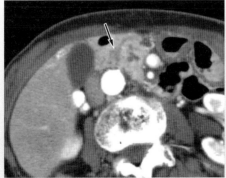
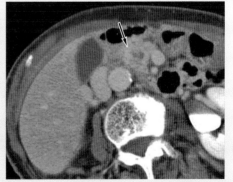

図10 groove膵癌

A，B：groove領域に膵実質相（A）にて乏血性，平衡相（B）にて遅延性濃染を示す病変が出現した（→）．手術にて膵癌と診断された．

3章 膵臓

表 乏血性膵腫瘤の鑑別診断まとめ

	膵癌	膵神経内分泌腫瘍	SPN	自己免疫性膵炎	腫瘍形成性慢性膵炎
患者背景	● 高齢	—	● 若年女性	—	—
膵管	● 途絶・拡張	● 通常侵されない	● 侵されづらい	● duct-penetrating sign	● duct-penetrating sign ● 分枝膵管の拡張，主膵管の不整
脈管浸潤	● 高頻度	● 低頻度	● 低頻度	● 低頻度	● 低頻度
囊胞	● IPMN発生を除けば稀	● ありうる	● 高頻度	● 稀	● 仮性囊胞
その他画像的特徴	● 境界不明瞭 ● 膵萎縮 ● double duct sign	—	● 出血 ● 石灰化	● sausage-like appearance ● capsule-like rim ● enhanced duct sign ● 膵外病変	● 膵実質および膵管内の石灰化
その他の鑑別	● 膵転移 ● 悪性リンパ腫 ● groove膵炎 　(vs. groove膵癌)	● 膵転移 　(特に多血性)	—	—	—

SPN：充実性偽乳頭状腫瘍

謝 辞

　本項の執筆にあたり，貴重な症例をご提供いただいた，金沢大学大学院医薬保健学総合研究科放射線科学 小林　聡先生，戸島史仁先生，九州大学大学院医学研究院臨床放射線科学分野　石神康生先生，藤田展宏先生に厚く御礼申し上げます．

●●● 参考文献

1) Kobi M, et al: Imaging and management of pancreatic cancer. Semin Ultrasound CT MR 41: 139-151, 2020.
2) O'Neill E, et al: MR imaging of the pancreas. Radiol Clin North Am 52: 757-777, 2014.
3) Miller FH, et al: Pancreatic cancer and its mimics. RadioGraphics 43: e230054, 2023.
4) Li J, et al: Differentiation of atypical pancreatic neuroendocrine tumors from pancreatic ductal adenocarcinomas: using whole-tumor CT texture analysis as quantitative biomarkers. Cancer Med 7: 4924-4931, 2018.
5) Jeon SK, et al: Nonhypervascular pancreatic neuroendocrine tumors: differential diagnosis from pancreatic ductal adenocarcinomas at MR imaging-retrospective cross-sectional study. Radiology 284: 77-87, 2017.
6) Gandhi D, et al: Solid pseudopapillary tumor of the pancreas: radiological and surgical review. Clin Imaging 67: 101-107, 2020.
7) Baek JH, et al: Small (< or = 3cm) solid pseudopapillary tumors of the pancreas at multiphasic multidetector CT. Radiology 257: 97-106, 2010.
8) Yu MH, et al: MR imaging features of small solid pseudopapillary tumors: retrospective differentiation from other small solid pancreatic tumors. AJR 195: 1324-1332, 2010.
9) Nishimori I, et al: Prevalence of autoimmune pancreatitis in Japan from a nationwide survey in 2002. J Gastroenterol Suppl 18: 6-8, 2007.
10) Khandelwal A, et al: Autoimmune pancreatitis: an update. Abdom Radiol (NY) 45: 1359-1370, 2020.
11) Choi SY, et al., Differentiating mass-forming autoimmune pancreatitis from pancreatic ductal adenocarcinoma on the basis of contrast-enhanced MRI and DWI findings. AJR 206: 291-300, 2016.
12) Sandrasegaran K, et al: Imaging in autoimmune pancreatitis and immunoglobulin G4-related disease of the abdomen. Gastroenterol Clin North Am 47: 603-619, 2018.
13) Wolske KM, et al: Chronic pancreatitis or pancreatic tumor? a problem-solving approach. RadioGraphics 39: 1965-1982, 2019.
14) Ichikawa T, et al: Duct-penetrating sign at MRCP: usefulness for differentiating inflammatory pancreatic mass from pancreatic carcinomas. Radiology 221: 107-116, 2001.
15) Schima W, et al: Mass-forming pancreatitis versus pancreatic ductal adenocarcinoma: CT and MR imaging for differentiation. Cancer Imaging 20: 52, 2020.
16) Perez-Johnston R, et al: Imaging of chronic pancreatitis (including groove and autoimmune pancreatitis). Radiol Clin North Am 50: 447-466, 2012.
17) Kirkegård J, et al: Chronic pancreatitis and pancreatic cancer risk: a systematic review and meta-analysis. Am J Gastroenterol 112: 1366-1372, 2017.
18) Tsitouridis I, et al: Pancreatic metastases: CT and MRI findings. Diagn Interv Radiol 16: 45-51, 2010.
19) Fukukura Y, et al: Adding delayed phase images to dual-phase contrast-enhanced CT increases sensitivity for small pancreatic ductal adenocarcinoma. AJR 217: 888-897, 2021.

3) 限局性膵病変

❻ 多発膵腫瘍

東 麻由美

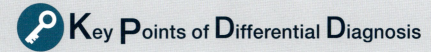

Key Points of Differential Diagnosis

多発膵腫瘍をみたらどう考えるか？
- 腫瘍が多血性の場合は神経内分泌腫瘍や転移性腫瘍を，乏血性の場合は転移性腫瘍や自己免疫性膵炎，悪性リンパ腫などを考える．
- 腫瘍の造影パターンや変性の有無，MRIにおける信号強度，主膵管の形態を確認する．
- 悪性腫瘍の既往や各疾患に特徴的な他臓器病変，ホルモン過剰症状の有無，腫瘍マーカーや血清IgG4値の上昇が，鑑別の一助となる．

■ 多発膵腫瘍の解説 ■

　膵実質内に複数の腫瘍性病変を同時に認める場合，多発膵腫瘍と称する．乏血性腫瘍と多血性腫瘍の両方が含まれるが，本項では，充実性腫瘍または充実性腫瘍様にみえる病変を対象とし，膵管内乳頭粘液性腫瘍などの囊胞性腫瘍は含めない．いずれの多発膵腫瘍も稀であるが，悪性あるいは低悪性の腫瘍の割合が高いため，詳細な評価が必要である．

■ 多発膵腫瘍を示す鑑別疾患 ■

❶ 神経内分泌腫瘍　neuroendocrine neoplasm；NEN　図1

　多発膵腫瘍の中では，最も頻度が高いとされる[1]．膵NENのほとんどは単発腫瘍であるが，稀に多発することがある．その多くが，多発性内分泌腫瘍症1型（multiple endocrine neoplasia type 1；MEN1），von Hippel-Lindau病（VHL），神経線維症1型，結節性硬化症といった遺伝性疾患に関連して発生する．特にMEN1では，膵NEN診断時に74％が複数の腫瘍を認めるとされる[2]．典型的には，単純CTで周囲膵実質と等吸収を示し，造影CT・MRIの膵実質相で濃染され，遷延性の造影効果を認める．MRIでは，T1強調像で低信号，T2強調像や拡散強調像で高信号を呈する病変が多い．腫瘍内部に出血や壊死などによる囊胞変性や石灰化を伴うことがあり，特にサイズが大きくなると変性を来しやすく，内部の造影効果が不均一になる．それぞれの腫瘍間で画像所見が異なることが多々あり，サイズや造影効果，囊胞変性の程度が異なる病変が混在することがある．

　機能性腫瘍では，ホルモン過剰産生による症状を呈する．症状がない場合も，MEN1では副甲状腺過形成や下垂体腫瘍，VHLであれば網膜および中枢神経の血管芽腫や腎癌など，他の併発病変を有することが多い．これら遺伝性疾患の併存腫瘍の存在や既往，家族歴，若年発症であるこ

3章 膵臓

となどが，多発性のNENの診断の一助となる．ただし，多発性のNENの中に，弧発例や背景疾患の不明な症例も存在することには留意すべきである．ソマトスタチン受容体シンチグラフィ（オクトレオスキャン®）もNENの診断に有用であるが，腫瘍の分化度や分泌するホルモンの違いにより，集積の程度が異なることに注意が必要である．

❷ 自己免疫性膵炎　autoimmune pancreatitis；AIP　‖図2▶

良性の多発膵腫瘤の中で，最も高頻度にみられる[1]．AIPはtype 1と2の2亜型に分類されるが，わが国ではtype 1 AIPの頻度が高く，中高年男性に好発し，IgG4関連疾患の膵病変として認識されている．type 2 AIPは欧米に多く，比較的若年で男女差はなく，膵外病変として炎症性腸疾患を伴う他，血清IgG4値の上昇を認めないことを特徴とする．びまん型（diffuse type）と限局型（segmental/focal type）に区別されるが，focal typeの病変が多発するmulti-focal typeで多発膵腫瘤として認められる．造影CT・MRIでは，リンパ球・形質細胞浸潤，線維化，閉塞性静脈炎といった病理背景を反映して，腫瘤は膵実質相で周囲膵実質より低吸収/低信号を示し，漸増性に造影される．病変部では，しばしば膵管の狭細化を認める．MRIではT1強調像で低信号，T2強調像で軽度高信号を示すことが多く，拡散強調像では軽〜中等度の高信号を呈する．病変内部に嚢胞変性や石灰化を伴うことは稀であるが，分枝膵管の狭窄により，貯留嚢胞が生じることがある．

multi-focal typeでは，AIPに特徴的な膵周囲の被膜様構造（capsule-like rim）がみられる頻度は低い．focal AIPの特徴として，造影CT・MRIの膵実質相における点状・斑点状濃染（speckled enhancement），平衡相での均一な濃染，腫瘤内主膵管貫通像（duct-penetrating sign），上流側の膵管拡張が軽度であることが挙げられ，鑑別に有用である．また，血清IgG4高値，唾液腺，涙腺，肺，胆管，腎，大動脈などの膵外病変の合併が，診断の一助となる．

❸ 転移性膵腫瘍　pancreatic metastases　‖図3▶ ‖図4▶

膵転移のうち，5〜10%は多発膵腫瘤として認められる[3]．原発巣としては腎癌が最も多く，次いで肺癌，乳癌，大腸癌，悪性黒色腫と続く[4]．単純CTで周囲膵実質と比較して低〜等吸収を示し，MRIではT1強調像で低信号，T2強調像や拡散強調像で高信号を呈することが多いが，造影所見は原発巣により異なる．原発巣が腎癌や甲状腺癌などの多血性の場合，膵実質相で濃染されるが，原発巣が肺癌や大腸癌，胃癌などの乏血性の場合，膵実質相で周囲膵実質より低吸収/低信号を呈する．変性が強い場合は，原発巣と同様の多血の状態を呈さないことがあり，注意が必要である．また，サイズが大きな腫瘤では，稀に主膵管や胆管の拡張を来すことがある．多発膵転移のうち，多血性の場合はNENと，乏血性の場合はAIPや悪性リンパ腫などとの鑑別が問題となる．悪性腫瘍の既往歴の確認が重要であり，既往があれば膵腫瘤と原発巣の画像的特徴が一致する可能性があるかを検討する．腫瘍マーカーの上昇が参考となる場合もある．

❹ 悪性リンパ腫　malignant lymphoma　‖図5▶

膵原発の悪性リンパ腫は非常に稀であり，大部分の悪性リンパ腫は他臓器を原発とする二次性である．組織型はびまん性大細胞型B細胞リンパ腫（diffuse large B-cell lymphoma；DLBCL）が最も多い．腫瘤形成型とびまん型に分類され，単発腫瘤の形態が最も多いが，多発性に腫瘤を認めることがある．腫瘤の境界は明瞭で，内部均一なことが多く，石灰化や壊死を伴うことは稀である．造影CT・MRIの膵実質相で，周囲膵実質と比べて増強効果に乏しく，遅延性濃染を認

めないことが特徴である．MRIではT1強調像で低信号を示し，T2強調像では高信号であることが多いが，様々な信号を呈することもある．**拡散強調像では著明な高信号を示す**．サイズが大きい場合でも，主膵管や脈管の閉塞を伴わないことが多く，主膵管拡張はあっても軽度である．二次性の場合は，周囲のリンパ節腫大や後腹膜腫瘤，他臓器病変を伴うことが多く，特に腎動脈以下のリンパ節腫大は，他の乏血性腫瘍との鑑別の手がかりとなる．**可溶性インターロイキン2受容体（sIL-2R）高値**も鑑別の一助となる．

❺ その他の鑑別

1) 膵管癌　pancreatic ductal adenocarcinoma；PDAC　　参考症例　図6
2) 多発性骨髄腫や白血病の髄外病変
3) solid typeまたはmicrocystic typeの漿液性囊胞腫瘍（VHLで発生）

症例1　40代，女性　低血糖発作を認め，CTで膵尾部腫瘤を指摘．

A 造影CT（膵実質相）

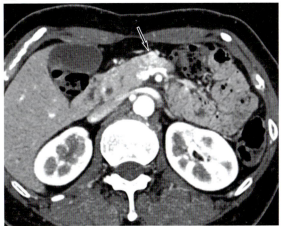

B 造影CT（膵実質相）

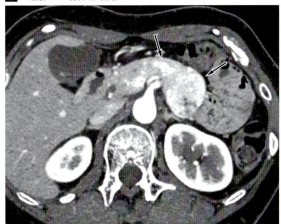

C 造影CT（膵実質相）

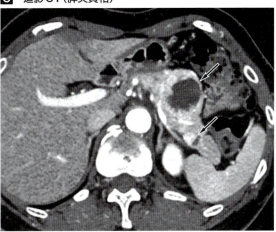

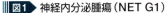

図1　神経内分泌腫瘍（NET G1）

A〜C：膵体尾部に周囲膵実質より濃染される腫瘤を多発性に認める（→）．膵尾部のサイズの大きな腫瘍は，内部の造影効果が不均一であり，膵尾部の複数の腫瘍内には，囊胞変性を示唆する造影不良域を認める．

低血糖症状と多血性膵腫瘍の存在から，インスリノーマ［多発性内分泌腫瘍症（multiple endocrine neoplasia；MEN）］が疑われた．腫瘍が多発していたが，MEN1などの遺伝性疾患の併存腫瘍や家族歴は認めなかった．選択的動脈内刺激物注入試験（SASIテスト）の結果，インスリノーマと非機能性のNENが疑われ，腹腔鏡下膵体尾部切除術が施行された．

3章 膵臓

症例2 50代，男性　両側顎下腺腫脹と血清IgG4高値を認め，CT・MRIで膵腫瘤を指摘．

A 造影MRI（動脈相）　　B 造影MRI（動脈相）

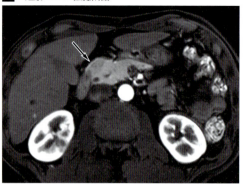
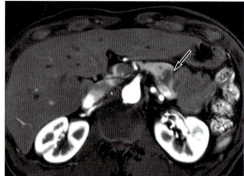

C 造影MRI（平衡相）　　D MRI 拡散強調像（b＝1000s/mm²）

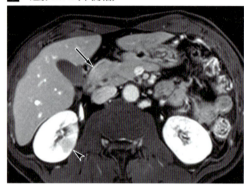
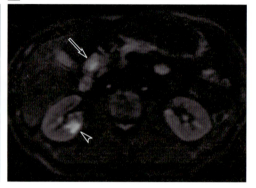

図2　自己免疫性膵炎（AIP）

A，B：膵頭部と膵尾部に，周囲膵実質より低信号を示す腫瘤を認める（→）．
C：腫瘤は周囲膵実質より濃染される（→）．また，右腎に周囲腎実質より造影効果の弱い腫瘤を認める（▶）．
D：膵腫瘤（→）と右腎の腫瘤（▶）は，高信号を呈する（膵頭部の腫瘤はADC値 1.2×10^{-3} mm²/s）．
乏血性で遅延性の造影効果と，平衡相での均一な濃染，膵尾部の腫瘤内を貫通する主膵管に狭細化を認めたこと（非提示）から，自己免疫性膵炎が疑われた．血清IgG4高値と唾液腺と腎の膵外病変の合併からも，自己免疫性膵炎として矛盾しないと判断され，経過観察中である．

症例3 60代，女性　13年前に腎癌に対して左腎摘出術後．

造影CT（膵実質相）

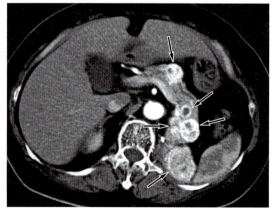

図3　腎細胞癌の多発膵転移

膵体尾部に周囲膵実質より濃染される腫瘤が多発している（→）．腫瘤のサイズは様々で，内部の造影効果は不均一であり，一部の腫瘤に囊胞変性を認める．
腎細胞癌の既往があり，多血性の造影パターンからも腎癌の膵転移が疑われた．同時に多発肺転移も認め，分子標的薬などにより治療中である．

症例 4　50代，男性　小細胞肺癌 stage ⅣBで化学療法中．

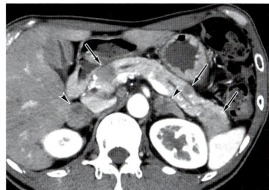

造影CT（膵実質相）

図4　肺癌の多発膵転移

膵頭部と膵尾部に，周囲膵実質より低吸収を示す腫瘤を認める（→）．主膵管の拡張は認めない．両側副腎にも乏血性の腫瘤を認める（▶）．

原発巣と同様の乏血性の造影パターンを示す多発膵腫瘤であり，遠隔転移を多発性に認める状態であることからも，肺癌の多発膵転移と診断された．

症例 5　50代，男性　甲状腺原発のびまん性大細胞型B細胞リンパ腫に対して化学療法施行後．PET-CTで膵腫瘤を指摘．

A 造影CT（膵実質相）

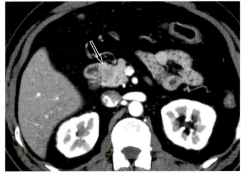

B 造影CT（膵実質相）

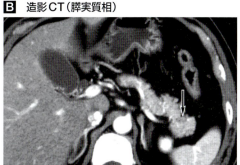

C MRI 脂肪抑制T2強調像

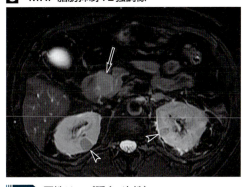

D MRI 拡散強調像（b＝1000s/mm^2）

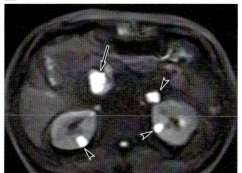

図5　悪性リンパ腫（二次性）

A，B：膵頭部と膵尾部に，周囲膵実質より低吸収を示す腫瘤を認める（→）．
C：膵腫瘤は軽度の高信号を示し，内部信号は均一である（→）．両腎にも，周囲腎実質より低信号を示す内部均一な腫瘤を認める（▶）．
D：膵腫瘤は著明な高信号を呈している（→）（膵頭部の腫瘤はADC値 $0.6×10^{-3}$ mm^2/s）．両腎や左副腎の腫瘤も，同様の高信号を呈している（▶）．

sIL-2Rの上昇はなかったが，膵腫瘤の造影効果や内部の均一な信号と著明な拡散制限，他臓器病変の存在から，悪性リンパ腫の再発が疑われた．化学療法が施行され，腫瘤の縮小を認めた．

3章 膵臓

参考症例 70代，女性　左側腹部痛を主訴に受診し，腫瘍マーカーCEA，CA19-9の高値を認めた．

A 造影CT（膵実質相）　　**B** 造影CT（膵実質相）

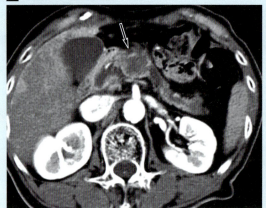
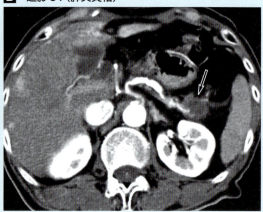

図6 ▶ 膵管癌

A，B：膵体部と膵尾部に，不整形の造影効果に乏しい腫瘤を認める（→）．周囲脂肪織の濃度上昇や周囲血管の口径不整，腫瘤尾側の主膵管の拡張を伴っている．

表　多発膵腫瘤を示す鑑別診断まとめ

	神経内分泌腫瘍	自己免疫性膵炎	転移性膵腫瘍	悪性リンパ腫
臨床的な特徴	・若年発症あり ・MEN1やVHLの既往・家族歴 ・ホルモン過剰症状（機能性腫瘍）	・中高年男性に多い ・血清IgG4高値	・悪性腫瘍の既往 ・腫瘍マーカーの上昇	・sIL-2R高値
造影効果	・多血性 ・遷延性の造影効果	・乏血性 ・漸増性の造影効果 ・膵実質相での点状・斑点状濃染 ・後期相での均一な濃染	・多血性または乏血性 ・原発巣の同様の造影パターン	・乏血性 ・遅延性濃染なし
MRI	・T1強調像で低信号 ・T2強調像や拡散強調像で軽度～中等度の高信号	・T1強調像で低信号 ・T2強調像や拡散強調像で軽度～中等度の高信号 ・腫瘤内の主膵管の貫通像や狭細化	・原発巣の性状に類似	・T1強調像で低信号 ・T2強調像で軽度～中等度の高信号 ・拡散強調像で著明高信号
核医学検査（FDG-PET以外）	・ソマトスタチン受容体シンチグラフィ	―	―	―
膵外病変	・MEN1やVHLの併存腫瘍	・リンパ節，唾液腺，涙腺・肺・胆管・腎・大動脈など	・リンパ節転移や他臓器転移	・リンパ節腫大，後腹膜腫瘤，他臓器病変
石灰化/嚢胞成分	・あり/あり	・稀/稀	・稀/あり	・稀/稀

MEN1：多発性内分泌腫瘍症1型，VHL：von Hippel-Lindau病

参考文献

1) Zhu L, et al: Multiple solid pancreatic lesions: prevalence and features of non-malignancies on dynamic enhanced CT. Eur J Radiol 105: 8-14, 2018.
2) 日本神経内分泌腫瘍研究会（JNETS）（編）；膵・消化管神経内分泌腫瘍（NEN）診療ガイドライン2019年，第2版．金原出版．p.133-135, 2019.
3) Ahmed S, et al: Metastatic disease to the pancreas: pathologic spectrum and CT patterns. Abdom Imaging 38: 144-153, 2013.
4) Tsitouridis I, et al: Pancreatic metastases: CT and MRI findings. Diagn Interv Radiol 16: 45-51, 2010.

3章 膵臓

3) 限局性膵病変

❼ 多血性膵腫瘍

東 麻由美

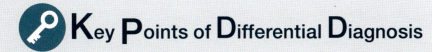

多血性膵腫瘍をみたらどう考えるか？

- まず，血管性病変を除外した上で，ホルモン過剰症状や多血性悪性腫瘍の既往の有無を確認する．
- 腫瘤の造影パターン，MRIにおける信号強度や囊胞の形態，存在部位の評価が，鑑別に有用である．
- 造影CT・MRIで鑑別に苦慮する場合，SPIO造影MRIや核医学検査，超音波内視鏡下穿刺吸引生検（EUS-FNA）を考慮する．

■■■ 多血性膵腫瘍の解説 ■■■

一般的に，造影CT・MRIの膵実質相（動脈相）にて，周囲膵実質よりも高吸収／高信号を呈する腫瘤性病変を多血性腫瘍と呼ぶ．また，膵実質自体が血流豊富であることから，膵実質相（動脈相）で周囲膵実質と等吸収／等信号〜低吸収／低信号ながら，ある程度の濃染を示す病変も多血性腫瘍に含めることがある．

■■■ 多血性膵腫瘍を示す鑑別疾患 ■■■

❶ 神経内分泌腫瘍　neuroendocrine neoplasm；NEN　　図1▶

多血性膵腫瘍の中で，最も高頻度にみられる．**ホルモン過剰産生による症状の有無によって，機能性と非機能性に分類される**が，画像のみでの鑑別は困難である．単純CTでは周囲膵実質と等吸収であるが，豊富な血管性間質を反映して，造影CT・MRIの**膵実質相で著明に濃染され，平衡相まで造影効果が遷延する**．周囲膵実質の造影効果が低下する門脈相にて，腫瘍が相対的に最も良好に描出されることもある．MRIでは，一般的にT1強調像で低信号，T2強調像や拡散強調像で高信号を示す．増殖能が高いNENでは，サイズが大きくなり，内部の造影効果が低下し，不均一に造影されることが多い．また，NENの中には，囊胞変性や石灰化，脂肪含有を認める症例もある．腫瘍が多発する症例では転移性腫瘍との鑑別が問題となるが，多くの場合，多血性悪性腫瘍の有無や病歴の確認により鑑別可能である．

^{111}Inペンテトレオチドを用いたソマトスタチン受容体シンチグラフィ（somatostatin receptor scintigraphy；SRS，オクトレオスキャン®）▶MEMOは，ソマトスタチン受容体が高頻度に発現する増殖能が低い病変において高集積となる確率が高く，転移検索や治療前後の評価

だけでなく，多血性腫瘍間の鑑別にも有用と考えられる．ただし，インスリノーマでは集積が比較的弱い傾向にある他，増殖能が高い病変でも集積が弱くなることに留意すべきである[1]．

❷ 転移性膵腫瘍　pancreatic metastases　▎図2

多血性腫瘍の膵転移は，原発巣同様に多血性腫瘍として描出されることが多い．原発巣としては腎癌が最も頻度が高く，その他，甲状腺癌や悪性黒色腫なども多血性の膵転移を来しうる．単発が最も多いが，多発することもある．単純CTでは周囲膵実質と比較して低～等吸収を示し，造影CTの膵実質相で全体あるいは辺縁優位に濃染され，平衡相で低～等吸収を呈することが多いが，原発巣の性状や変性の有無により異なる．**他の多血性膵腫瘍との鑑別には，多血性悪性腫瘍の既往歴を確認することが最も重要である**．ただし，多血性悪性腫瘍の既往がある場合も，転移以外の病変の可能性を念頭に置き，**膵腫瘍と原発巣の画像的特徴が一致することを確認する**．その他，鑑別に苦慮する場合は，核医学検査や超音波内視鏡下穿刺吸引生検（endoscopic ultrasound-guided fine needle aspiration；EUS-FNA）などの施行を検討するべきである．腎癌は原発巣切除後，10年以上の長い間隔を空けて膵転移が出現することがあり，長期経過症例では注意が必要である．

❸ 膵内副脾　intrapancreatic accessory spleen　▎図3

膵尾部の端に好発する異所性の脾組織であり，造影CT・MRIで**脾臓と同様の吸収値や信号強度，造影効果を示す類円形の腫瘤として認められる**．膵内副脾に類表皮嚢胞などの嚢胞性病変を合併した場合は，嚢胞変性を伴った多血性腫瘍との鑑別が必要である．造影CTやガドリニウム造影剤を用いた造影MRIのみで診断可能であることが多いが，鑑別に苦慮する場合は，超常磁性体酸化鉄（superparamagnetic iron oxide；SPIO）を用いた造影MRIが有用である．**SPIO造影後のT2強調像やT2*強調像で，脾と同様に信号の低下が認められる**ことで，膵内副脾と証明することができる．ただし，病変が小さい場合や病変内の網内系機能が低下している場合など，SPIO取り込みの有無が評価困難なこともある．また，^{99m}Tcスズコロイドシンチグラフィや^{99m}Tc熱障害赤血球シンチグラフィのような核医学検査も，鑑別に有用である．

❹ 漿液性嚢胞腫瘍　serous cystic neoplasm；SCN　▎図4

microcystic typeやsolid typeのSCNは，類円形や分葉状の形態を呈し，病理組織学的に径数mmまでの微小嚢胞が集簇した嚢胞性腫瘍である．隔壁の豊富な血流を反映して，造影CT・MRIの膵実質相で濃染される多血性充実性腫瘍のように描出されることがある．しかし，特にmicrocystic typeのSCNは，あくまでも嚢胞性腫瘍であることから，**単純CTや門脈相で低吸収を示す**．また，MRIのT2強調像やMR胆管膵管撮影（MRCP）にて小嚢胞が集簇した像を認

MEMO　オクトレオスキャン®は腎癌の転移でも集積する

オクトレオスキャン®は，ソマトスタチン受容体（somatostatin receptor；SSTR）の5種類のサブタイプのうち，特にSSTR2と強い親和性をもつが，腎細胞癌とその転移もSSTR2を発現することが知られている[3]．オクトレオスキャン®は，神経内分泌腫瘍以外の腫瘍への集積や，膵臓やその他の臓器への生理的集積を認めることがあり，腫瘍の鑑別診断に用いる際は注意が必要である．

識することができ，診断に有用である．ただし，solid typeのSCNで囊胞がきわめて微細な場合や囊胞成分が乏しい場合は，MRIでも囊胞の認識が困難となる可能性がある．microcystic typeのSCNでは，中心部に線維性瘢痕を有することがあり，この瘢痕ないし隔壁の石灰化も鑑別の一助となる．

❺ その他の鑑別

1) **腺房細胞癌** acinar cell carcinoma；ACC 　参考症例　図5
2) **脾動脈瘤** splenic artery aneurysm 　参考症例　図6，
   膵十二指腸動脈瘤 pancreaticoduodenal artery aneurysm
3) **膵動静脈奇形** pancreatic arteriovenous malformation
4) **後腹膜由来の傍神経節腫** paraganglioma
5) **十二指腸や後腹膜由来の消化管間質腫瘍** gastrointestinal stromal tumor；GIST

症例1 70代，女性　造影CTで偶発的に膵尾部腫瘤を指摘．

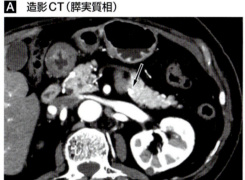
A 造影CT（膵実質相）

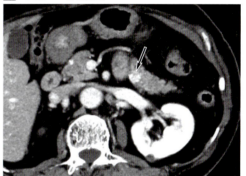
B 造影CT（門脈相）

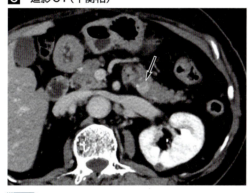
C 造影CT（平衡相）

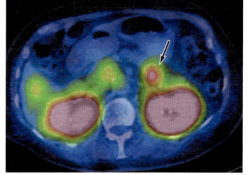
D SRS（オクトレオスキャン®）

図1　神経内分泌腫瘍（NET G1）

A〜C：膵尾部に，いずれの相でも周囲膵実質より濃染される腫瘤を認める（→）．膵実質相（A）よりも，周囲膵実質の造影効果が低下する門脈相（B）にて，腫瘤は明瞭に描出されている．
D：腫瘤に一致した集積を認める（→）．
悪性腫瘍の既往はあったが，腫瘤の造影パターンからは転移性腫瘍よりもNENが疑われた．EUS-FNAでNET G1と診断され，オクトレオスキャン®でも腫瘤のみに集積を認めた．その後，腹腔鏡下膵体尾部切除術が施行された．

3章 膵臓

> **症例2** 60代，男性　17年前に腎癌に対して右腎摘出術後．

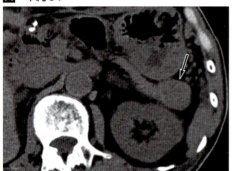

A 単純CT

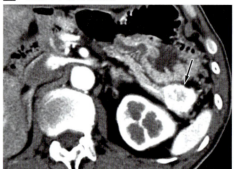

B 造影CT（膵実質相）

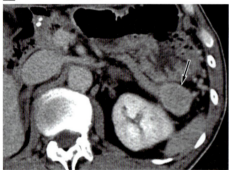

C 造影CT（平衡相）

図2　腎細胞癌の膵転移

A～C：膵尾部に単純CTで周囲膵実質より低吸収を示す腫瘤を認める（A；→）．膵実質相で辺縁優位に濃染され（B；→），平衡相で周囲膵実質より低～等吸収を呈している（C；→）．

多血性悪性腫瘍である腎癌の既往があり，造影パターンからも腎癌の膵転移として矛盾しないと判断された．分子標的薬の投与により，腫瘍の縮小を認めた．

> **症例3** 60代，男性　検診の腹部超音波検査で膵尾部腫瘤を指摘．

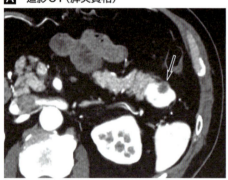

A 造影CT（膵実質相）

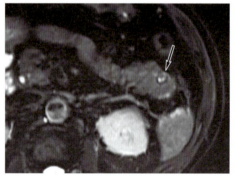

B MRI 脂肪抑制T2強調像

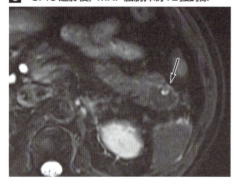

C SPIO造影後，MRI 脂肪抑制T2強調像

図3　膵内副脾

A：膵尾部の端に濃染される腫瘤を認める（→）．内部は嚢胞を疑う結節状の造影不良域を除き，均一に造影されている．

B, C：脂肪抑制T2強調像で腫瘤は周囲膵実質と等信号を呈しているが（B；→），SPIO造影後には，腫瘤の信号強度は脾臓と同様に，造影前と比べて低下している（C；→）．嚢胞成分はいずれも高信号を呈している．

膵尾部の端に存在し，造影CTの各相（非提示）での造影の程度が脾臓と同等であることから，膵内副脾が疑われたが，嚢胞変性を伴ったNENも鑑別に挙げられた．SPIO造影MRIにて，いずれのシーケンス（非提示）でも脾臓と同等の信号強度を示したことから，膵内副脾と診断され，経過観察中である．

> **症例 4**　60代，女性　胃潰瘍の経過観察中に腹部超音波検査で膵頭部腫瘤を指摘．

A　単純CT 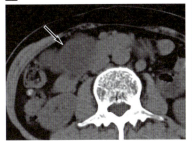　　B　造影CT（膵実質相） 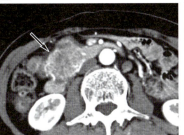　　C　MRI 脂肪抑制T2強調像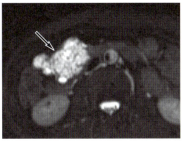

図4　漿液性嚢胞腫瘍（SCN）

A，B：膵頭部に分葉状の腫瘤を認める．単純CTで低吸収を示し（A；→），膵実質相（B）で周囲膵実質よりは全体的に低吸収を示すものの，辺縁や内部に強く造影される部分を認める．
C：腫瘤全体が著明な高信号を示し，多数の小嚢胞の集簇を認める（→）．

膵実質相では多血性充実性腫瘤様にみえるが，単純CTで低吸収を示し，T2強調像やMRCP（非提示）で小嚢胞の集簇した像を認識できたことから，microcystic typeのSCNとして矛盾しないと判断された．患者の希望により膵頭十二指腸切除術が施行され，漿液性嚢胞腺腫と診断された．

> **参考症例**　70代，男性　既往・主訴なし，CTで偶発的に膵腫瘤を指摘．　●やや稀な疾患例●

造影CT（膵実質相）

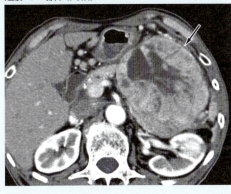

図5　腺房細胞癌（ACC）

膵尾部に周囲膵実質と等～低吸収を示す粗大な腫瘤が認められ（→），内部に壊死を疑う造影不良域を伴っている．

> **参考症例**　70代，女性　主訴なし，乳癌の全身精査目的の造影CTで偶発的に膵尾部腫瘤を指摘．

A　造影CT（動脈相） 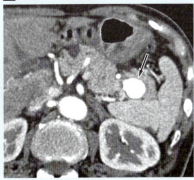　　B　造影CT，VR像（動脈相）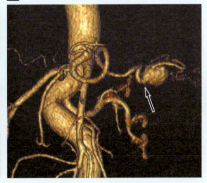

図6　脾動脈瘤

A，B：膵尾部に濃染される腫瘤を認め（A；→），脾動脈との連続性がみられる（B；→）．

第3章 膵臓

表 多血性膵腫瘤を示す鑑別診断まとめ

	神経内分泌腫瘍	転移性膵腫瘍	膵内副脾	漿液性嚢胞腫瘍
臨床的な特徴	●ホルモン過剰症状（機能性腫瘍）	●多血性悪性腫瘍の既往	—	●中年女性にやや多い
CT	●単純CTで等吸収 ●膵実質相での濃染と遷延性の造影効果	●原発巣の性状に類似	●脾と同様の吸収値、造影効果	●単純CTで低吸収 ●膵実質相での濃染と門脈相以降で低吸収
MRI	●T1強調像で低信号 ●T2強調像や拡散強調像で高信号	●原発巣の性状に類似	●脾と同様の信号強度 ●SPIO造影後に信号低下	●T2強調像やMRCPで小嚢胞の集簇
核医学検査	●SRS（オクトレオスキャン®）	—	●99mTcスズコロイドシンチグラフィなど	—
病変の局在	—	—	●膵尾部の端	—
多発	●あり	●あり	—	●稀
石灰化	●10〜20%（中心部に多い）	●稀	●稀	●30%（中心瘢痕部に多い）
嚢胞成分	●嚢胞変性あり	●嚢胞変性あり	●嚢胞発生あり	●あり（真のsolid typeを除く）

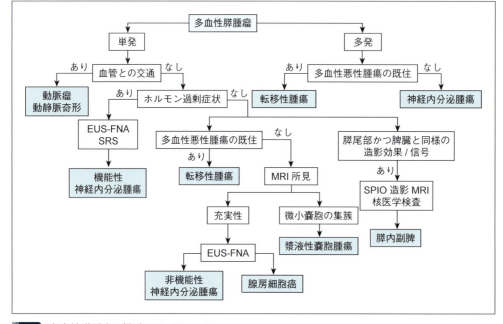

図7 多血性膵腫瘤の鑑別フローチャート
（文献2）を元に作成）

●●● 参考文献

1) 窪田和雄：ソマトスタチン受容体シンチグラフィーの基礎と考え方：FDG-PETとの比較. 肝と膵 44: 25-30, 2023.
2) Shankar PR, et al: Hypervascular pancreatic "lesions": a pattern-based approach to differentiation. Abdom Radiol (NY) 43: 1013-1028, 2018.
3) Edgren M, et al: [111In-DPTA-D-Phe1]-octreotide scintigraphy in the management of patients with advanced renal cell carcinoma. Cancer Biother Radiopharm 14: 59-64, 1999.

3) 限局性膵病変

⑧ MRIで非典型信号（T1強調像で高信号やT2強調像で低信号）を呈する膵腫瘍

福倉良彦，神吉昭彦，竹内省吾

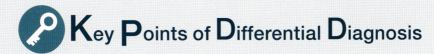

MRIで非典型信号を呈する膵腫瘍をみたらどう考えるか？
- T1強調像での高信号は，出血，高濃度蛋白もしくは脂肪を含有する疾患を考慮する．
- T2強調像での低信号は，出血（ヘモジデリン），高濃度蛋白，石灰化，豊富な線維性結合織の存在を考慮する．

■ MRIで非典型信号を呈する膵腫瘍の解説 ■

　正常膵実質は腺房内に高蛋白含有水を有し，T1強調像では肝臓と比較して等〜高信号に描出される．一方，多くの膵腫瘍は低信号に描出され，膵実質との良好なコントラストが得られる．**T1強調像で高信号を呈する腫瘤は，囊胞性腫瘍であれば出血および粘液やケラチンなどの高濃度蛋白，充実性腫瘍であれば出血や脂肪を含有している疾患が鑑別に挙がる．**

　一方，T2強調像で，膵実質は肝臓と比較して等〜軽度高信号に描出され，多くの膵腫瘍は等〜淡い高信号を呈する．**T2強調像で低信号を呈する原因として，囊胞性腫瘍であれば出血や高濃度蛋白，充実性腫瘍であれば石灰化および豊富なヘモジデリンや線維性結合織を有する疾患が鑑別に挙がる．**しかしながら，膵腫瘍内の豊富な線維性結合織を視覚的にT2強調像の低信号として認識することは困難なことが多く，**著明な低信号を呈する充実性腫瘍として，石灰化とヘモジデリンの沈着を考慮することとなる．**

■ T1強調像で高信号やT2強調像で低信号を呈する囊胞性腫瘍の鑑別疾患 ■

❶ 仮性囊胞　pseudocyst　図1

　膵炎発症の約4〜6週後に，膵内や膵周囲に膵液や漏出液が貯留し発生する．病理組織学的に上皮を有さず，様々な厚みの炎症性線維性組織で被包化され，多くは単房性である．内容液は漿液性，出血性もしくは泥状となり，画像的には，**T1強調像で高信号もしくはT2強調像で低信号を呈する内部の出血や壊死組織の存在が，診断の手がかりとなる**[1]．

❷ 漿液性腫瘍　serous neoplasm ; SN　図2

　薄い壁を有する表面凸凹した類球形で，微小囊胞の集簇からなる多房性囊胞性腫瘍であるが，時として大きな囊胞が主体の病変も存在する．内容は透明な液体で，割面で星芒状の線維化や石

3章 膵臓

灰化がみられることがある．時として内部に出血を伴い，T1強調像で高信号もしくはT2強調像で低信号の嚢胞腔を伴うことがある．

❸ 粘液性囊胞腫瘍　mucinous cystic neoplasm ; MCN　図3

　肉眼所見を反映し，画像的には辺縁平滑で厚い被膜を有する多房性囊胞性病変である．囊胞内に突出する乳頭状構造や壁の石灰化が，時としてみられる．画像的には，**囊胞内の高濃度蛋白の粘液や出血の存在が診断の手がかりとなる**が，本腫瘍の1番の特徴は，閉経前後女性の膵体尾部に発生することである．

❹ その他の鑑別（やや稀な疾患）

1）リンパ上皮囊胞　lymphoepithelial cyst ; LEC　参考症例　図4

　病理組織学的に，重層扁平上皮とそれを取り囲む発達したリンパ組織の二重構造からなり，内腔にはケラチン様物質を伴う単房性もしくは多房性の囊胞性病変である．内腔の**ケラチン様物質は，超音波検査にて高エコー，CTにて高吸収，MRIのT1強調像にて高信号，T2強調像にて軽度低信号，拡散強調像で高信号**に描出される傾向にあり，診断に有用である．

2）副脾の類表皮囊胞　epidermoid cyst within accessory spleen　参考症例　図5

　比較的若年の膵尾部に好発する，単房性もしくは多房性の囊胞性病変である．病理組織学的に囊胞壁は重層扁平上皮に覆われ，囊胞周囲には脾組織が存在する．画像所見は，前述のリンパ上皮囊胞とほぼ同様と考えられ，内腔のケラチン様物質は，超音波検査にて高エコー，CTにて高吸収，MRIのT1強調像にて高信号，T2強調像にて軽度低信号，拡散強調像で高信号に描出される傾向にある．

症例1　40代，男性　1か月前に急性膵炎にて加療．

A　MRI T1強調像　　　　　　　　　B　MRI 脂肪抑制T2強調像

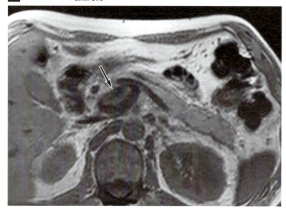 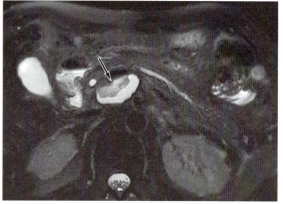

図1 ▶ 仮性囊胞

A，B：膵頭部に長径35mmの単房性囊胞性病変を認める．囊胞内腔の腹側（→）には，背側の液体よりT1強調像（A）で高信号，T2強調像（B）で低信号の血腫と考えられる不整形の構造物を認める．

MRIで非典型信号（T1強調像で高信号やT2強調像で低信号）を呈する膵腫瘍

症例2 40代，女性　検診の腹部超音波検査にて膵腫瘍を指摘．

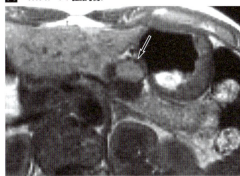
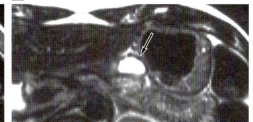

A　MRI T1強調像　　B　MRI T2強調像

図2 漿液性腫瘍（SN）

A，B：膵尾部に長径26mmの多房性嚢胞性病変を認める．嚢胞腹側の嚢胞腔（→）は，嚢胞内出血を反映して，いずれも高信号を呈している．

症例3 50代，女性　心窩部痛を主訴に来院．

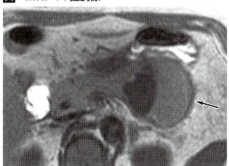
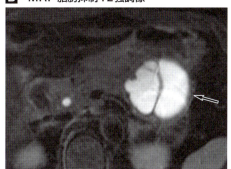

A　MRI T1強調像　　B　MRI 脂肪抑制T2強調像

図3 粘液性嚢胞腫瘍（MCN）

A，B：膵尾部に長径45mmの多房性嚢胞性病変を認める．尾側の嚢胞腔（→）は，いずれも高信号を呈している．

参考症例 60代，男性　検診の上部消化管内視鏡検査にて胃粘膜下腫瘍を指摘．
● やや稀な疾患例 ●

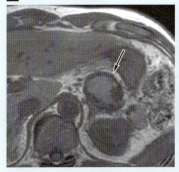
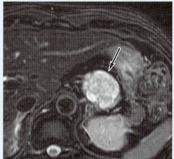
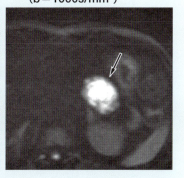

A　MRI T1強調像　　B　MRI 脂肪抑制T2強調像　　C　MRI 拡散強調像（b=1000s/mm^2）

図4 リンパ上皮嚢胞（LEC）

A〜C：膵尾部に径35mmの腫瘍（→）を認める．腫瘍内部はT1強調像（A）と脂肪抑制T2強調像（B）で不均一な高信号を呈し，拡散強調像（C）で拡散制限を認める．

3章 膵臓

参考症例 60代，女性　健康診断の腹部超音波検査にて膵腫瘤を指摘．
● やや稀な疾患例 ●

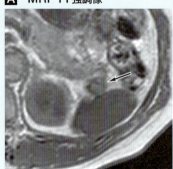
A　MRI T1強調像

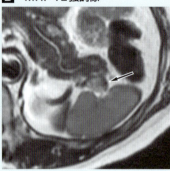
B　MRI T2強調像

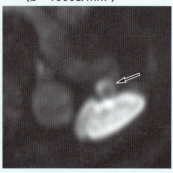
C　MRI 拡散強調像（b＝1000s/mm^2）

図5　副脾の類表皮嚢胞
A〜C：脾門部に径16mmの腫瘤（→）を認める．腫瘤内部はT1強調像（A）とT2強調像（B）で不均一な高信号を呈し，拡散強調像（C）で拡散制限を認める．

■ T1強調像で高信号を呈する充実性腫瘤の鑑別疾患 ■

❶ 充実性偽乳頭状腫瘍　solid pseudopapillary neoplasm；SPN　図6

全膵腫瘍の1〜3％を占め，大部分が若年女性に発生する稀な腫瘍である．境界明瞭で厚い被膜（70〜80％）を有する球形腫瘍で，内部に出血・嚢胞変性，辺縁には石灰化（30％）を伴いやすく，腫瘍内の出血を反映してT1強調像で高信号を認めれば，診断は容易である．

❷ 退形成癌　anaplastic carcinoma　図7

浸潤性膵管癌の1型と考えられており，細胞形態により，①多形細胞型，②紡錘細胞型，③破骨型多核巨細胞を伴う退形成癌に分類される[2]．画像の特徴としては，膨張性発育で平滑な辺縁を有し，内部に出血・壊死を伴うことがある[3]．

❸ 腺房細胞癌　acinar cell carcinoma；ACC

膨張性に発育する傾向にあり，辺縁整かつ境界明瞭で，内部は高頻度に出血・嚢胞変性（約50％）を伴い，約15％の頻度で石灰化を有する[4]．

❹ その他の鑑別（やや稀な疾患）

1）過誤腫　hamartoma　参考症例　図8

正常な構成組織が，発生過程で量的あるいは構造の異常を伴って増殖する組織学的奇形とされており，膵臓での発生は稀である．画像的に，①充実性腫瘤であるsolid type，②拡張した膵管を伴う嚢胞性病変であるsolid and cystic typeが存在する[5]．他の臓器の過誤腫同様，**脂肪の存在を認めれば本疾患が疑われる．**

2）奇形腫　teratoma　参考症例　図9

膵臓発生は，前述のリンパ上皮嚢胞の壁に皮脂腺を有する場合が多い．したがって，リンパ上皮嚢胞の画像的特徴に加え，**脂肪が描出されれば診断可能である**[6]．

MRIで非典型信号（T1強調像で高信号やT2強調像で低信号）を呈する膵腫瘍

症例4 30代，女性　腹部膨満感を主訴に来院．

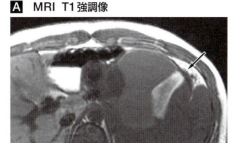
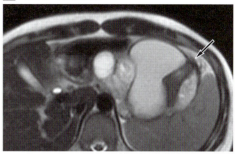

A　MRI T1強調像　　B　MRI T2強調像

図6 充実性偽乳頭状腫瘍（SPN）

A，B：T1強調像（A）で高信号，T2強調像（B）で低信号の出血を反映する嚢胞成分（→）を伴う巨大な膵尾部腫瘍を認める．

症例5 70代，女性　腹痛を主訴に来院．

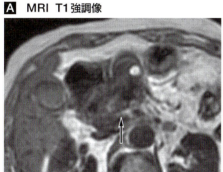
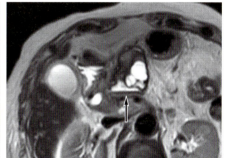

A　MRI T1強調像　　B　MRI T2強調像

図7 退形成癌

A，B：膵頭部に径45mmの充実成分と嚢胞成分からなる腫瘍を認める．腫瘍背側の嚢胞（→）はT1強調像（A）で高信号を呈し，T2強調像（B）では液面形成を認める．

参考症例 60代，女性　健康診断の腹部超音波検査にて膵腫瘤を指摘．
● やや稀な疾患例 ●

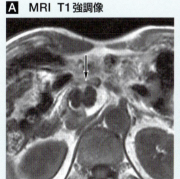
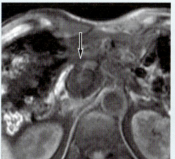
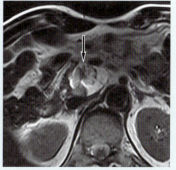

A　MRI T1強調像　　B　MRI 脂肪抑制T1強調像　　C　MRI T2強調像

図8 過誤腫

A，B：膵頭部に径32mmの腫瘤（→）を認める．腫瘤辺縁部には，T1強調像（A）で高信号，脂肪抑制T1強調像（B）で信号低下する脂肪の存在を認める．T2強調像（C）では，脂肪に囲まれた高信号の多房性の嚢胞構造を認める．

3章 膵臓

参考症例 70代，男性　腹部不快感を主訴に来院．　●やや稀な疾患例●

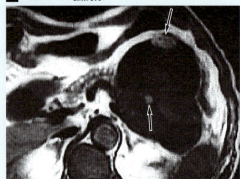
A　MRI T1強調像

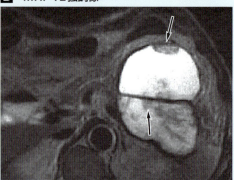
B　MRI T2強調像

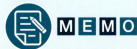
図9 奇形腫

A, B：膵尾部に，囊胞と充実成分からなる巨大な腫瘤を認める．腫瘤内部には，T1強調像（A）で高信号，T2強調像（B）で脂肪組織と同等の信号を有し脂肪成分と考えられる部位（→）を2か所認める．

MEMO　T1強調像で低信号，chemical shift MRIで信号低下する膵腫瘍

T1強調像で低信号を呈するが，内部に脂質を含有し，chemical shift MRIのopposed phaseで信号低下する膵腫瘍が存在する．

- 神経内分泌腫瘍（neuroendocrine neoplasm；NEN）（図10）：神経内分泌腫瘍の約15％では，細胞質内に脂肪滴を有することが知られており，淡明型神経内分泌腫瘍と呼称される．本腫瘍の約半数例にて，chemical shift MRIで脂質の存在が指摘できると報告されている[7]．
- 転移性肝腫瘍（liver metastases）：細胞質内に脂肪滴を有する他臓器の悪性腫瘍として，腎細胞癌や肝細胞癌が知られている．これらの腫瘍が膵臓に転移した場合，chemical shift MRIで脂質の存在が疑われる多血性腫瘍として描出され，神経内分泌腫瘍との鑑別を要する[8)9)]．

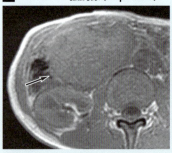
A　MRI T1強調像（in phase）

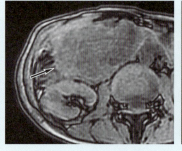
B　MRI T1強調像（opposed phase）

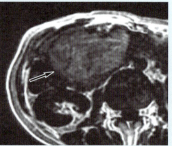
C　サブトラクション像

図10 神経内分泌腫瘍（NEN）
40代，女性　腹部膨満感を主訴に来院．
A～C：膵頭部に巨大な充実性腫瘤（→）を認める．腫瘤は，T1強調像in phase（A）と比較して，opposed phase（B）で信号低下を認め，サブトラクション像（C）にて高信号を呈している．

■■■ T2強調像で低信号を呈する充実性腫瘍の鑑別疾患 ■■■

❶ 破骨型多核巨細胞を伴う退形成癌
anaplastic carcinoma with osteoclast-like giant cells　図11

退形成癌の一亜型である破骨型多核巨細胞を伴う退形成癌は，病理組織学的に腫瘍内のヘモジデリンを貪食した組織球の存在が特徴である[2]．したがって，**T2強調像や拡散強調像では，豊富なヘモジデリンを反映して等～低信号を呈する**．特に，T2*強調像では，ヘモジデリンを貪食した組織球が著明な低信号を呈し，診断に有用である[10]．

症例6 70代，男性　健康診断の腹部超音波検査にて膵腫瘍を指摘．

A　MRI　脂肪抑制T2強調像
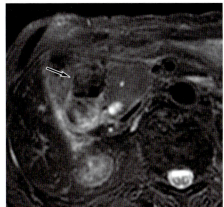

B　MRI　T2*強調像
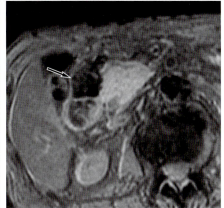

C　MRI　拡散強調像（b＝1000s/mm²）
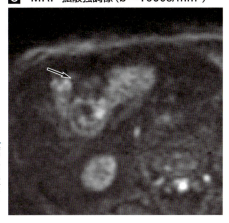

図11　破骨型多核巨細胞を伴う退形成癌
A～C：膵頭部groove領域に25mmの腫瘍（→）を認める．腫瘍内の豊富なヘモジデリンを反映し，脂肪抑制T2強調像（A），T2*強調像（B）および拡散強調像（C）のいずれにおいても，膵実質より低信号を呈している．

表　非典型信号（T1強調像で高信号，T2強調像で低信号）を呈する膵腫瘍の鑑別診断まとめ

①T1強調像で高信号を呈する腫瘍	●囊胞内に出血を来す囊胞性（仮性囊胞，漿液性腫瘍，粘液性囊胞腫瘍など），もしくは充実性病変（充実性偽乳頭状腫瘍，退形成癌，腺房細胞癌など） ●粘液やケラチンなどの高濃度蛋白を有する囊胞性病変（粘液性囊胞腫瘍，リンパ上皮囊胞，副脾の類表皮囊胞） ●脂肪を有する充実性病変（過誤腫，奇形腫）
②T2強調像で著明な低信号を呈する腫瘍	●ヘモジデリン沈着の著明な充実性腫瘍（破骨型多核巨細胞を伴う退形成癌） ●石灰化を伴う囊胞性もしくは充実性病変

●●● 参考文献

1) Macari M, et al: Differentiating pancreatic cystic neoplasms from pancreatic pseudocysts at MR imaging: value of perceived internal debris. Radiology 251: 77-84, 2009.
2) 日本膵臓学会（編）；膵癌取扱い規約, 第8版. 金原出版, 2023.
3) Ichikawa T, et al: Atypical exocrine and endocrine pancreatic tumors（anaplastic, small cell, and giant cell types）: CT and pathologic features in 14 patients. Abdom Imaging 25: 409-419, 2000.
4) Tatli S, et al: CT and MRI features of pure acinar cell carcinoma of the pancreas in adults. AJR 184: 511-519, 2005.
5) Nagano H, et al: A small pancreatic hamartoma with an obstruction of the main pancreatic duct and avid FDG uptake mimicking a malignant pancreatic tumor: a systematic case review. BMC Gastroenterol 17: 146, 2017.
6) Fukukura Y, et al: Lymphoepithelial cysts of the pancreas: demonstration of lipid component using CT and MRI. J Comput Assist Tomogr 22: 311-313, 1998.
7) Fukukura Y, et al: Computed tomography and magnetic resonance imaging features of lipid-rich neuroendocrine tumors of the pancreas. World J Gastroenterol 21: 10008-10017, 2015.
8) Carucci LR, et al: Pancreatic metastasis from clear cell renal carcinoma: diagnosis with chemical shift MRI. J Comput Assist Tomogr 23: 934-936, 1999.
9) Nishiofuku H, et al: Isolated fat-containing pancreatic metastasis from hepatocellular carcinoma. Jpn J Radiol 31: 408-411, 2013.
10) Fukukura Y, et al: CT and MRI features of undifferentiated carcinomas with osteoclast-like giant cells of the pancreas: a case series. Abdom Radiol（NY）44: 1246-1255, 2019.

3) 限局性膵病変

3章
膵臓

❾ 石灰化を伴う膵腫瘍

尾崎公美

🔑 Key Points of Differential Diagnosis

石灰化を伴う膵腫瘍をみたらどう考えるか？

- 石灰化を伴う頻度が高い膵腫瘍には，充実性偽乳頭状腫瘍（SPN），漿液性嚢胞腺腫（SCA），粘液性嚢胞腫瘍（MCN），リンパ上皮嚢胞（LEC），神経内分泌腫瘍（NEN）などがある．
- 石灰化の存在のみならず，その局在や形状にも傾向があり，SPN，MCN，LECなどでは辺縁部石灰化が，SCAでは中心部石灰化がみられる傾向がある．
- 形状は，SPNでは卵殻状石灰化，SCAでは腫瘍中心部のsunburstもしくはcentral stellate scar石灰化が特徴的である．

■ ■ ■ 石灰化を伴う膵腫瘍の解説 ■ ■ ■

　腫瘍内石灰化は通常，骨形成性の腫瘍を除き，壊死や出血などの組織変性によって生じる異栄養性石灰化である．また，粘液産生性腫瘍は，粘液中の糖蛋白質がもつ架橋作用によって，カルシウム塩が集積しやすくなり，石灰化を生じることがある．よって，変性壊死を来しやすい腫瘍と，粘液産生性腫瘍の一部に石灰化が認められやすい．非特異的な石灰化像を伴う腫瘍も多いが，SPNでの卵殻状石灰化，SCAでの腫瘍中心部のsunburstもしくは星芒状の瘢痕（central stellate scar）石灰化は特異性が高く，石灰化の性状や頻度の把握は病変の鑑別の一助になりうる．一方，膵実質に腫瘍に伴わない石灰化を認める場合には，腫瘍由来と鑑別する必要がある．

■ ■ ■ 石灰化を伴う膵腫瘍の鑑別疾患 ■ ■ ■

　本項の膵腫瘍の臨床的および画像的特徴の大部分は他項（p.203-211「3章-❹ 膵管系と交通のない膵嚢胞」）と重複するため，主に石灰化に関して記載する．

❶ 充実性偽乳頭状腫瘍　solid pseudopapillary neoplasm ; SPN ‖図1▶

　石灰化はSPNでは30％と比較的高頻度に認められ，**腫瘍辺縁部に生じる卵殻状石灰化**が特徴的とされるが，結節状や散布性のこともある[1]．良性および悪性のSPN間で，石灰化パターンに実質的な差はない．

❷ 漿液性嚢胞腺腫　serous cystadenoma ; SCA ‖図2▶

　石灰化は約30％にみられ，一般的には**腫瘍中心部**に認められる．microcytic typeの中心部の線維性の瘢痕を伴う石灰化であり，点状であることも多いが，**sunburst**もしくは**central stellate scar**と称される形態の石灰化は特異度が高い[2]．

膵臓

❸ 神経内分泌腫瘍　neuroendocrine neoplasm；NEN　▶図3

石灰化は，機能性腫瘍の約20％で認められると報告されている[2]．一方，非機能性腫瘍は，腫瘍径が大きくなってから発見されることが多いため，より変性を伴いやすく，機能性腫瘍よりも高頻度に石灰化を来す．典型例では，腫瘍中心部に粗大で，限局的かつ不整な石灰化を認める[2][3]．

❹ 粘液性嚢胞腫瘍　mucinous cystic neoplasm；MCN　▶図3

石灰化を伴う頻度は約15％で，**点状あるいは卵殻状の石灰化**が嚢胞壁や隔壁にみられる．厚い隔壁や石灰化を伴う病変は，石灰化を伴わない薄い隔壁の単房性病変に比べて，悪性の頻度が高い[3]．

❺ 膵管内乳頭粘液性腫瘍　intraductal papillary mucinous neoplasm；IPMN　▶図4

石灰化はIPMNの20％で報告されている．そのうち点状石灰化が最も多いパターン（87％）であり，次いで，粗い石灰化（33％）である．IPMNにおける石灰化の存在，パターン，部位は，悪性度とは相関しない[3][4]．粗い石灰化は80％を超える症例で悪性腫瘍と関連していたという報告もあるが，これらの病変には，主膵管拡張，充実性結節，または3cmを超える大きさなどのhigh-risk stigmataが併存していたとも報告されている[5]．

❻ その他の鑑別

通常型膵癌では石灰化を伴うことは稀であり，膵管癌の石灰化は，膵癌の発生母地となった慢性膵炎による石灰化巣がほとんどである[5]．その他，腺房細胞癌[6]，転移性膵腫瘍[7][8]，膵芽腫[9]，膵神経原性腫瘍[10]などでも腫瘍内石灰化を伴った例が報告されているが，頻度は低く，パターンも特異的とはいえない．膵実質の点状もしくは微小石灰化は加齢や体質により認められることもある．膵管拡張や実質萎縮を伴わない点状もしくは微小石灰化のみの所見は，必ずしも慢性膵炎を示唆しない．

症例1　30代，女性　検診で偶発的に膵尾部腫瘤を指摘．

A 単純CT

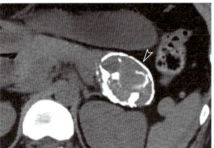

B 造影CT（門脈相）

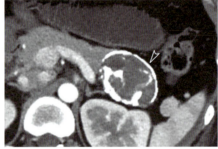

▶図1　充実性偽乳頭状腫瘍（SPN）

A，B：膵尾部に約5cmの腫瘤を認める（▶）．卵殻状石灰化を認め，内部の大部分は低吸収で造影効果ははっきりしない．

C，D：脂肪抑制T2強調像（C）では全体が不均一な低信号，脂肪抑制T1強調像（D）で不均一な高信号を呈し（▶），石灰化，出血，変性壊死した内容物を反映していると考える．

特徴的な画像所見からSPNを疑う．

C MRI 脂肪抑制T2強調像

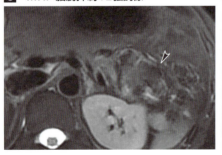

D MRI 脂肪抑制T1強調像

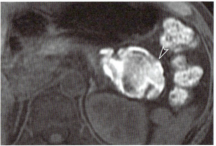

石灰化を伴う膵腫瘍

症例2 70代，女性　無症状で偶発的に膵尾部腫瘤を指摘．

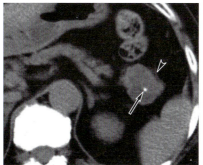
A 単純CT

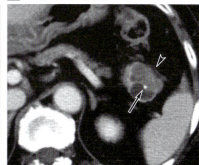
B 造影CT（門脈相）

図2 漿液性嚢胞腺腫（SCA）（microcystic type）

A，B：膵尾部に約4cmの腫瘤を認める（▶）．単純CTで中心部に石灰化を認め（→），全体は嚢胞成分と造影効果を有する領域で構成されている．

C：腫瘤全体が大小様々なサイズの嚢胞成分の集簇であることがわかる（▶）．CTでの石灰化に相当する領域は，中心部の星芒状線維化の一部である（→）．

D：全体が高信号に描出されており，腫瘤全体が嚢胞成分で構成されていることが確認できる（▶）．

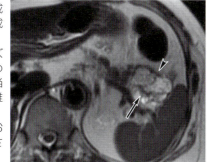
C MRI T2強調像

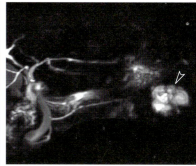
D MRCP

症例3 60代，男性　検診で膵尾部腫瘤を指摘．

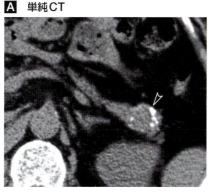
A 単純CT

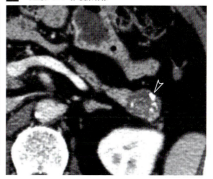
B 造影CT（門脈相）

図3 神経内分泌腫瘍（非機能性，NET G1）

A，B：膵尾部に約3cmの腫瘤を認める（▶）．非特異的な粗大石灰化を複数認める．造影効果はごく軽微な乏血性腫瘤である．

C，D：T2強調像（C）で腫瘤は不均一な低信号を呈し，T1強調像（D）でも不均一な低信号を呈する（▶）．
年齢や性別も考慮して，SPNよりもNENを疑う．

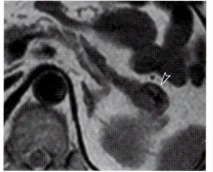
C MRI T2強調像

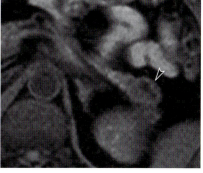
D MRI 脂肪抑制T1強調像

3章 膵臓

症例4 70代，男性．慢性膵炎と膵嚢胞性病変で経過観察中．

A 造影CT（門脈相）　　**B** 造影CT冠状断像（動脈相）　　**C** MRCP

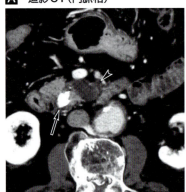 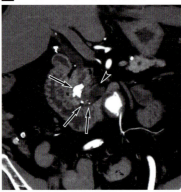 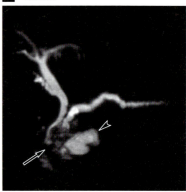

図4 慢性膵炎による膵石，実質の小石灰化と膵鉤部膵管内乳頭粘液性腫瘍

A，B：膵頭部に粗大膵石と1mm前後の微小石灰化を認める（→）．膵鉤部に約3cmの嚢胞性病変を認める（▶）．
C：膵頭部の膵石（→）により，末梢の主膵管は拡張している．膵鉤部に約3cmの嚢胞性病変を認める（▶）．
背景に慢性膵炎が存在し，膵鉤部の嚢胞性病変は分枝型IPMNと手術で確定された．

表 石灰化を伴う膵腫瘍の鑑別診断まとめ

	SPN	SCA	NEN	MCN
臨床像	女性に多く，若年〜中年	女性にやや多く，中高年	性差なし，中高年	ほぼ全例女性，中年
好発部位	尾部	頭部	部位による差なし	体尾部
石灰化の形態	卵殻状	中心部（星芒状）	不規則	点状や卵殻状，辺縁や隔壁
頻度	30%	30%	20%	15%
画像的特徴	充実部と嚢胞変性が混在	小嚢胞の集簇	多血性充実性腫瘍で，変性を伴う頻度が高い	cyst in cystの形態の嚢胞性病変

SPN：充実性偽乳頭状腫瘍，SCA：漿液性嚢胞腺腫，NEN：神経内分泌腫瘍，MCN：粘液性嚢胞腫瘍

●●● 参考文献

1) Javadi S, et al: Pancreatic calcifications and calcified pancreatic masses: pattern recognition approach on CT. AJR 209: 77-87, 2017.
2) Lesniak RJ, et al: Spectrum of causes of pancreatic calcifications. AJR 178: 79-86, 2002.
3) Ozaki K, et al: Pearls and pitfalls of imaging features of pancreatic cystic lesions: a case-based approach with imaging-pathologic correlation. Jpn J Radiol 39: 118-142, 2021.
4) Perez-Johnston R, et al: Frequency and significance of calcification in IPMN. Pancreatology 13: 43-47, 2013.
5) Campisi A, et al: Are pancreatic calcifications specific for the diagnosis of chronic pancreatitis? a multidetector-row CT analysis. Clin Radiol 64: 903-911, 2009.
6) Tatli S, et al: CT and MRI features of pure acinar cell carcinoma of the pancreas in adults. AJR 184: 511-519, 2005.
7) Klein KA, et al: CT characteristics of metastatic disease of the pancreas. RadioGraphics 18: 369-378, 1998.
8) Robbins EG 2nd, et al: Solitary metastatic tumors to the pancreas: a case report and review of the literature. Am J Gastroenterol 91: 2414-2417, 1996.
9) Montemarano H, et al: Pancreatoblastoma: imaging findings in 10 patients and review of the literature. Radiology 214: 476-482, 2000.
10) Ercan M, et al: Pancreatic schwannoma: A rare case and a brief literature review. Int J Surg Case Rep 22: 101-104, 2016.

3章 膵臓

3）限局性膵病変

⑩ 脾静脈や門脈内あるいは膵管内に進展する膵腫瘍

佐野勝廣

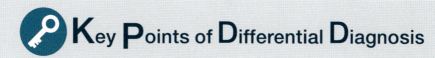

脾静脈や門脈内あるいは膵管内に進展する膵腫瘍をみたらどう考えるか？
- 膨張性発育を示すものが多い．
- 多血性腫瘍は，比較的脈管内に進展することが多い．
- 腫瘍の造影パターンや内部性状などで鑑別していく．

■■■ 脾静脈や門脈内あるいは膵管内に進展する膵腫瘍の解説 ■■■

　浸潤性膵管癌を代表とする浸潤性発育を特徴とする腫瘍とは対照的に，膵神経内分泌腫瘍（pancreatic neuroendocrine neoplasm；pNEN）や腺房細胞癌，膵退形成癌，腺扁平上皮癌などの非定型膵癌は膨張性発育を特徴として，稀に脾静脈や門脈あるいは膵管内に進展して，腫瘍栓を形成することがある[1]．これらの脈管内に進展して腫瘍栓を形成する所見は，膵腫瘍の鑑別の際に有用である．

■■■ 脾静脈や門脈内あるいは膵管内に進展する膵腫瘍の鑑別疾患 ■■■

❶ 膵神経内分泌腫瘍　pancreatic neuroendocrine neoplasm；pNEN　図1▶

　一般的に，多血性腫瘍であるため早期動脈相〜後期動脈相（膵実質相）より濃染するが，NET（neuroendocrine tumor）G2やG3，NEC（neuroendocrine carcinoma）へと悪性度が高くなるにつれて動脈血流は低下し，浸潤傾向が認められ，浸潤性膵管癌の画像所見に近くなる．非症候性のNENでは，造影CTにおいて門脈や脾静脈内の腫瘍栓は33％，膵管内腫瘍栓は6％にみられ，切除例では約半数の症例で脈管内腫瘍栓が認められたとの報告がある[2]．実臨床では，脈管内腫瘍栓の頻度はもう少し低いと考えられるが，NENは脈管内腫瘍栓を来す代表的な疾患である．

❷ 腺房細胞癌　acinar cell carcinoma；ACC　図2▶

　膵実質の辺縁に発生することが多く，膨張性に膵外へ発育する腫瘍であり，比較的境界明瞭にみえる．浸潤性膵管癌と比較すると浸潤傾向に乏しい．多血性のため後期動脈相で，ある程度の造影効果を認めるものの，NENほど造影効果は強くない．壊死を伴うことが多い．過去の文献によると，膵管内腫瘍栓は約半数，門脈や脾静脈内の腫瘍栓は40％弱に認められたと報告されており，これらの脈管内腫瘍栓がある症例は，腫瘍栓がない症例よりも予後は良好である[3]．

3章 膵臓

❸ 膵退形成癌　anaplastic carcinoma/ undifferentiated carcinoma　▐図3▶

多形細胞型，紡錘細胞型および破骨型多核巨細胞を伴う退形成癌の3亜型に分類される．膵退形成癌は予後不良であるが，破骨型多核巨細胞を伴う退形成癌は，他の亜型に比べて予後が比較的よい傾向にあるため，WHO分類ではundifferentiated carcinoma osteoclast-like giant cellsとして，膵退形成癌に相当するundifferentiated carcinomaとは独立した疾患になっている．造影効果は様々であるが，通常の膵癌と同様に乏血性であることが多い．膨張性発育で比較的境界明瞭にみえることが多い．内部に出血や壊死を伴いやすく，石灰化を伴うこともある[4]．T2強調像やT2*強調像ではヘモジデリン沈着によって低信号を示すことが多い[5] [p.321-238「3章-❽MRIで非典型信号（T1強調像で高信号やT2強調像で低信号）を呈する膵腫瘤」参照]．脈管内腫瘍栓に関するまとまった報告がないため頻度は不明であるが，いずれの亜型にも脈管内腫瘍栓は生じうる[6]．

❹ 膵管内管状乳頭状腫瘍　intraductal tubulopapillary neoplasm ; ITPN　▐図4▶

膵管内に発育する充実性腫瘍であり，膵管内乳頭粘液性腫瘍（intraductal papillary mucinous neoplasm；IPMN）と比較して粘液産生が乏しい．腫瘍内に壊死巣が散見されることが多い．主膵管の急峻な閉塞や，ワインボトルのコルク栓にみえるtwo-tone duct signが特徴である[7]．

❺ その他の鑑別

1）膵扁平上皮癌　adenosquamous carcinoma of pancreas　参考症例 ▐図5▶ ▐図6▶

稀な腫瘍であるが，**40%弱に脈管内腫瘍栓を認めたとの報告がある**（▐図5▶）[1) 8)]．腎癌の膵転移も，稀に主膵管内に腫瘍栓を形成することがある（▐図6▶）[9]．

2）充実性偽乳頭状腫瘍　solid pseudopapillary neoplasm ; SPN　参考症例 ▐図7▶

特に悪性例では，稀に脈管内に進展して腫瘍栓を形成することがある[10]．

3）浸潤性膵管癌　invasive ductal adenocarcinoma of pancreas

通常は門脈や脾静脈に浸潤するが，ごく稀に門脈・静脈内に進展することがある[11]．また，浸潤性膵管癌が腫瘍の範囲を越えて主膵管内の上皮内進展をすることはしばしばあるが，ごく稀に腫瘍栓の形態をとるものも存在する．このように主膵管内に進展するものは，高分化型に多いと報告されている[12]．

表　脾静脈や門脈内あるいは膵管内に進展する膵腫瘍の鑑別診断まとめ

	膵神経内分泌腫瘍	腺房細胞癌	膵退形成癌	膵管内管状乳頭状腫瘍
CT	●多血性	●動脈相である程度の造影効果（膵癌以上，膵実質以下） ●内部に壊死 ●内部不均一	●**乏血性** ●内部に出血，壊死 ●内部不均一	●乏血性 ●**主膵管内が主座** ●内部に壊死
MRI	●**T2強調像で高信号** ●拡散強調像で高信号	●T2強調像で高信号 ●拡散強調像で高信号	●T2強調像で高信号 ●拡散強調像で高信号	●T2強調像で高信号 ●拡散強調像で高信号 ●**two-tone duct sign**

太字は特に重要な所見.

244

症例1　50代，女性　膵腫瘍精査．

A 造影CT（後期動脈相）　　**B** 造影CT（後期動脈相）

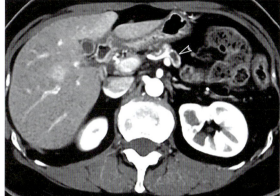 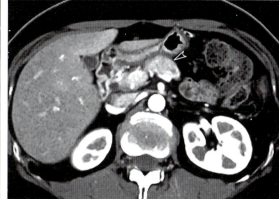

C 造影CT（後期動脈相）　　**D** MRI 脂肪抑制T2強調像

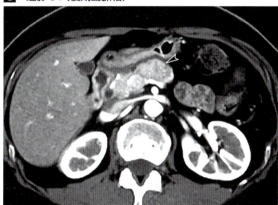 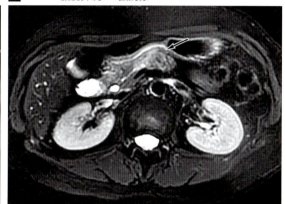

E MRI T1強調像　　**F** MRI 拡散強調像（b＝1000s/mm^2）

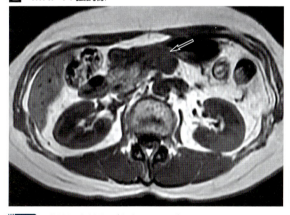 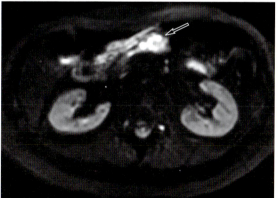

図1　膵神経内分泌腫瘍（NET G2）

A〜C：膵体部の主膵管内に充満するように充実性腫瘍がある．正常膵実質と同等に濃染する多血性腫瘍である．上流側の主膵管は拡張しており，膵尾部の実質は萎縮している（▶）．

D〜F：腫瘍は脂肪抑制T2強調像（D）では軽度高信号，T1強調像（E）では低信号であり，拡散強調像（F）では高信号を示す．後期動脈相での早期濃染像が強く，NENを疑う所見である．膵体尾部切除術が施行され，NET G2と診断された．病理では，膵管内に腫瘍がポリープ状に進展していた．

3章 膵臓

症例2　70代，男性　膵腫瘍精査．

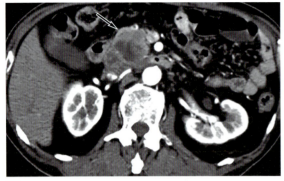

A　造影CT（後期動脈相）

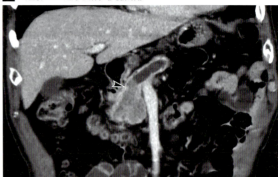

B　造影CT冠状断像（門脈相）

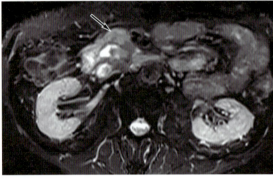

C　MRI 脂肪抑制T2強調像

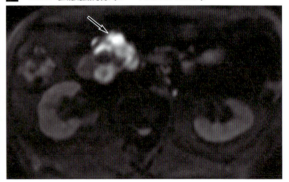

D　MRI 拡散強調像（b＝1000s/mm²）

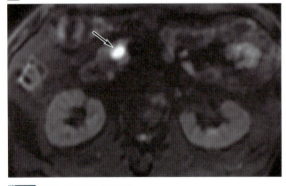

E　MRI 拡散強調像（b＝1000s/mm²）

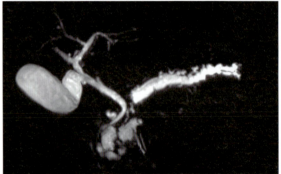

F　MRCP，MIP像

図2　腺房細胞癌（ACC）

A：膵頭部には，正常膵実質よりも造影効果が弱い充実性腫瘤が認められる（→）．通常の膵癌（浸潤性膵管癌）よりも造影効果が高い．腫瘤内部には壊死様の造影不良域がある．
B：腫瘤が主膵管内に進展して，腫瘍栓を形成している所見がある（▶）．
C：腫瘤は不均一な軽度高信号であり，壊死に相当する高信号域も認められる（→）．
D，E：腫瘤は高信号を示し，主膵管内の病変（→）も同様に高信号を呈している．
F：主膵管は腫瘤で閉塞しており，膵体尾部では主膵管拡張が目立つ．

正常膵実質より造影効果が弱いものの，通常の膵癌よりも造影される病変であり，内部に壊死様の変性もみられる．腺房細胞癌を示唆する所見である．病理では，主膵管，分枝膵管のいずれにも腫瘍が進展していた．

症例3 40代，男性　膵頭部腫瘍精査．

A 造影CT（後期動脈相）
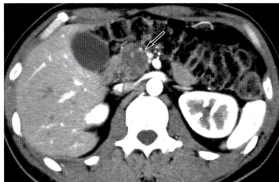

B 造影CT（門脈相）
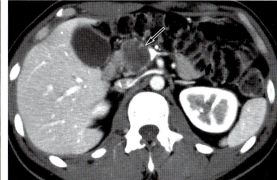

C 造影CT冠状断像（門脈相）
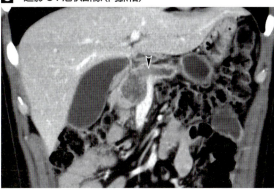

D MRI T2強調像
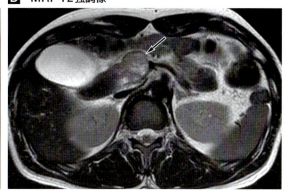

E MRI 拡散強調像（b＝1000s/mm²）
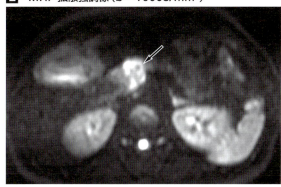

F MRCP，MIP像
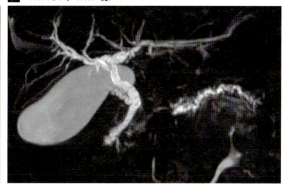

図3 ▶ 膵退形成癌（紡錘細胞型）

A～C：膵頭部には充実性腫瘍があり，内部は不均一である（A，B；→）．造影CTの後期動脈相（A）で乏血性であり，門脈相（B）でも造影効果は弱い．冠状断像では主膵管内に進展して腫瘍栓を形成している（C；▶）．
D，E：腫瘍はT2強調像では不均一な軽度高信号（D；→），拡散強調像では高信号が目立つ（E；→）．
F：主膵管が閉塞しており，膵体尾部の主膵管が拡張している．
主膵管内に進展する腫瘍の中では比較的乏血性であり，膵退形成癌の可能性が高い所見である．膵頭十二指腸切除術が施行され，膵退形成癌（紡錘細胞型）の診断となった．

3章 膵臓

症例4　60代，女性

A 造影CT冠状断像（門脈相）

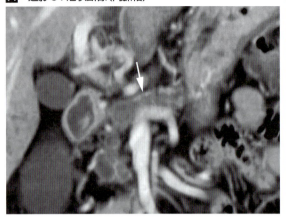

B MRI 脂肪抑制T2強調像

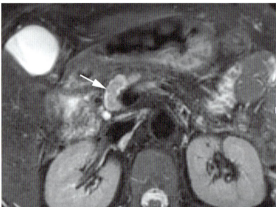

C 2D-MRCP

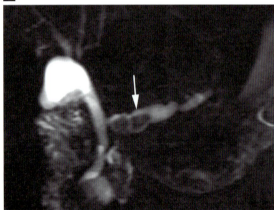

図4▶ 膵管内管状乳頭状腫瘍（ITPN）

A〜C：主膵管内に造影効果の弱い充実性腫瘤が広がっており，two-tone duct signの所見を呈している（⇨）．造影CTの門脈相（A）では造影効果が弱い．T2強調像（B）では高信号の主膵管内に相対的に低信号を呈する充実性腫瘤が認められ，MRCP（C）では主膵管の高信号内にワインボトルのコルク栓様の低信号域が描出されている．
主膵管内を主座とする腫瘤で，IPMNと異なり粘液産生がない充実性腫瘤の場合は，ITPNを疑う．
（文献7）より転載）

参考症例　50代，女性　膵腫瘍精査．　●やや稀な疾患例●

造影CT（門脈相）

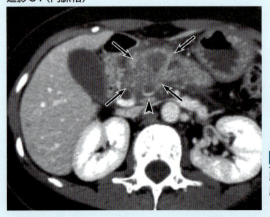

図5▶ 膵扁平上皮癌

膵頭体部に径45mmの腫瘤を認める（→）．上腸間膜静脈内には腫瘤と連続する腫瘍栓を認める（▶）．
（文献1）より転載）

参考症例 70代，男性

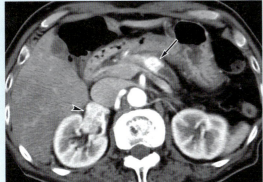
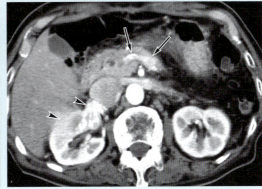

A 造影CT（後期動脈相）　**B** 造影CT（後期動脈相）

図6　腎癌の膵転移

A，B：膵体部の主膵管内に多血性腫瘍を認め，主膵管内に進展して腫瘍栓を形成している（→）．NETが鑑別になるが，右腎静脈内へ進展する腎癌がある（►）ことから腎癌の膵転移を疑う．

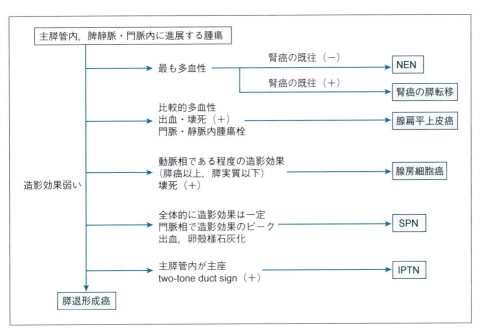

図7　膵脾静脈や門脈内あるいは膵管内に進展する膵腫瘍の鑑別フローチャート

- 膵実質と同等かそれ以上の早期濃染があれば，NENか腎癌の膵転移である．腎癌の既往の有無で鑑別可能である．
- 比較的多血性で内部に出血壊死が目立つもの，また門脈・脾静脈内への腫瘍栓があれば，腺扁平上皮癌を疑う．
- 動脈相で，ある程度の造影効果があるが，正常膵実質よりも造影効果が弱いもの，内部に壊死が目立つものは，腺房細胞癌を疑う．
- 造影効果は全体に弱く，造影の各時相の増減が少ないもの，内部に出血が目立ち腫瘤の辺縁に石灰化があれば，SPNを疑う．
- 主膵管内が病変の主座となる乏血性充実性腫瘍なら，ITPNを疑う．ただし，膵管内発育型の腺房細胞癌は画像所見，病理所見ともにITPNとの鑑別が困難な場合があること，粘液分泌の顕著でない主膵管型IPMNも鑑別になることには注意が必要である．
- 比較的乏血性で内部の出血・壊死が目立つものは，退形成癌を疑う．

3章 膵臓

●●● 参考文献

1) 福倉良彦・他：膵管内あるいは静脈内腫瘍塞栓を伴う病変．臨床画像 34: 722-730, 2018.

2) Balachandran A, et al: Venous tumor thrombus in nonfunctional pancreatic neuroendocrine tumors. AJR 199: 602-608, 2012.

3) Ban D, et al: Pancreatic ducts as an important route of tumor extension for acinar cell carcinoma of the pancreas. Am J Surg Pathol 34: 1025-1036, 2010.

4) Ishigami K, et al: Imaging features of undifferentiated carcinoma of the pancreas. J Med Imaging Radiat Oncol 63: 580-588, 2019.

5) Fukukura Y, et al: CT and MRI features of undifferentiated carcinomas with osteoclast-like giant cells of the pancreas: a case series. Abdom Radiol (NY) 44: 1246-1255, 2019.

6) Okazaki M, et al: A case report of anaplastic carcinoma of the pancreas with remarkable intraductal tumor growth into the main pancreatic duct. World J Gastroenterol 20: 852-856, 2014.

7) Motosugi U, et al: Imaging studies of intraductal tubulopapillary neoplasms of the pancreas: 2-tone duct sign and cork-of-wine-bottle sign as indicators of intraductal tumor growth. J Comput Assist Tomogr 36: 710-717, 2012.

8) Toshima F, et al: Adenosquamous carcinoma of pancreas: CT and MR imaging features in eight patients, with pathologic correlations and comparison with adenocarcinoma of pancreas. Abdom Radiol (NY) 41: 508-520, 2016.

9) Momose H, et al: Metastatic renal cell carcinoma to the pancreas with tumor thrombus in the main pancreatic duct. Jpn J Clin Oncol 51: 662-663, 2021.

10) Liu QY, et al: Computed tomography and magnetic resonance imaging findings of malignant solid pseudopapillary tumors of the pancreas with macroscopic venous tumor thrombosis: a report of 4 cases. J Comput Assist Tomogr 38: 383-390, 2014.

11) Yamato H, et al: Pancreatic carcinoma associated with portal vein tumor thrombus: three case reports. Intern Med 48: 143-150, 2009.

12) Yamasaki S, et al: Intraductal spread of pancreatic cancer. Clinicopathologic study of 54 pancreatectomized patients. Pancreatology 2: 407-412, 2002.

3章 膵臓

3）限局性膵病変

⑪ 膵由来かどうかが問題となる腫瘍性病変

佐野勝廣

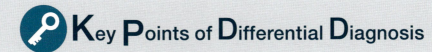

膵由来かどうかが問題となる腫瘍性病変をみたらどう考えるか？
- 腫瘤に対して膵がbeak sign陽性であれば，膵由来の腫瘍と考える．
- 腫瘤が十二指腸を引き込んでいれば，十二指腸由来の腫瘍と考える．
- 腫瘤によって，由来臓器が不明瞭になる場合がある．
- 腫瘤の栄養動脈を確認する．
- 腫瘤の画像所見から，由来臓器を診断する．

■■■ 膵由来かどうかが問題となる腫瘍性病変の解説 ■■■

　膵もしくは膵周囲に腫瘤がある場合，病変の鑑別には由来臓器をまずは診断する必要がある．一般的に，由来臓器を診断する際には，判断材料となるいくつかの徴候がある．まず，beak sign▶MEMO の有無である．腫瘤に対して膵がbeak sign陽性あれば，膵由来の病変である可能性が高い[1]〜[3]．他にも，膵や周囲の隣接臓器の圧排や偏位の程度などを評価することにより，由来臓器の診断の参考になる．十二指腸などの管腔臓器や後腹膜臓器由来の腫瘤の場合，腫瘍が由来臓器を引き込むembedded organ sign，腫瘤によって由来臓器が不明瞭になるphantom organ sign，腫瘍の栄養動脈が，参考になる場合もある[1][3][4]．逆に，由来臓器ではない後腹膜臓器が圧排されている場合は，三日月状の形態になる場合が多い[4]．さらに，腫瘤そのものの画像所見による正確な質的診断も由来臓器の参考に重要である．

■■■ 膵由来の腫瘍性病変（膵外に膨隆する腫瘍性病変）の鑑別疾患 ■■■

❶ 浸潤性膵管癌 invasive ductal adenocarcinoma of the pancreas 　図1

　浸潤性膵管癌は，稀にgroove領域に生じる場合があり，groove膵炎の他に，十二指腸癌や胆管癌との鑑別が必要になる場合がある．十二指腸に全層浸潤していなければ，十二指腸の粘膜上皮は保たれていることや，groove領域であることを把握していれば，診断は可能である．腫瘍マーカーであるCA19-9が上昇することが多い．病変は，通常の浸潤性膵管癌と同様に，境界不明瞭な乏血性腫瘤として描出される．また，浸潤性膵管癌は，上腸間膜動脈や肝十二指腸間膜に沿って外向性に進展することがある．上腸間膜動脈や肝十二指腸間膜沿いに軟部組織が広がっている場合，その軟部組織が膵と連続していれば，浸潤性膵管癌を疑う所見である．

❷ リンパ上皮嚢胞　lymphoepithelial cyst；LEC　▌図2▐

膵のいずれの部位からも生じうる病変であり，男性に多く，50～60代に多い．約半数の症例でCA19-9が上昇する[5]．画像所見としては，単房性が40%，多房性が60%である[6]．CTでは，ケラチンによってやや高吸収を呈し，石灰化を伴うこともある．T1強調像では高信号のことが多く，脂肪成分はopposed phaseで信号が低下する．T2強調像では高～低信号まで様々であるが，低信号を呈することが多い[7]．

❸ 類表皮嚢胞　epidermoid cyst　▌図3▐

膵内副脾より生じる嚢胞性病変であり，膵では膵尾部の尾側端部に生じる[8]．約半数の症例において，CA19-9上昇が生じるとの報告もある[9]．嚢胞部は約60%が単房性，40%が多房性である[10]．T2強調像で高信号，T1強調像で低信号のことが多いが，嚢胞内容によっては信号が逆になることもある[10]．嚢胞部の辺縁部に膵内副脾の所見があれば診断できる．膵内副脾は拡散強調像で脾臓と同等の著明な高信号，見かけの拡散係数（apparent diffusion coefficient；ADC）低下を呈し，ADCは膵神経内分泌腫瘍（neuroendocrine neoplasm；NEN）よりも低い値を示す[11]．動脈相で濃染する[8]．超常磁性酸化鉄造影剤（superparamagnetic iron oxide；SPIO）を投与後のT2強調像やT2*強調像，拡散強調像で信号が低下する[12][13]．

❹ その他の鑑別　参考症例　▌図4▐

膵退形成癌（▌図4▐）や膵腺房細胞癌，NENなどは，稀に外方性に発育して膵外に腫瘤を形成することがある．他にも，粘液性嚢胞腫瘍（mucinous cystic neoplasm；MCN）などの嚢胞性腫瘍も，稀に膵外に突出するように腫瘤を形成することがある．他に，膵由来かどうか問題となる稀な腫瘍性病変として膵過誤腫がある．膵の正常変異・奇形である膵頭部や膵尾部の外側縁突出の際は，正常膵実質が突出して腫瘤状にみえる場合がある．さらに，輪状膵も腫瘤状にみえることがある．

症例1　70代，男性　食思不振，下腹部の張り．

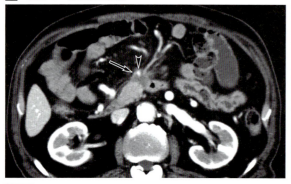
A 造影CT（後期動脈相）

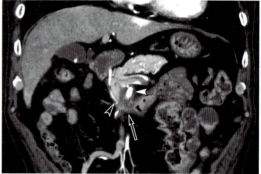
B 造影CT冠状断像（後期動脈相）

▌図1▐ 浸潤性膵管癌

A，B：膵鉤部から左前方へ突出するように境界不明瞭な乏血性腫瘤を認め（→），上腸間膜動脈（▶）は巻き込まれている．冠状断像で腫瘤は膵鉤部と広範に接しているようにみえ，わずかに膵実質にbeak signがあるようにみえる（B；▷）．切除不能膵癌（UR-LA）の診断後に，化学放射線療法を施行し，膵頭十二指腸切除術が行われた．浸潤性膵管癌はしばしば外向性発育の形態を示し，上腸間膜動脈や肝十二指腸間膜などに沿って進展することがある．

症例 2　50代，女性　腹部腫瘤精査．

A 造影CT冠状断像（後期動脈相）

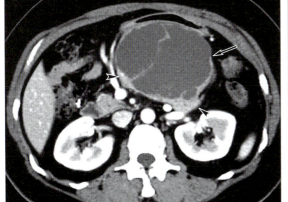

B 造影CT（門脈相）

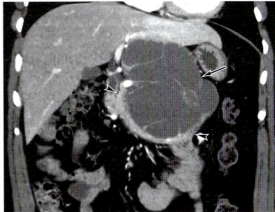

C MRI T2強調像

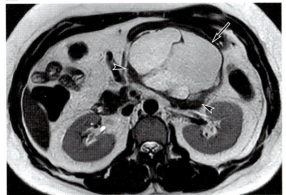

D MRI T1強調像

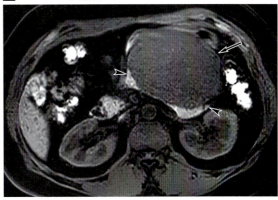

図2 ▶ リンパ上皮嚢胞（LEC）

A, B：膵体部から頭側前方へ突出するように，大きな多房性嚢胞性腫瘤がある（→）．造影CT後期動脈相（A）で膵実質は背側へ圧排されており，beak sign（▻）が認められる．腫瘤は胃前庭部～十二指腸球部を圧排しており（A），冠状断像で評価すると，肝左葉も軽度圧排している（B）．これら胃～十二指腸，肝左葉には，明らかなbeak signはない．

C, D：腫瘤はT2強調像で高信号（C），T1強調像で低信号（D）を呈し，内部に明らかな充実部はない（→）．▻：beak sign

膵由来の嚢胞性腫瘤と考えられ，多房性であることから，リンパ上皮嚢胞と粘液性嚢胞腫瘍が鑑別の上位となる．類表皮嚢胞は部位が異なるため除外できる．膵体尾部切除術が施行され，リンパ上皮嚢胞と診断された．

MEMO　beak sign

腫瘤の由来臓器を判断する際，臓器が腫瘤にくちばし状に接していれば（→），その臓器から発生した腫瘤であると判断できる[2)3)]．腫瘍（T）は臓器Bではなく，beak signのある臓器A由来の腫瘍であることがわかる[3)]．

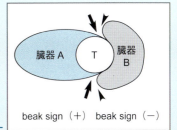

参考図　beak signのシェーマ[3)]

3章 膵臓

症例3 80代，女性　膵腫瘤疑い精査．

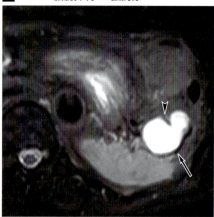

A　MRI　脂肪抑制T2強調像

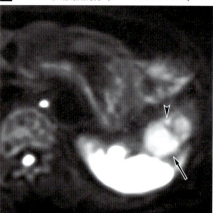

B　MRI　拡散強調像（b＝800s/mm²）

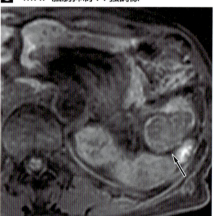

C　MRI　脂肪抑制T1強調像

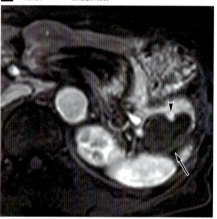

D　造影MRI（動脈相）

図3　類表皮嚢胞

A〜D：膵の尾側端に不整形の嚢胞性腫瘤がある（→）．嚢胞性腫瘤は脂肪抑制T2強調像では高信号を呈しており（A），拡散強調像でも高信号であるが（B），T2 shine throughの影響と考えられる．脂肪抑制T1強調像では低信号を呈している（C）．拡散強調像では嚢胞に接するように点状高信号域があり（B；▶），造影MRI動脈相では早期濃染が認められる（D；▶）ことから，膵内副脾と考えられる．

膵体尾部切除術が施行され，膵内副脾由来の類表皮嚢胞と診断された．膵の尾側端であることと膵内副脾を同定できれば診断可能である．

参考症例　40代，男性　左上腹部腫瘤の精査．
● やや稀な疾患例 ●

造影CT（門脈相）

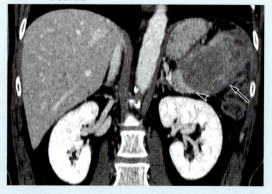

図4　膵退形成癌

膵尾部，胃，下行結腸に接するように，大きな腫瘤がある（→）．横隔膜にも接している．これらのうち，膵尾部との境界部では膵実質にbeak signがみられ（▶），膵由来の病変であると考えられる．内部は乏血性であり，辺縁の一部に壊死様の造影不良域がある．

膵外の腫瘍性病変の鑑別疾患

❶ 神経鞘腫　schwannoma　▍図5▶

　　後腹膜の神経原性腫瘍の中で最も頻度が高い．病理組織学的に，紡錘形の腫瘍細胞が密に配列するAntoni A型と，細胞密度が粗で浮腫状や粘液腫状の増殖を示すAntoni B型に分けられる．膵原発の神経鞘腫もあり，時に由来臓器の判断が困難な場合もある．CTでは，境界明瞭で低吸収であり，時に石灰化を伴う．造影効果は，内部の性状により様々である．MRIでは出血や嚢胞変性によって不均一になるが，T1強調像では筋肉と等信号，T2強調像では高信号である[14]．

❷ 傍神経節腫　paraganglioma　▍図6▶

　　副腎の褐色細胞腫と同じ組織であり，後腹膜では下大静脈周囲や大動脈周囲，大動脈分岐部に生じることが多い[15) 16)]．von Hippel-Lindau病，multiple endocrine neoplasia type 2（MEN2型），1型神経線維腫症に合併することがある．家族性のものは多発傾向があり，再発や悪性化の頻度も高い[16)]．画像では多血性であることが特徴であり，石灰化は10％ほどである．T2強調像では高信号，T1強調像では低信号である．サイズが大きくなると，出血や壊死を伴う頻度が高くなる[15) 16)]．[123/131]I-metaiodobenzylguanidine（MIBG）シンチグラフィやソマトスタチン受容体シンチグラフィでは集積亢進を示す[15)]．

❸ 消化管間質腫瘍　gastrointestinal stromal tumor ; GIST　▍図7▶

　　胃に最も多く生じるが（70％），十二指腸に生じる場合は，膵腫瘍との鑑別が必要になることがある．画像では境界明瞭な充実性腫瘍であり，出血，壊死，嚢胞変性を伴うことが多い．2cmを超えてくると，粘膜圧排による潰瘍形成を伴うことがある（50％）[17)]．造影検査では不均一な造影効果があり，多血性であることが多い[18)]．

❹ その他の鑑別　参考症例　▍図8▶

　　胆道の病変としては，遠位胆管癌がしばしば膵癌との鑑別において問題となる．その他にも，先天性胆道拡張症による拡張した胆管が膵嚢胞性病変と鑑別を要することがある．消化管由来の病変としては，十二指腸癌も膵癌との鑑別が必要になる場合がある．他に，十二指腸NENも膵由来の腫瘍との鑑別が必要となる場合がある．十二指腸や胃，結腸など消化管の重複嚢胞も膵と接する場合には，膵由来の嚢胞性病変と鑑別が必要となる．後腹膜由来の病変としては，平滑筋肉腫（▍図8▶），脂肪肉腫，悪性リンパ腫，Castleman病，リンパ管腫，リンパ節転移，結核性リンパ節炎などが鑑別に挙げられる．血管性病変としては，動脈瘤（脾動脈瘤など），仮性動脈瘤，静脈瘤や門脈瘤，血管腫，動静脈奇形も，膵由来の腫瘍にみえることがある．

3章 膵臓

> **症例4** 60代，女性　膵腫瘍疑い精査．

A 造影CT（後期動脈相）

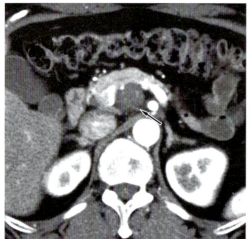

B 造影CT（門脈相）

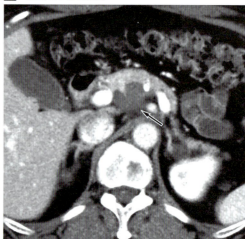

C 造影CT（平衡相）

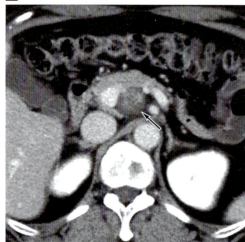

D MRI 脂肪抑制T2強調像

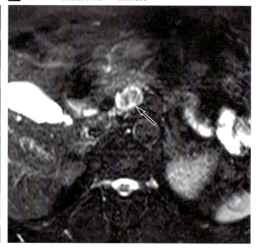

図5　神経鞘腫

A〜D：膵体部の背側に境界明瞭な腫瘤がある（→）．膵実質には明らかなbeak signはない．後期動脈相（A）では濃染はなく乏血性の所見を示し，門脈相（B），平衡相（C）と漸増性に内部が軽度造影される．脂肪抑制T2強調像（D）では辺縁優位に高信号が目立つ．

膵実質にbeak signがなく，後腹膜由来の病変と考えられる．漸増性の軽度造影効果とT2強調像で辺縁優位に高信号が目立つ所見から，神経鞘腫と診断できる．

膵由来かどうかが問題となる腫瘤性病変

症例5　30代，女性　腹部腫瘤精査．

図6▶ 傍神経節腫

A〜D：膵頭部の背側に境界明瞭な腫瘤がある（→）．造影CT後期動脈相（A）では濃染しており，多血性の病変である．内部は不均一であり，造影不良域も認められる．接する膵実質には明らかなbeak signはない．脂肪抑制T1強調像（B）では低信号，single shot T2強調像（C）では不均一な高信号であり，MIBGシンチグラフィ（D）では集積亢進を示す．傍神経節腫の所見である．
後腹膜の傍神経節腫は，下大静脈周囲や大動脈周囲，大動脈分岐部に生じることが多い．通常多血性であり，動脈相での濃染像が目立つ．内部には出血や囊胞変性を伴うことも多い．MIBGシンチグラフィでは集積亢進を示す．

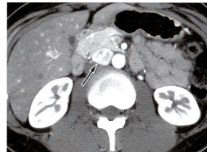

A 造影CT（後期動脈相）

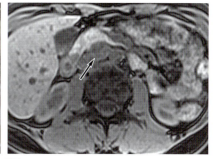

B MRI 脂肪抑制T1強調像

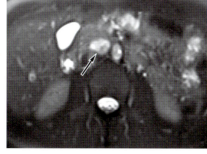

C MRI 脂肪抑制T2強調像

D MIBGシンチグラフィ

症例6　80代，女性　膵腫瘤疑い精査．

図7▶ 十二指腸消化管間質腫瘍（GIST）

A〜C：膵頭部の尾側に境界明瞭な腫瘤がある（→）．後期動脈相の冠状断像（A）では膵と接しているが，明らかなbeak signはない．一方，冠状断像や横断像を併せて評価すると，十二指腸の下行脚〜水平脚にかけて広範に接していることがわかる．後期動脈相（A，B）では不均一に濃染しており，平衡相（C）では造影効果は比較的均一になっている．
膵と接しているのみで，膵にbeak signはない．十二指腸と広範に接する多血性腫瘍であることから，十二指腸由来のGISTであると診断できる．

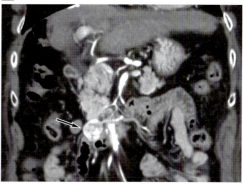

A 造影CT冠状断像（後期動脈相）

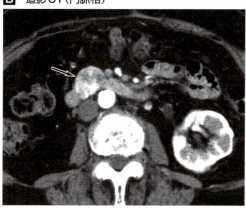

B 造影CT（門脈相）

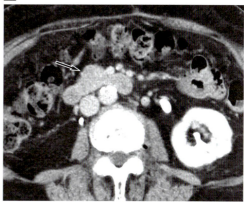

C 造影CT（平衡相）

257

3章 膵臓

参考症例 50代，男性　後腹膜腫瘍疑いの精査．

造影CT（門脈相）

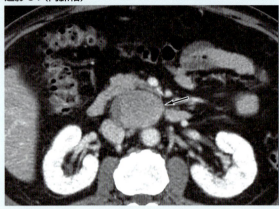

図8 平滑筋肉腫
膵頭部の背側に境界明瞭な充実性腫瘍がある（→）．造影効果は弱く，辺縁部には造影不良域もみられる．膵には明らかなbeak signはなく，膵外の後腹膜腫瘍の所見である．

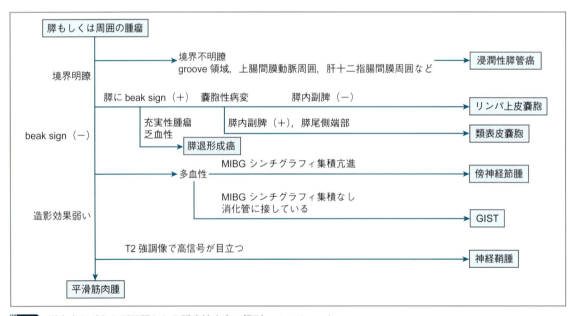

図9 膵由来かどうかが問題となる腫瘤性病変の鑑別フローチャート

- まずは，境界不明瞭な乏血性の充実性腫瘤でgroove領域，上腸間膜動脈周囲，肝十二指腸間膜周囲などに存在していれば，浸潤性膵管癌を疑う．
- 膵実質にbeak signがあれば膵由来の病変であり，囊胞性病変であればリンパ上皮囊胞と類表皮囊胞が鑑別になる．このうち，周囲に膵内副脾があり，膵尾側端部であれば類表皮囊胞，そうでなければリンパ上皮囊胞の疑い．また，膵由来で充実性腫瘤，乏血性であれば膵退形成癌の疑い．
- 一方，膵外を疑う病変で多血性であれば，傍神経節腫とGISTの鑑別になり，MIBGシンチグラフィで集積亢進があれば傍神経節腫，消化管の粘膜下腫瘍を疑う所見があればGISTである．
- 膵外で比較的造影効果弱く，T2強調像の高信号が目立っていれば神経鞘腫の疑い，T2強調像の信号が非特異的な軽度高信号であれば平滑筋肉腫の疑い．

膵由来かどうかが問題となる腫瘍性病変

表　膵由来かどうかが問題となる腫瘍性病変の鑑別診断まとめ

	浸潤性膵管癌	リンパ上皮嚢胞	類表皮嚢胞	神経鞘腫	傍神経節腫	GIST
疫学・臨床所見，他	・CA19-9高値	・CA19-9高値の場合あり	・CA19-9高値の場合あり	―	・von Hippel-Lindau病，MEN2型，1型神経線維腫症に合併することあり ・家族性の場合あり ・再発の頻度高い	・消化管に潰瘍形成を伴うことあり
CT	・乏血性 ・境界不明瞭 ・上腸間膜動脈や肝十二指腸間膜に沿った進展 ・groove領域	・境界明瞭 ・いずれの部位からも生じうる ・単房性40%，多房性60% ・軽度高吸収の場合あり ・時々石灰化	・境界明瞭 ・膵尾部の断端部 ・単房性約60%，多房性約40% ・低吸収	・境界明瞭 ・低吸収 ・時に石灰化 ・弱い造影効果 ・内部不均一（出血，嚢胞変性）	・境界明瞭 ・多血性 ・時に石灰化（10%）	・境界明瞭 ・消化管に接する（粘膜下腫瘍） ・多血性 ・内部不均一（出血，壊死，嚢胞変性）
MRI	・T1強調像で低信号 ・拡散強調像で高信号	・T1強調像で低信号＜高信号 ・T2強調像で低信号＞高信号	・T1強調像で低信号＞高信号 ・T2強調像で低信号＜高信号	・T1強調像で筋肉と等信号 ・T2強調像で高信号主体で不均一	・T1強調像で低信号 ・T2強調像で高信号 ・内部不均一（出血，壊死）	・T1強調像で低信号 ・T2強調像で高信号 ・内部不均一
その他の鑑別所見	―	―	・周囲に膵内副脾の所見あり（多血性，拡散強調像で高信号，SPIOの取り込み）	―	・MIBGシンチグラフィで集積亢進	―

太字は特に重要な所見.
MEN2：multiple endocrine neoplasia type 2，GIST：gastrointestinal stromal tumor，SPIO：superparamagnetic iron oxide，MIBG：[123/131]I-metaiodobenzylguanidine

●●● 参考文献

1）Nishino M, et al: Primary retroperitoneal neoplasms: CT and MR imaging findings with anatomic and pathologic diagnostic clues. RadioGraphics 23: 45-57, 2003.
2）Ho PN, et al: The "beak" sign. Abdom Radiol (NY) 41: 1212-1213, 2016.
3）市場文功：1. 上腹部．画像による病変の由来部位の診断．画像診断増刊号 37: s134-s149, 2017.
4）Subramanian M, et al: The embedded organ sign. Abdom Radiol (NY) 42: 330-331, 2017.
5）Mege D, et al: Lymphoepithelial cyst of the pancreas: an analysis of 117 patients. Pancreas 43: 987-995, 2014.
6）Basturk O, et al: Pancreatic cysts: pathologic classification, differential diagnosis, and clinical implications. Arch Pathol Lab Med 133: 423-438, 2009.
7）Shinmura R, et al: Lymphoepithelial cyst of the pancreas: case report with special reference to imaging--pathologic correlation. Abdom Imaging 31: 106-109, 2006.
8）Coquia SF, et al: Intrapancreatic accessory spleen: possibilities of computed tomography in differentiation from nonfunctioning pancreatic neuroendocrine tumor. J Comput Assist Tomogr 38: 874-878, 2014.
9）Li BQ, et al: Epidermoid cyst in intrapancreatic accessory spleen: a systematic review. Pancreatology 19: 10-16, 2019.
10）Motosugi U, et al: Epidermoid cyst in intrapancreatic accessory spleen: radiological findings including superparamagnetic iron oxide-enhanced magnetic resonance imaging. J Comput Assist Tomogr 34: 217-222, 2010.
11）Pandey A, et al: Accuracy of apparent diffusion coefficient in differentiating pancreatic neuroendocrine tumour from intrapancreatic accessory spleen. Eur Radiol 28: 1560-1567, 2018.
12）Kim SH, et al: MDCT and superparamagnetic iron oxide (SPIO) -enhanced MR findings of intrapancreatic accessory spleen in seven patients. Eur Radiol 16: 1887-1897, 2006.
13）Ishigami K, et al: Superparamagnetic iron-oxide-enhanced diffusion-weighted magnetic resonance imaging for the diagnosis of intrapancreatic accessory spleen. Abdom Radiol (NY) 44: 3325-3335, 2019.
14）Lee NJ, et al: Abdominal schwannomas: review of imaging findings and pathology. Abdom Radiol (NY) 42: 1864-1870, 2017.
15）Sahdev A, et al: CT and MR imaging of unusual locations of extra-adrenal paragangliomas (pheochromocytomas). Eur Radiol 15: 85-92, 2005.
16）Withey SJ, et al.: Imaging features of succinate dehydrogenase-deficient pheochromocytoma-paraganglioma syndromes. RadioGraphics 39: 1393-1410, 2019.
17）Kang HC, et al: Beyond the GIST: mesenchymal tumors of the stomach. RadioGraphics 33: 1673-1690, 2013.
18）Cai PQ, et al: CT characterization of duodenal gastrointestinal stromal tumors. AJR 204: 988-993, 2015.

3章 膵臓

4) 膵周辺病変

⑫ 膵頭十二指腸溝の異常所見

奥村健一朗

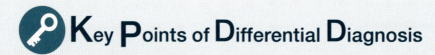

膵頭十二指腸溝の異常所見をみたらどう考えるか？
- 周囲の解剖学的構造との関係を明確にする．
- 境界明瞭・平滑な腫瘤は，被膜に包まれた病変であることを示唆しており，主に消化管間質腫瘍（GIST），神経内分泌腫瘍（NEN），転移リンパ節を考える．稀に，神経鞘腫や過誤腫なども考慮される．
- 境界不明瞭な腫瘤の遅延性濃染は，浸潤性病変や炎症に伴う線維化を反映している．

膵頭十二指腸溝の異常所見の解説

　膵頭十二指腸溝（pancreaticoduodenal groove）周囲の解剖学的構造と，疾患の鑑別の模式図を提示する[1]（図1）．局在として解剖学的構造との分離が可能な場合には，それだけでも鑑別は可能である．また，十二指腸狭窄の発見契機が胆管や膵管の閉塞であった場合には，閉塞点付近を丁寧に読影することで病変の同定が可能である．膵頭十二指腸溝病変の鑑別には，まず解剖学的情報との関係が重要であり，かつ鑑別になる病変は基本的に小さい．したがって，MRIは空間分解能やアーチファクトの問題から逃れられず，多様な信号は決定打に不十分であること

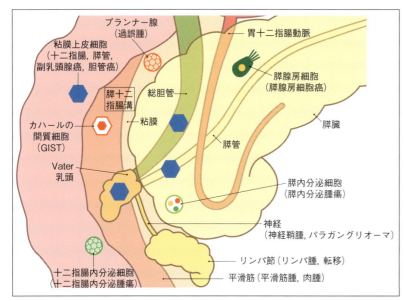

図1　膵十二指腸領域の病理組織学的特徴
Vater乳頭，膵十二指腸溝，胃十二指腸動脈，膵管などを示す．また，疾患と由来部位も記す．

が多く，補完的である．

　そこで，主に解剖学的空間分解能が高い画像である，造影CTでの評価に言及を絞る．造影CT
は，造影剤投与後40秒後である後期動脈相（膵実質相）と180秒後以降の平衡相が重要で，造影
剤投与後25秒後の早期動脈相，70秒後の静脈相，300秒後の遅延相も撮影できれば理想である．
詳細な深達度評価のために，スライス厚は2.5mm以下が望ましい[2]．

　鑑別点について，下記に病変の形態学的特徴として大まかに，「I 境界明瞭・平滑な腫瘤」，
「II 境界不明瞭な腫瘤」の2つに分類して解説する．

■■■■ 膵頭十二指腸溝の異常所見の鑑別疾患 ■■■■

I　境界明瞭・平滑な腫瘤

　膵頭十二指腸溝は，内側を膵頭部，外側を十二指腸のsecond ~ third portionとVater乳頭
および副乳頭で囲まれ，その背側には下大静脈が，その頭側には十二指腸のfirst portionがある
理論的空間である．この空間には，肝外胆管の一部と主膵管（main pancreatic duct；
MPD），リンパ節，胃十二指腸動脈などの血管構造が含まれる．したがって，境界明瞭・平滑な
病変には既存構造の被膜が残存するか否かが重要である．

❶ 消化管間質腫瘍　gastrointestinal stromal tumor ; GIST　▌▌図2▶

　消化管や腸間膜に発生する消化管間質腫瘍で，10万人に1~2人と比較的稀な疾患である．
GISTは間葉系腫瘍の約8割を占め，発生部位は胃が60~70%，小腸25~30%と多く，十二指
腸に発生するものはGIST全体の4~5%である[3]．偽被膜を有しており，偽被膜損傷をしないこ
とが，治療の際には重要となる．

❷ 膵神経内分泌腫瘍　pancreatic neuroendocrine neoplasm ; pNEN

　膵腫瘍全体の1~2%程度の稀な腫瘍である．被膜形成や膨張性発育を特徴とする腫瘍である
ため，主膵管への影響はないか，あっても圧排所見が主である[4]．時に，十二指腸神経内分泌腫瘍
も鑑別に挙がる．

❸ 転移リンパ節　metastatic lymph node /胆管癌　cholangiocarcinoma　▌▌図3▶

　胆管やリンパ節は被膜を有する構造のため，被膜外浸潤を来さず腫大すれば境界明瞭となる．
辺縁不整があれば被膜外浸潤となるが，全体が類円形を呈していれば胆管内やリンパ節と推察で
きる．

❹ その他の鑑別

1）十二指腸乳頭部腺腫　ampullary adenoma
2）傍神経節腫　paraganglioma
3）神経鞘腫　schwannoma
4）平滑筋腫　leiomyoma
5）過誤腫　hamartoma　など

3章 膵臓

症例1 20代，男性　慢性重度貧血の精査（Hb 5g/dL台）．

A 造影CT（膵実質相）　　B 造影CT冠状断像（膵実質相）

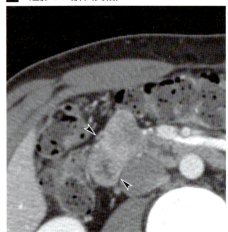
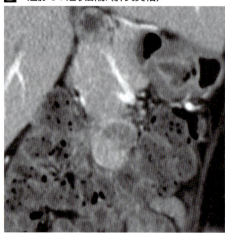

図2　消化管間質腫瘍（GIST）
A，B：横断像では十二指腸と連続性が疑われるが（A：▶），横断像や冠状断像（B）のいずれでも境界明瞭で，膵頭十二指腸溝の類円形腫瘤として同定可能である．

症例2 70代，男性　腹痛の精査．

造影CT（膵実質相）

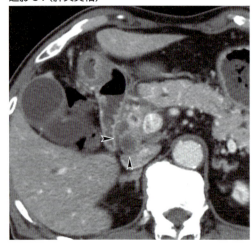

図3　胆管癌リンパ節転移
本来のリンパ節に存在する被膜を反映した，境界明瞭な辺縁がみられる（▶）．

II　境界不明瞭な腫瘤

前述のように，既存構造の被膜が残存する場合には明瞭・平滑だが，浸潤域が出現したり，元々被膜がない病変であれば境界不明瞭となる可能性が高く，炎症に伴う線維化との鑑別が問題になる．

1 groove膵癌　groove pancreatic carcinoma　図4　図5　図6

造影検査による時相では，特に膵実質相と平衡相が重要である．通常は膵実質相で低吸収域として同定でき，平衡相以降で遅延性濃染を呈する病変である（図4）．時に膵実質相でははっきりと同定できないが，平衡相以降の遅延性濃染でようやく腫瘍の範囲が同定できる症例もあるため，多相で評価することが重要である（図5）．また，膵実質相の低吸収域や遅延性濃染で病変がはっきりしないが，十二指腸への浸潤を頼りに癌の存在診断ができることもあり，十二指腸浸潤が主体の病変もある[5)6)]（図6）．

262

❷ 胃癌 gastric cancer / 十二指腸癌 duodenal cancer / 乳頭部癌 duodenal papillary cancer 　　図7

　　胃癌が印環細胞癌などの悪性度の高い組織であった場合に，粘膜下層から壁外に浸潤し，十二指腸方向へと進展することがある[7]．その場合には，粘膜下層は肥厚し，動脈相で粘膜層よりも低吸収を呈すため，急性胃粘膜病変のようにみえる．しかし，胃粘膜下層の肥厚が不均一であり，かつ浸潤した病変を反映した不均一な造影効果がみられるため，鑑別は可能である（　図7　）．乳頭部に近い病変は，原因不明な胆管膵管拡張をみた場合に鑑別となるが，膵実質相において，膵頭部と十二指腸下行脚の間には，正常でも膵実質より造影効果の低い軟部組織濃度の領域が存在するため，真の病変か否かには注意が必要である（おそらく，この軟部組織濃度の領域はOddi括約筋の存在する領域に相当すると考えられるが，少なくとも異常病変ではない）（ 参考画像 　図8　）．十二指腸癌／乳頭部癌は，膵実質への浸潤がなければ十二指腸壁が不整肥厚する様相を呈し，膵浸潤は初期には軽微である．乳頭部限局癌の場合，境界明瞭な腫瘤にみえる．

❸ groove膵炎 groove pancreatitis 　　図9

　　膵頭十二指腸溝の脂肪内に線維性炎症組織が二次的に形成され，必ずしも膵臓の他の部分が侵されることなく発症する稀な膵炎である[8) 9)]．基本的には，血清アミラーゼは上昇している．膵癌に伴う膵炎で，十二指腸浸潤も併せて生じている場合には鑑別可能である．時に十二指腸潰瘍が原因となり，grooveを中心としたシート状の濃染がみられる[10]．また，膵管が拡張していれば，途絶部に腫瘍性病変が存在するか否かを判断する必要があるが，膵管拡張が目立たない場合には，平衡相以降での遅延性濃染が指標となる．groove膵炎ではしばしばgroove領域に囊胞形成を認めるのに対して，groove膵癌では囊胞形成を認めることは稀とする報告がある[5]．groove膵癌とgroove膵炎の鑑別を 表 に示すが，あくまで目安であることに注意が必要である．

症例3　70代，男性　健診で発見．既往に慢性膵炎．

A 造影CT（膵実質相）　　**B** 造影CT（平衡相）

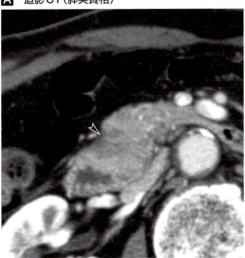
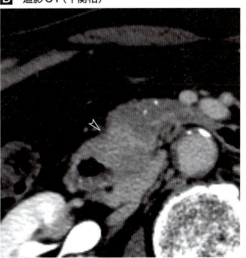

図4 groove膵癌

A，B：膵実質相（A）にて膵十二指腸溝に低吸収腫瘤があり，平衡相（B）で遅延性濃染を呈する（▻）．

3章 膵臓

症例4　60代，男性　健診で発見．既往に十二指腸潰瘍．

A 造影CT（膵実質相）
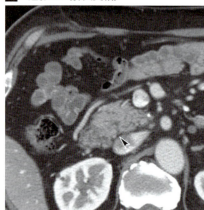

B 造影CT（平衡相）
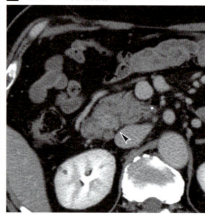

図5　groove膵癌
A, B：膵実質相（A）では同定困難だが，平衡相（B）で遅延性濃染がみられるため，同定可能であった（▶）．

症例5　80代，男性　貧血の精査．既往に肺癌．

A 造影CT（膵実質相）
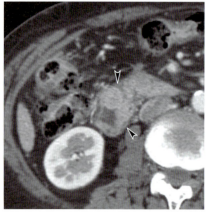

B 造影CT（平衡相）
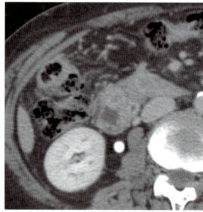

図6　十二指腸浸潤が主体のgroove膵癌
A：十二指腸壁の偏心性肥厚域に造影効果がみられる（▶）．
B：造影効果は周囲の十二指腸と同等である．

症例6　40代，男性　心窩部痛．

A 造影CT（膵実質相）
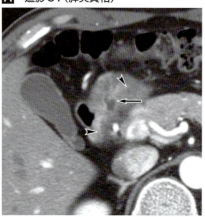

B 造影CT（平衡相）
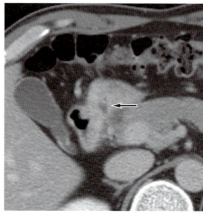

図7　胃癌
A, B：幽門側粘膜下層〜膵十二指腸溝にかけて軟部影がみられる（▶）．胃幽門側は遅延性に濃染がみられ，潰瘍（→）も指摘できる．

参考画像 60代，女性　DUPAN-2高値．

A 造影CT（下部総胆管近位）　　**B** 造影CT（下部総胆管遠位）

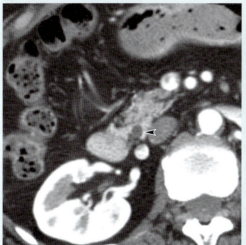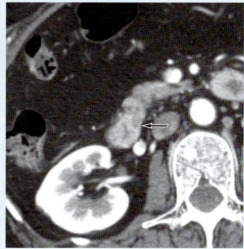

図8 正常構造（膵頭部と十二指腸下行脚の間にある軟部影）

A，B：下部総胆管（▶）を近位（A）から遠位（B）に追っていくと，乳頭部付近で軟部影に充填されるようにみえる（→）．Oddi括約筋に相当する軟組織を反映した所見と考えられる．

症例7 70代，男性　空腹時腹痛の精査．胃カメラにて十二指腸潰瘍を同定．アミラーゼは135 IU/L（正常値40～113 IU/L）．

A 造影CT（膵実質相）　　**B** 造影CT（平衡相）

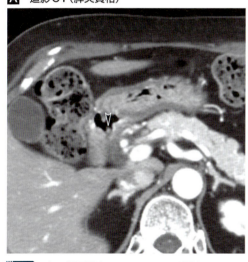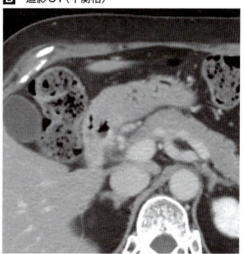

図9 十二指腸潰瘍によるgroove膵炎

A，B：膵実質相で膵十二指腸溝の軟部影と十二指腸潰瘍（A；▶）が指摘でき，平衡相（B）では十二指腸壁と軟部影が濃染される．

3章 膵臓

> 症例8　A，B　40代，男性　腹痛の精査．既往にアルコール性膵炎．
> C，D　50代，男性　慢性肝疾患の経過観察中．既往にHBVキャリア．

A，B groove膵炎
A 造影CT（早期動脈相）

B 造影CT（早期動脈相），MIP像

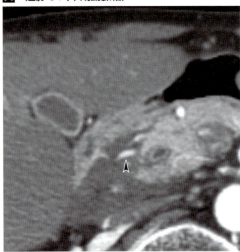
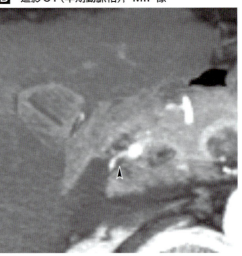

C，D groove膵癌
C 造影CT（早期動脈相）

D 造影CT（早期動脈相），MIP像

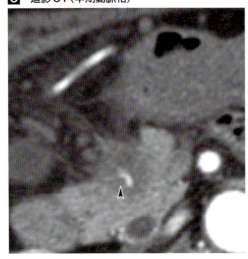
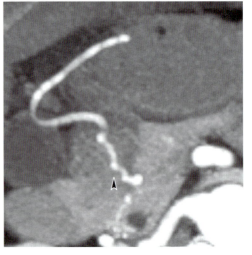

図10　胃十二指腸動脈の所見からみたgroove膵炎とgroove膵癌

A～D：早期動脈相で，groove膵炎（**A，B**）とgroove膵癌（**C，D**）のいずれも病変内部に胃十二指腸動脈（▶）が貫通し，動脈を全周性に取り囲んでいる．しかし，膵癌では胃十二指腸動脈が狭小化および蛇行化する一方で，膵炎では血管の辺縁は整であり，MIP像（**B，D**）では，より所見の違いが明瞭化する．

症例9	A	70代，男性　上腹部不快感．
	B	40代，男性　感染性動脈瘤の加療中．既往にStanford B型解離に対してステントグラフト留置後．

A 造影CT（膵実質相）　　**B** 造影CT（膵実質相）

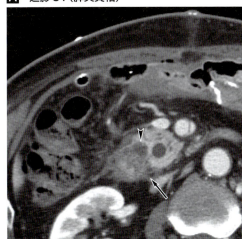 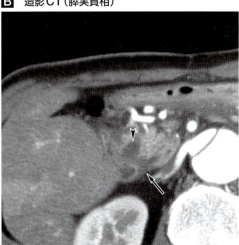

図11 groove膵癌（A）とgroove膵炎（B）

A, B：膵実質相にて，groove膵癌（A）とgroove膵炎（B）のいずれにも囊胞構造がみられる（▶）．groove膵癌では，腫瘍が十二指腸に浸潤することで十二指腸壁の肥厚がみられる（A；→）．一方，groove膵炎の十二指腸壁（B；→）では，造影される粘膜側の層構造が保たれ，粘膜下層以深が低吸収を呈する浮腫性肥厚を示しており，groove膵癌と鑑別可能である．十二指腸において，癌の浸潤と浮腫性変化が混在することもあるが，十二指腸粘膜下層への浸潤部が明確でない場合は，膵炎をより疑う一助となる．

表　境界不明瞭（浸潤性）腫瘤を示す鑑別診断まとめ

		groove膵癌	groove膵炎
本態		●PDGの浸潤性の腫瘤（線維を伴う腺癌）	●PDGのシート状の腫瘤（線維性瘢痕）
胃十二指腸動脈		●不整狭窄＋（図10）（病変と十二指腸間）	●不整狭窄－（左方偏位傾向）
拡張総胆管閉塞部		●急	●滑
十二指腸second portion	後期動脈相	●浸潤	●浮腫性肥厚（図11）
	平衡相	●造影効果±	●造影効果＋
	その他		●groove領域の囊胞

胃癌／十二指腸癌／乳頭部癌はgroove膵癌に準じるが，前述のように，解剖学的情報や消化管の急性粘膜病変の有無で判断することが望まれる．

●●● 参考文献

1) Bello HR, et al: Pancreaticoduodenal groove: spectrum of disease and imaging features. RadioGraphics 42: 1062-1080, 2022.
2) 蒲田敏文：4.画像診断について．膵癌取扱い規約第7版の解説と主な変更点．膵臓 31: 805-811, 2016.
3) Miettinen M, et al: Gastrointestinal stromal tumors（GISTs）: definition, occurrence, pathology, differential diagnosis and molecular genetics. Pol J Pathol 54: 3-24, 2003.
4) 山崎 明・他：主膵管内進展をきたした膵神経内分泌腫瘍の1例．日本消化器病学会雑誌 112: 86-93, 2015.
5) Gabata T, et al: Groove pancreatic carcinomas: radiological and pathological findings. Eur Radiol 13: 1679-1684, 2003.
6) Fukukura Y, et al: Adding delayed phase images to dual-phase contrast-enhanced CT increases sensitivity for small pancreatic ductal adenocarcinoma. AJR 217: 888-897, 2021.
7) 安田 貢・他：十二指腸浸潤を示した胃幽門部の印鑑細胞癌（深達度m）の1例．日本消化器内視鏡学会雑誌 42: 834-839, 2000.
8) Miller FH, et al: Pancreatic cancer and its mimics. RadioGraphics 43: e230054, 2023.
9) Gábos G, et al: Groove pancreatitis-tumor-like lesion of the pancreas. Diagnostics (Basel) 13: 866, 2023.
10) Stolte M, et al: A special form of segmental pancreatitis: "groove pancreatitis". Hepatogastroenterology 29: 198-208, 1982.

索引

色字は症例掲載ページを示す.

欧字

A

aberrant venous drainage ·········· 39
accumulation of lipiodol after transarterial
　chemoembolization ·········· 50
acinar cell carcinoma；ACC ·········· 200, 227, 234, 243
acute cholangitis ·········· 12
acute cholecystitis ·········· 148, 151
acute hepatitis ·········· 20
acute liver failure ·········· 147
acute pancreatitis ·········· 180
adenomyomatosis of the gallbladder ·········· 151, 157
adenosquamous carcinoma of pancreas ·········· 244
advanced hepatocellular carcinoma ·········· 98
anaplastic carcinoma ·········· 234
　— with osteoclast-like giant cells ·········· 237
anaplastic carcinoma/ undifferentiated carcinoma ·········· 244
angiomyolipoma；AML ·········· 80
angiosarcoma ·········· 35
arteriovenous fistula；AVF ·········· 32
autoimmune pancreatitis；AIP ·········· 180, 214, 220

B

beak sign ·········· 251, 253, 258
bile duct invasion of HCC (hepatocellular carcinoma)
·········· 127
bile duct invasion of liver metastases ·········· 127
biliary stones / biliary sludge ·········· 162
biloma ·········· 61
Budd-Chiari症候群 ·········· 13, 15
Burkittリンパ腫/白血病 ·········· 184

C

cavernous hemangioma ·········· 102
cavernous transformation ·········· 18, 19
ceftriaxone-associated biliary pseudolithiasis ·········· 162
cholangiocarcinoma ·········· 27, 118, 127, 261
cholangiocellular carcinoma ·········· 64
cholangiolocellular carcinoma ·········· 64, 88
cholesterol polyp ·········· 157
chronic cholecystitis ·········· 138, 151
combined hepatocellular carcinoma；cHCC ·········· 71
combined hepatocellular cholangiocarcinoma；
　cHCC-CCA ·········· 75, 79
confluent hepatic fibrosis ·········· 14
congestive hepatopathy ·········· 13
CTRX偽胆石 ·········· 164, 165

D

diffuse hepatocellular carcinoma ·········· 38
disease spread via the hepatoduodenal ligament
·········· 173
dual energy CT (DECT) での胆石診断 ·········· 163
duodenal cancer ·········· 263
duodenal papillary cancer ·········· 263
dysplastic nodule ·········· 97

E

early enhanced pseudolesion ·········· 25
early hepatocellular carcinoma ·········· 97
emphysematous cholecystitis ·········· 168
EOB高信号結節 ·········· 100
EOB造影MRI肝細胞相での門脈域に沿った高信号域 ·········· 21
EOB低信号結節 ·········· 94
EOB取り込み不良例 ·········· 96
epidermoid cyst ·········· 205, 252
epidermoid cyst within accessory spleen ·········· 232

epithelioid hamangioendothelioma；EHE ·········· 27, 36
exophytic lesions arising from liver, pancreas, stomach
·········· 173

F

fibrolamellar型肝細胞癌 ·········· 87
fibrous polyp ·········· 157
Fitz-Hugh-Curtis症候群 ·········· 24, 25
FNH-like lesion ·········· 103
focal nodular hyperplasia；FNH ·········· 36, 70, 80, 100
focal spared area in fatty liver ·········· 25

G

gallbladder carcinoma ·········· 142, 151, 157
gallbladder metastases ·········· 142, 158
gallstone ileus ·········· 168
gastric cancer ·········· 263
gastrointestinal stromal tumor；GIST ·········· 227, 255, 261
groove pancreatic carcinoma ·········· 262
groove pancreatitis ·········· 263
groove膵炎 ·········· 216, 217, 263, 267
groove膵癌 ·········· 216, 217, 262, 263, 264, 267

H

H-HCA ·········· 83
hamartoma ·········· 234, 261
hemangioma ·········· 33
hemobilia ·········· 163
hepatic angiomyolipoma ·········· 44
hepatic hemangioma ·········· 95, 110
hepatic mesenchymal hamartoma ·········· 112
hepatic portal venous gas ·········· 168
hepatic pseudolipoma ·········· 45, 50
hepatoblastoma ·········· 111
hepatocellular adenoma；HCA ·········· 44, 80, 101
hepatocellular carcinoma；HCC
·········· 44, 64, 71, 74, 79, 101, 113
heterogeneous fatty infiltration of the liver ·········· 12
HHT + FNH ·········· 37
high-grade pancreatic intraepithelial neoplasia；
　HG-PanIN ·········· 192
hyperemia in liver parenchyma surrounding gall bladder
　fossa ·········· 39
hypervascular liver metastases ·········· 79

I

IgG4-related disease（IgG4関連疾患）·········· 173, 175
　— の胆嚢病変 ·········· 152
IgG4関連硬化性胆管炎（IgG4-SC）·········· 120, 123
immune-related adverse events：irAE ·········· 152
　— sclerosing cholangitis ·········· 122
infectious disease ·········· 49
intracholecystic papillary neoplasm；ICPN ·········· 157
intraduct ·········· 196
intraductal papillary mucinous neoplasm；IPMN
·········· 196, 199, 240
intraductal papillary neoplasm of the bile duct；IPNB
·········· 126, 128, 129
　— のtypeⅠとtypeⅡ ·········· 127
intraductal tubulopapillary neoplasm；ITPN ·········· 200, 244
intrahepatic cholangiocarcinoma；iCCA ·········· 75, 88
intrapancreatic accessory spleen ·········· 226
invasive ductal adenocarcinoma of (the) pancreas
·········· 244, 251
irAE硬化性胆管炎 ·········· 122, 124

L

liver angiosarcoma ·········· 88
liver metastases ·········· 27, 49, 88, 95, 102, 112

low-grade pancreatic intraepithelial neoplasia ;
　LG-PanIN ···192
lymphadenopathy ···173
lymphatic / intrasinusoidal metastasis ··············21
lymphoepithelial cyst ; LEC ·············205, 232, 252

M

malignant lymphoma ·······················216, 220
malignant lymphoma of the pancreas ············181
mass-forming pancreatitis ···············188, 215
metal artifact ···133
metastatic lymph node ··································261
microvascular invasion (MVI) ························106
milk of calcium ···163
MRCPのピットフォール ····································132
MRIで非典型的信号 (T1強調像で高信号やT2強調像で低信号)
　を呈する膵腫瘍 ···231
mucinous cystic neoplasm ; MCN ····197, 204, 232, 240
MVIを伴う肝細胞癌 ···108

N

neuroendocrine neoplasm ; NEN
　·····················200, 205, 219, 225, 240
NOMIによる門脈内ガス ···································170

P

pancreatic arteriovenous malformation ·········227
pancreatic carcinoma ·······················181, 212
pancreatic ductal adenocarcinoma ; PDAC ··187, 221
pancreatic fistula ··197
pancreatic metastases ······················220, 226
pancreatic neuroendocrine neoplasm ; pNEN
　·····················181, 212, 243, 261
pancreaticoduodenal artery aneurysm ···········227
pancreatolithiasis ···191
paraganglioma ······················227, 255, 261
periportal cyst ··18, 61
periportal high intensity on hepatobiliary phase images
　··21
pneumobilia ···133
pneumobilia after surgical and endoscopic procedures
　of the biliary tract ·······································168
porcelain gallbladder ······································152
portal vein aneurysm ·······································33
portal vein thrombosis ·····································39
portal vein tumor thrombus ; PVTT ···············107
portal vein-hepatic vein shunt ; PV shunt ·······32
portal venous tumor thrombus ·························38
primary biliary cholangitis ································21
primary hepatic malignant lymphoma ··············64
primary sclerosing cholangitis ; PSC ············120
protein plug ··191
pseudocyst ···197, 231
pyloric gland adenoma ····································157

R

right heart failure ···147
rim APHE ···42

S

schwannoma ···255
scirrhous type hepatocellular carcinoma ··········90
sclerosed hemangioma ·····································90
serous cystadenoma ; SCA ······························239
serous cystic neoplasm ; SCN ························226
serous neoplasm ; SN ·················197, 203, 231
simple hepatic cyst ··95
sinusoidal obstruction syndrome ····················14
solid pseudopapillary neoplasm ; SPN
　·····················204, 213, 234, 239, 244
solid typeまたはmicrocystic typeの漿液性嚢胞腫瘍
　(VHLで発生) ···221

splenic artery aneurysm ·································227
spoke-wheel pattern ···70
S状結腸癌の肝転移 ···47

T

T1強調像で低信号，chemical shift MRIで信号低下する
　膵腫瘍 ···236
targetoid appearance ··92
teratoma ···234
treated lesions ···27, 50
tumor in vein (TIV) ···107
tumors arise from other mesenteric component ·····173

V

vascular lesion ···173

W

washoutを示す多血性肝腫瘍 ·····························78

X

xanthogranulomatous cholecystitis ··········139, 151

その他

α-fetoprotein (AFP) 産生胃癌の肝転移 ··············75
β-catenin活性化型肝細胞腺腫 (b-HCA) ············103

かな

あ行

悪性リンパ腫 ···························175, 216, 220
　—（二次性）···223
アルコール性慢性膵炎 ·····························190, 194
黄色肉芽腫性胆嚢炎 ·············139, 141, 151, 154
胃癌 ···263, 264
　— 再発の肝十二指腸間膜進展 ·····················174
　— 術後再発. 肝門部リンパ管内進展 ·············124
異型結節 ··97, 98
胃十二指腸動脈の所見からみたgroove膵炎とgroove膵癌
　··266
異所性還流 ···39, 41
右肝動脈による肝外胆管の圧排 ························133
右心不全 ···147
うっ血肝 ···13, 15
遠位胆管癌 ···119
横行結腸癌肝転移 ···96
オクトレオスキャン®は腎癌の転移でも集積する ·········226

か行

外向性発育を示す周辺臓器病変 ························173
塊状線維化巣 ··13, 16
海綿状血管腫 ·····································102, 104
過誤腫 ·······························234, 235, 261
仮性嚢胞 ·······························197, 231, 232
肝エキノコックス症 ···51
肝芽腫 ·····································111, 114
　— のリンパ節転移 ··115
肝間葉性過誤腫 ·····························112, 114
肝偽脂肪腫 ························45, 47, 50, 52
肝血管腫 ····················33, 34, 95, 96
　—（focal type）··113
　—（high flow type）··34
　—（multifocal type）······································113
肝血管筋脂肪腫 ···44, 46
肝血管肉腫 ···35, 88
　—，肝内転移，肺転移 ·····································35
肝原発悪性リンパ腫 ··64
　—（T細胞性リンパ腫）······································65
肝細胞癌 (HCC) ·········44, 64, 71, 73, 74, 79, 101, 113
　—（green hepatoma）······································103
　— の新たな分類 ··48
　— の胆管浸潤 ·······································127, 130

索引

― の治療後変化 ・・・・・・・・・・・・・・・・・・・・・29	
― の門脈腫瘍塞栓 ・・・・・・・・・・・・・・・・・・・40	
肝細胞相での門脈域に沿った高信号域 ・・・・・・23	
肝細胞腺腫 ・・・・・・・・・・・・・・・・・・・・44, 80, 101	
― (HNF-1α不活化型) ・・・・・・・・・・・・・・・46	
肝実質の不均一像 ・・・・・・・・・・・・・・・・・・・・・12	
肝十二指腸間膜のシェーマ ・・・・・・・・・・・・・172	
感染症 ・・・・・・・・・・・・・・・・・・・・・・・・・・・・・・・49	
感染性肝嚢胞 ・・・・・・・・・・・・・・・・・・・・・・・・・59	
肝転移 ・・・・・・・・・・・・・・・・・・・・・・・・・・76, 112	
肝動静脈瘻 ・・・・・・・・・・・・・・・・・・・・・・・32, 33	
肝内区域性早期濃染域 ・・・・・・・・・・・・・・・・・・38	
肝内血管性病変 ・・・・・・・・・・・・・・・・・・・・・・・32	
肝内胆管癌 ・・・・・・・・・・・・・・・・・・75, 88, 89	
肝内転移を伴うびまん型肝細胞癌 ・・・・・・・・・39	
肝嚢胞 ・・・・・・・・・・・・・・・・・・・・・・・・・・・・・・・95	
肝嚢胞性病変 ・・・・・・・・・・・・・・・・・・・・・・・・・54	
肝表の異常 (濃染や陥凹) ・・・・・・・・・・・・・・・24	
肝門部腫瘤性／腫瘤様病変 ・・・・・・・・・・・・・172	
肝門部領域胆管癌 ・・・・・・・・・・・・・・・・・・・・119	
肝類上皮血管内皮腫 ・・・・・・・・・・・28, 35, 36	
奇形腫 ・・・・・・・・・・・・・・・・・・・177, 234, 236	
気腫性胆嚢炎 ・・・・・・・・・・・・・・・152, 166, 170	
急性肝炎 ・・・・・・・・・・・・・・・・・・・・・・・・・・・・・20	
急性肝不全 ・・・・・・・・・・・・・・・・・・・・・・・・・147	
― (非昏睡型) による胆嚢壁漿膜下浮腫 ・・148	
急性膵炎 ・・・・・・・・・・・・・・・・・・・・・・・・・・・180	
― の肝十二指腸腸間膜進展 (被包化壊死) ・174	
急性胆管炎 ・・・・・・・・・・・・・・・・・・・・・・・12, 14	
急性胆嚢炎 ・・・・・・・・・・・・148, 149, 151, 152	
金属クリップによるアーチファクト ・・・・・・・134	
劇症型心筋症に起因する心原性ショックによる	
胆嚢壁漿膜下浮腫 ・・・・・・・・・・・・・・・・・148	
結核 ・・・・・・・・・・・・・・・・・・・・・・・・・・・・・・・・51	
結核性リンパ節炎 ・・・・・・・・・・・・・・・・・・・・176	
血管貫通の解析 (血管造影下CT, MRI T2強調像) ・68	
血管腫様変性を伴う肝嚢胞 ・・・・・・・・・・・・・・57	
血管腫による pseudo-washout ・・・・・・・・・・85	
血管筋脂肪腫 (AML) ・・・・・・・・・・・・・・・80, 83	
血管の貫通する肝腫瘍 ・・・・・・・・・・・・・・・・・・63	
血管病変 ・・・・・・・・・・・・・・・・・・・・・・・・・・・173	
血行異常に伴う限局性結節性過形成 (FNH) ・・36	
結節周囲のEOB取り込み低下 ・・・・・・・・・・・106	
限局性結節性過形成 (FNH) ・・70, 71, 72, 80, 84, 100, 102	
限局性脂肪肝 ・・・・・・・・・・・・・・・・・・45, 48, 64, 67	
限局性非脂肪沈着 ・・・・・・・・・・・・・・・・・・25, 26	
原発性硬化性胆管炎 (PSC) ・・・・・・・・120, 121	
原発性胆汁性胆管炎 ・・・・・・・・・・・・・・・・・・・21	
高～中分化型肝内胆管癌 (iHCC) ・・・・・・・・・77	
高異型度膵上皮内腫瘍性病変 ・・・・・・192, 193	
硬化型肝細胞癌 ・・・・・・・・・・・・・・・・・・・90, 91	
硬化性血管腫 ・・・・・・・・・・・・・・・・・34, 90, 92	
高分化肝細胞癌 (HCC) ・・・・・・・・・・・・・・・・・67	
後腹膜由来の傍神経節腫 ・・・・・・・・・・・・・・227	
コレステロールポリープ ・・・・・・・・・・・157, 158	
混合型肝癌 (cHCC) ・・・・71, 73, 75, 79, 82, 84	

さ行

細胆管細胞癌 ・・・・・・・・・・・・・64, 66, 68, 88, 90	
サルコイドーシス ・・・・・・・・・・・・・・・・・・・・・176	
自己免疫性膵炎 (AIP)	
・・・・・・・180, 183, 190, 191, 214, 215, 220, 222	
脂質を含有する肝腫瘍 ・・・・・・・・・・・・・・・・・・43	
浸潤性ICPN (ICPN with associated invasive carcinoma)	
・・・・・・・・・・・・・・・・・・・・・・・・・・・・・・・・・・159	
浸潤性膵管癌 ・・・・・・・・・・・・・・244, 251, 252	
縦隔カルチノイド膵転移, リンパ節転移 ・・・・183	
充実性偽乳頭状腫瘍 (SPN)	
・・・・・・・204, 207, 213, 214, 234, 235, 239, 240, 244	
重症急性膵炎 ・・・・・・・・・・・・・・・・・・・・・・・182	
十二指腸潰瘍によるgroove膵炎 ・・・・・・・・・265	
十二指腸浸潤が主体のgroove膵炎 ・・・・・・・264	

十二指腸消化管間質腫瘍 (GIST) ・・・・・・・・257	
十二指腸乳頭部腺腫 ・・・・・・・・・・・・・・・・・261	
十二指腸や後腹膜由来の消化管間質腫瘍 ・・227	
主膵管型膵管内乳頭粘液性腫瘍 (IPMN, MPD type) ・200	
主膵管狭窄 (単発・多発) ・・・・・・・・・・・・・186	
術後変化 ・・・・・・・・・・・・・・・・・・・・・・・・・・・25	
腫瘍や炎症の進展 ・・・・・・・・・・・・・・・・・・・173	
腫瘤形成性肝内胆管癌 ・・・・・・・・・・・・・64, 66	
腫瘤形成性膵炎 ・・・・・・・・・・・・・・・・・・・・・188	
腫瘤形成性慢性膵炎 ・・・・・・・・・・・・・・・・・215	
腫瘍内の脈管は既存血管なのか, それとも新生血管なのか？	
・・・・・・・・・・・・・・・・・・・・・・・・・・・・・・・・・・・69	
腫瘍や膵管内病変を伴わない主膵管狭窄 ・・192	
漿液性腫瘍 (SN) ・・・・・・197, 199, 203, 231, 233	
漿液性囊胞腫瘍 (SCN) ・・・・・・・・・・226, 229	
漿液性囊胞腺腫 (SCA) ・・・・・・・・・・・・・・・239	
― (microcystictype) ・・・・・・・・・・・・・241	
― の肉眼形態分類のシェーマ ・・・・・・・・・204	
消化管間質腫瘍 (GIST) ・・・・・・・255, 261, 262	
上大静脈閉塞による早期濃染偽病変 ・・・・・・26	
小児肝血管腫 ・・・・・・・・・・・・・・・・・・・・・・・110	
小児肝腫瘍 ・・・・・・・・・・・・・・・・・・・・・・・・・110	
小児のAFP値 ・・・・・・・・・・・・・・・・・・・・・・・111	
腎癌の膵転移 ・・・・・・・・・・・・・・・・・・・・・・・249	
神経芽腫の肝転移, リンパ節転移 ・・・・・・・・115	
神経鞘腫 ・・・・・・・・・・・・・・・255, 256, 261	
神経内分泌腫瘍 (NEN)	
・・・・189, 200, 202, 205, 219, 225, 236, 240	
― (NET G1) ・・・・・・・・・・・・・・・221, 227	
― (非機能性, NET G1) ・・・・・・・・207, 241	
― の呼称について ・・・・・・・・・・・・・・・・・・182	
進行肝細胞癌 ・・・・・・・・・・・・・・・・・・・・・・・・98	
腎細胞癌の膵転移 ・・・・・・・・・・・・・・・・・・・228	
腎細胞癌の多発膵転移 ・・・・・・・・・・・・・・・・222	
膵悪性リンパ腫 ・・・・・・・・・・・・・・・・・・・・・・181	
膵液瘻 ・・・・・・・・・・・・・・・・・・・・・・・197, 198	
膵炎後仮性囊胞 ・・・・・・・・・・・・・・・・・・・・・210	
膵癌 ・・・・・・・・・・・・・・・・・・・・・77, 181, 212	
膵管拡張 (限局性・びまん性) ・・・・・・・・・・196	
膵管癌 ・・・・・・・・・・・・・・・・・・・・・・・221, 224	
膵管系と交通のない膵囊胞 ・・・・・・・・・・・・・203	
膵管内オンコサイト型乳頭状腫瘍 (IOPN) ・196, 198	
膵管内管状乳頭 (状) 腫瘍 (ITPN) ・200, 201, 244, 248	
膵管内乳頭粘液性腫瘍 ・・・・・・・196, 199, 240	
膵管内病変 (非腫瘍性) による主膵管狭窄 ・191	
膵癌の微小肝転移 ・・・・・・・・・・・・・・・・・・・・40	
膵実質相にて等吸収を示す膵癌 ・・・・・216, 217	
膵漿液性囊胞腺腫 (SCA)	
― (macrocystic type) ・・・・・・・・・・・209	
― (microcystic type) ・・・・・・・・・・・・206	
― (mixed type) ・・・・・・・・・・・・・・・210	
膵十二指腸動脈瘤 ・・・・・・・・・・・・・・・・・・・227	
膵十二指腸領域の病理組織学的特徴 ・・・・・260	
膵神経内分泌腫瘍 (NEN) ・・181, 212, 214, 243, 261	
― (NET G2) ・・・・・・・・・・・・・・・・・・・245	
膵石症 ・・・・・・・・・・・・・・・・・・・・・・・・・・・・191	
膵退形成癌 ・・・・・・・・・・・・・・・・・・・244, 254	
― (紡錘細胞型) ・・・・・・・・・・・・・・・・・・247	
膵転移 ・・・・・・・・・・・・・・・・・・・・・・・・・・・・216	
膵頭十二指腸溝の異常所見 ・・・・・・・・・・・・・260	
膵動静脈奇形 ・・・・・・・・・・・・・・・・・・・・・・・227	
膵頭部癌 ・・・・・・・・・・・・・・・・・・・・・・・・・・213	
― の肝十二指腸間膜進展 ・・・・・・・・・・・・175	
膵内副脾 ・・・・・・・・・・・・・・・・・・・・・・226, 228	
膵扁平上皮癌 ・・・・・・・・・・・・・・・・・・・244, 248	
膵由来かどうかが問題となる腫瘤性病変 ・・・251	
生検の限界点 ・・・・・・・・・・・・・・・・・・・・・・・125	
正常構造 (膵頭部と十二指腸下行脚の間にある軟部影) ・265	
石灰化を伴う肝腫瘍 ・・・・・・・・・・・・・・・・・・・49	
石灰化を伴う膵腫瘍 ・・・・・・・・・・・・・・・・・・239	
石灰乳胆汁 ・・・・・・・・・・・・・・・・・・・163, 166	
セフトリアキソンによる偽胆石 ・・・・・・・・・・162	

線維性ポリープ ……………………………157
腺扁平上皮癌 ……………………………62
腺房細胞癌 (ACC) …… 200, 201, 227, 229, 234, 243, 246
線毛性前腸性肝嚢胞 ……………………………56
早期肝細胞癌 ……………………………98
早期膵癌 ……………………………187
早期濃染偽病変 ……………………………25

た行

退形成癌 ………………………… 234, 235
多血性膵腫瘤 ……………………………225
多血性転移性肝癌 ……………………………79
多発肝転移 ……………………………89
多発膵管狭窄を来す疾患 ……………………………193
多発膵腫瘤 ……………………………219
多発性骨髄腫や白血病の髄外病変 ……………………………221
多量の腹水貯留 ……………………………172
胆管癌 ………………………… 27, 28, 118, 127, 129
胆管癌リンパ節転移 ……………………………262
胆管細胞癌 ……………………………64
胆管周囲嚢胞 ………………………… 18, 19, 20
胆管内腫瘍 ……………………………126
胆管内乳頭状腫瘍 (IPNB) ………… 126, 128, 129, 177
胆管微小過誤腫症 ……………………………55
胆管壁肥厚 ……………………………118
　―・狭窄 (多発狭窄を含む) ……………………………118
胆汁のflow void ………………………… 133, 135
単純性肝嚢胞 ………………………… 56, 95
胆石イレウス ………………………… 168, 169
胆石症 ……………………………164
胆道気腫 ……………………………134
胆道気腫 (pneumobilia) や金属によるアーチファクト
　(metal artifact) ……………………………133
胆道系の外科的・内視鏡的処置後 ……………………………168
胆道結石・胆泥 ……………………………162
胆道出血 ……………………………163
　―（出血性胆嚢炎） ……………………………165
胆道内ガス ……………………………167
胆嚢炎の波及による血流亢進 ……………………………41
胆嚢癌 ………………………… 142, 144, 151, 154, 157
　―（結節型） ……………………………160
　―（平坦型） ……………………………160
胆嚢癌術後 (膵頭十二指腸切除後) の胆道内ガス ………169
胆嚢癌と同時に存在する拡張したRAS ……………………………143
胆嚢周囲の濃染 ……………………………39
胆嚢腺筋腫症 ………………… 137, 138, 151, 153, 157, 160
胆嚢内乳頭状腫瘍 ……………………………157
胆嚢内隆起病変，限局性胆嚢壁肥厚 ……………………………156
胆嚢壁漿膜下浮腫 ……………………………147
胆嚢壁内脂肪沈着 ……………………………136
胆嚢壁内の異常所見 ……………………………136
胆嚢壁内嚢胞 ……………………………136
胆嚢・胆管内の高吸収，T1強調像で高信号を示す病変 ……162
蛋白栓 ………………………… 191, 192
淡明細胞型腎細胞癌の肝転移 ……………………………47
遅延性濃染を示す肝腫瘤 ……………………………87
中心瘢痕を有する肝腫瘤 ……………………………70
中心部石灰化 ……………………………239
中分化型肝細胞癌 (HCC) ………………… 45, 76, 81, 99
直腸癌肝転移 ……………………………97
治療後変化 ………………………… 27, 50
治療による播種の石灰化 ……………………………52
通常型膵管癌 ……………………………187
　―（膵体部癌） ……………………………189
　―（膵頭部癌） ……………………………188
低異型度膵上皮内腫瘍性病変 ………………………… 192, 194
転移性肝腫瘍 ……… 27, 29, 49, 50, 88, 95, 102, 104
　― の胆管浸潤 ………………………… 127, 131
転移性膵腫瘍 ………………………… 220, 226
転移性胆嚢腫瘍 ………………………… 142, 158, 161
転移リンパ節 ……………………………261

陶器様胆嚢 ………………………… 152, 166
動脈による胆道の圧排 ……………………………132

な行

乳癌からの転移性肝癌 ……………………………82
乳癌術後の転移性肝腫瘍 ……………………………91
粘液性嚢胞腫瘍 (MCN) …… 197, 199, 204, 206, 232, 233, 240
粘液貯留を伴う胆嚢癌 ……………………………143
濃縮胆汁 ………………………… 134, 135
嚢胞が集簇した単純性肝嚢胞 ……………………………57

は行

肺癌の多発膵転移 ……………………………223
肺腺癌からの膵転移 ……………………………216
肺びまん性大細胞型B細胞リンパ腫 (DLBCL) ……………216
破骨型多核巨細胞を伴う退形成癌 ……………………………237
微小肝膿瘍 ……………………………60
脾静脈や門脈内あるいは膵管内に進展する膵腫瘍 ……………243
脾動脈瘤 ………………………… 227, 229
びまん型肝細胞癌 ……………………………38
びまん性膵癌 ……………………………183
びまん性膵腫大 ……………………………180
びまん性胆嚢壁肥厚 ……………………………150
びまん性類洞内転移 ………………………… 21, 22
不均一脂肪肝 ………………………… 12, 13
副脾の類表皮嚢胞 ………………………… 232, 234
分枝膵管型膵管内乳頭粘液性腫瘍 (branch duct type IPMN)
　……………………………197
平滑筋腫 ……………………………261
平滑筋肉腫 ……………………………258
乏血性膵腫瘤 ……………………………212
傍神経節腫 ………………………… 255, 257, 261

ま行

膜膜播種 ……………………………30
慢性炎症に伴う肝実質の萎縮 ……………………………30
慢性膵炎による膵石，実質の小石灰化と膵鈎部膵管内
　乳頭粘液性腫瘍 ……………………………242
慢性胆嚢炎 ………………… 138, 139, 140, 151, 153
免疫チェックポイント阻害薬関連膵炎 ……………………………181
免疫チェックポイント阻害薬による免疫関連有害事象 (irAE)
　………………………… 152, 155
門脈-肝静脈瘻 ………………………… 32, 33
　― ＋FNH ……………………………37
門脈域に沿った異常所見 ……………………………18
門脈海綿状変化 ……………………………176
門脈血栓 (症) ………………………… 41, 77
　― も拡散強調像で高信号を呈することがある ……………107
門脈腫瘍栓 ……………………………107
　― を伴う肝細胞癌 ……………………………108
門脈腫瘍塞栓 ……………………………38
門脈内ガス ……………………………168
門脈内や肝静脈内に腫瘍栓を来す肝腫瘍 ……………………………74
門脈瘤 ……………………………34

や行

薬剤性膵炎 ………………………… 181, 184
幽門腺腺腫 ………………………… 157, 159

ら行

卵殻状石灰化 ……………………………239
リピオドール集積 ………………………… 50, 53
リンパ行性転移 ……………………………22
　―・びまん性類洞内転移 ……………………………21
リンパ上皮嚢胞 (LEC) …… 177, 205, 209, 232, 233, 252, 253
リンパ節病変 ……………………………173
リンパ増殖性疾患 (悪性リンパ腫) ……………………………175
類上皮血管内皮腫 ……………………………27
類洞閉塞症候群 ………………………… 14, 16, 17
類表皮嚢胞 ………………………… 205, 208, 252, 254

Gakken KEYBOOK Plus

この所見をみたらどう考える？
肝胆膵　鑑別診断の Key Point

2025 年 3 月 4 日　　　第 1 版第 1 刷発行

編　集	石神 康生・小林 聡

発行人	川畑 勝
編集人	小林 香織
発行所	株式会社 Gakken
	〒 141-8416 東京都品川区西五反田 2-11-8
印刷所・製本所	TOPPAN クロレ 株式会社

●この本に関する各種お問い合わせ先
　本の内容については，下記サイトのお問い合わせフォームよりお願いします．
　　https://www.corp-gakken.co.jp/contact/
　在庫については　Tel 03-6431-1234（営業）
　不良品（落丁，乱丁）については　Tel 0570-000577
　　学研業務センター　〒 354-0045 埼玉県入間郡三芳町上富 279-1
　上記以外のお問い合わせは　Tel 0570-056-710（学研グループ総合案内）

©Kousei Ishigami, Satoshi Kobayashi 2025 Printed in Japan

本書の無断転載，複製，複写（コピー），翻訳を禁じます．
本書に掲載する著作物の複製権・翻訳権・上映権・譲渡権・公衆送信権（送信可能化権を含む）は株式会社
Gakken が管理します．
本書を代行業者等の第三者に依頼してスキャンやデジタル化することは，たとえ個人や家庭内の利用であっても，
著作権法上，認められておりません．

本書に記載されている内容は，出版時の最新情報に基づくとともに，臨床例をもとに正確かつ普遍化すべく，
著者，編者，監修者，編集委員ならびに出版社それぞれが最善の努力をしております．しかし，本書の記載
内容によりトラブルや損害，不測の事故等が生じた場合，著者，編者，監修者，編集委員ならびに出版社は，
その責を負いかねます．
また，本書に記載されている医薬品や機器等の使用にあたっては，常に最新の各々の添付文書（電子添文）や
取扱説明書を参照のうえ，適応や使用方法等をご確認ください．

株式会社Gakken

JCOPY 〈出版者著作権管理機構　委託出版物〉
本書の無断複写は著作権法上での例外を除き禁じられています．複写される場合は，そのつど事前に，出版者
著作権管理機構（Tel 03-5244-5088，FAX 03-5244-5089，e-mail: info@jcopy.or.jp）の許諾を得てください．

※「秀潤社」は，株式会社 Gakken の医学書・雑誌のブランド名です．
※ 学研グループの書籍・雑誌についての新刊情報・詳細情報は，下記をご覧ください．
　　学研出版サイト　https://hon.gakken.jp/

装丁・本文デザイン	柴田 真弘
DTP/ 図版作成 / 編集協力	東 百合子，有限会社 ブルーインク